Barbara Simonsohn

Chia-Power

Chiasamen zum
Heilen und Genießen
mit 111 Rezepten

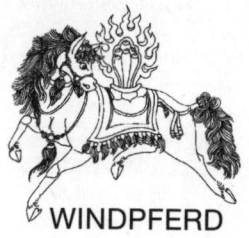

WINDPFERD

5. Auflage 2014
© 2014 Windpferd Verlagsgesellschaft mbH, Oberstdorf
Alle Rechte vorbehalten
Umschlaggestaltung und Fotografie:
Markus Kuhn | KplusH, Agentur für Kommunikation und Design, CH-Amden
Lektorat: Lucia Rojas – derschönstesatz
Layout und Satz: Marx Grafik & ArtWork
Tabellen auf Seiten 29, 62, 71 und 85 mit freundlicher Genehmigung von
Naturkost Übelhör GmbH & Co. KG, 88299 Leutkirch-Friesenhofen, www.sachia.de
Gesetzt aus der Adobe Text Pro
Druck: Himmer AG, Augsburg

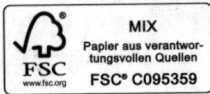

Printed in Germany
ISBN 978-3-86410-069-7
www.windpferd.de

Inhalt

Einleitung:
Chia – der neue Star
unter den Superlebensmitteln

„Die Vorteile eines gesunden Lebensstils in Form einer vollwertigen, pflanzlichen Ernährung sind gewaltig."
– C. T. Campbell: „Die China-Studie" –

In den USA ist Chia von Fitness- und Sportmessen nicht mehr wegzudenken. Es sieht so aus, als wenn der Samen aus Mittelamerika dem Granatapfel – als *magical pom* mittlerweile ein 150-Mio.-Dollar-Business – bald den Rang ablaufen könnte. Besonders unter Langstreckenläufern ist Chia der Renner. Bekannt gemacht in diesen Kreisen hat Chia der Extrem-Marathonläufer Scott Jurek mit seinem Buch „Eat and Run". Darin beschreibt er, wie ein Indiostamm in Mexiko, die Tarahumara, ihre Langstreckenläufe mit Chiasamen bewältigen, die sie in Stoffbeutelchen mit sich führen, wie es schon die Krieger und Boten der alten Azteken taten.

Ich habe es selbst – unfreiwillig – ausprobiert. Ich begleitete meinen damaligen Partner im März 2013 zu einem Marathon in Hannover. Aus Solidarität wollte ich ein paar Runden mitlaufen. Was ich nicht wusste: die Runden bestanden aus einer Strecke von je 22 km. Als Proviant hatte ich nur ein Tütchen Chiasamen dabei. Marathongels, die voller Chemie stecken, vertrage ich nicht. Um wieder zum Auto zurückzufinden, musste ich die 22-Kilometer-Runde zu Ende laufen. Mit Chiasamen und etwas stillem Wasser, was ich an den Verpflegungsständen zu mir nahm, war das kein Problem. Ich produzierte mir sozusagen meinen Chiasmoothie beim Laufen. Die befürchtete „Wand" blieb aus, die Entleerung der Glykogenspeicher. Glykogen ist der Treibstoff, den wir fürs Laufen brauchen. Glykogen wird vor allem in den Muskeln und in der Leber gespeichert. Die Leber speichert etwa 80 g, ausreichend für etwa 18 Minuten sportliche Betätigung. Unsere Muskeln können etwa 350 g speichern, was für 70 Minuten Ausdauersport ausreicht.

Elite-Marathonläufer laufen um den 32. Kilometer herum gegen diese „Wand", für den Durchschnittsläufer liegt sie zwischen dem 25. und 29. Kilometer. Für viele bedeutet dies das Aus für ihren Lauf und sie geben auf. Läufer, die weniger als 10 km laufen, sind nicht in Gefahr, ihre Glykogenspeicher zu entleeren. Alle anderen sollten etwa anderthalb Stunden vor ihrem Lauf einen Smoothie mit Chia zu sich nehmen.

Chia ist ein Superlebensmittel, weil es all die Stoffe enthält, die wir brauchen, aber in unserer Nahrung oft nicht mehr ausreichend finden: Omega-3-Fettsäuren, hochwertiges Eiweiß, Ballaststoffe, Mineralien, Vitamine und Antioxidanzien, die uns vor frühzeitigen Alterungsprozessen und chronischen Krankheiten schützen. Noch vor dem zweiten Weltkrieg haben die Menschen doppelt so viele Omega-3-Fettsäuren zu sich genommen wie wir es heute tun. Ein freilaufendes Huhn produziert in seinen Eiern 20-mal (!) mehr Omega-3-Fettsäuren als ein Huhn, das – wie heute üblich – sein Futter nicht mehr selbst suchen darf, sondern mit Getreide gefüttert wird. 60 g Ballaststoffe haben unsere Vorfahren in der Steinzeit täglich zu sich genommen, wir kommen nur noch auf 15 (Jugendliche) bis 18 g (Frauen) und Ernährungswissenschaftler empfehlen dringend mindestens 30 g. Dies sind nur zwei Beispiele dafür, dass wir uns alles andere als artgerecht ernähren.

Die Veränderung unserer Ernährungsweise hat nicht nur körperliche Konsequenzen wie Übergewicht, hohen Blutdruck oder Allergien, sondern schlägt auch auf die Psyche durch in Form von Stimmungsschwankungen, Konzentrationsschwäche, Ängsten und Depressionen. Wir müssen in meinen Augen nicht alle wegen Burn-out auf die Couch, sondern sollten uns art- und gehirngerecht ernähren! In Chia sind gerade die Vitalstoffe konzentriert versammelt, die wir so dringend benötigen. Für mich ist daher Chia, das Gesundheitsgeheimnis der Azteken, ein Geschenk des Himmels für den Menschen der heutigen Zeit. Chia hilft Gesundheitsbewussten, noch gesünder zu leben, Menschen mit Übergewicht, auf einfache Art Gewicht zu verlieren.

Chia verbessert die Ausdauer von Athleten, beugt zahlreichen Krankheiten vor, erhöht das Energieniveau, bekämpft vielerlei Krankheiten und verschönert sogar Haar, Haut und Fingernägel. Die kleinen, unscheinbaren Chiasamen sind der neue Star unter den Superlebensmitteln. Dr. Wayne Coates, der bekannte Chiaforscher und Autor mehrerer Bücher über Chia, schreibt: „Chia kann tatsächlich jedem helfen – Kindern und Erwachsenen, Athleten und Couch Potatoes, Menschen mit chronischen oder akuten Gesundheitsbeschwerden, und sogar denen, die gegenwärtig gesund sind. Tatsächlich glaube ich, dass Chia die Gesundheit der Welt verbessern kann." Dieser Meinung schließe ich mich an.

Wissenswertes über Chia

Samen, eine einzigartige Nahrungsquelle

„Ich möchte behaupten, dass die Naturwissenschaftler noch keineswegs die verborgenen Möglichkeiten der unzähligen Samen, Blätter und Früchte erkannt haben, um der Menschheit die beste Ernährung zu verschaffen."

– Mahatma Gandhi –

In den USA werden Chiasamen selbst in wissenschaftlichen Studien oft als Getreide bezeichnet *(crop* oder *grain)* und mit Reis, Mais, Weizen und anderen Getreidesorten verglichen. Das ist botanisch allerdings nicht ganz korrekt, da es sich um eine Ölsaat handelt. Vielleicht kam das Missverständnis auf, weil das Standardwerk zum Thema von Ricardo Ayerza von *crop* spricht. Oder es liegt daran, dass die Azteken und Maya Chia als Grundnahrungsmittel neben Mais und Bohnen in großen Mengen verzehrten. Auf jeden Fall gehört Chia zu den Pflanzensamen, die allesamt über viele gesundheitliche Vorzüge verfügen.

„Gott sagte, ich habe euch jedes samentragende Kraut gegeben, das auf dem Antlitz der Erde wächst, und jeden Baum und ihre Früchte oder die Samen dieser Früchte; für euch sollen diese Nahrung sein." (Gen. 1.29) Der Samen stellt die Essenz des Lebens dar. Darin enthalten sind Supernährstoffe, nötig zur Weitergabe des Lebens, die nur auf Erde, Sonnenschein und Regen warten, um zu keimen. Im Samen finden wir sowohl die Blaupause der Pflanze als auch die Nährstoffe, um Wurzeln, Stamm und Blätter zu bilden. Manchmal können Samen Jahre oder Jahrhunderte überleben. 1949 wurde ein altägyptisches Grab im Niltal in der Nähe von Dashur zerbombt und ein junger U.S.-Pilot bekam 36 der großen Weizensamen, die im Grab gefunden wurden. Sein

Vater, Weizenzüchter in Montana, brachte die Samen zum Sprießen: Es war Kamut, ein Getreide, das den Gesundheitsmarkt nicht nur in den USA erobert hat.

In Samen finden sich höhere Konzentrationen an wichtigen Vitalstoffen als in der Pflanze, deren Teil sie ist. Samen in Früchten oder Gemüse haben innerhalb der Pflanze bei der Nährstoffdichte die erste Priorität, weil sie für das Weiterleben der Art, für ihr Überleben stehen. Ihr Prozentsatz organischer Mineralien ist wesentlich höher als der von Blättern. Was auch interessant ist: Samen weisen chemische Düngemittel von sich, nur Stiele und Blätter akzeptieren sie. Daher sollten wir mehr Samen in unseren Speisenzettel aufnehmen. Wenn die Fruchtbarkeit des Bodens abnimmt, werden weniger Samen produziert, ihre Inhaltsstoffe aber bleiben die gleichen.

Samen, zu denen auch Nüsse gehören, haben eine hohe Nährstoffdichte, d. h. sie sind hoch konzentrierte Lebensmittel. Das Öl aus Ölsaaten besteht hauptsächlich aus mehrfach ungesättigten Fettsäuren. In Samen kommen sie zusammen mit den nötigen Antioxidanzien vor, welche eine Oxidation der sensiblen und reaktionsfreudigen mehrfach ungesättigten Fettsäuren verhindern. Probleme wie Ranzigwerden, die bei vielen der extrahierten Öle auftreten, gibt es beim ganzen Samen nicht. Deshalb sind naturbelassene Samen wie Chia wichtig zur Deckung unseres Bedarfs an essenziellen Fettsäuren. Außerdem liefern sie eine Vielfalt an Vitaminen, Mineralien und Proteinen von herausragender Qualität.

David Wolfe schreibt in seinem Bestseller „Die Sonnendiät", dass diejenigen Samen die besten sind, die wie Chia mehr Fett als Eiweiß enthalten. Fetthaltige Samen wirken antioxidativ, schützen den Körper vor Umweltgiften, isolieren die Nerven, beugen Herzkrankheiten vor, erden den Körper, liefern Dauerbrennstoff, fördern die Assimilation von Mineralstoffen wie Kalzium und unterstützen den Transport der Vitamine A, D, E und K zu den Geweben. David Wolfe kritisiert, dass es in den USA fast nur noch kern- und damit samenlose Melonen gibt. Dieser Trend ist leider auch hier zu beobachten. Dabei sind in den Kernen oder Samen Vitalstoffe und Lebenskraft hoch konzentriert. Schließlich wächst aus den Samen eine neue Pflanze. Unsere Mutter hat meiner Schwester und mir beigebracht, Äpfel immer einschließlich des Kerngehäuses und der Apfelkerne zu essen und nur den Stiel übrig zu lassen.

Luther Burbank schreibt in seinem Buch „Partner of Nature" etwas sehr Schönes über den Wert von Samen: „Früchte reifen, nicht, um Nahrung für uns herzustellen, sondern um die Samen darinnen zu ummanteln – Kerne oder Steine. Aber wir achten nicht auf die Absicht der Natur und schlemmen in den köstlichen Geschmacksrichtungen von Äpfeln, Birnen, Pfirsichen, Tomaten, Melonen und all diesen und werfen achtlos die Samen davon, mit denen die Pflanze sich so viel Mühe gegeben hat, sie zu bilden, und in denen sie den lebensspendenden Keim eingebaut hat und eine Reserve an Stärke, um ihm zum wiederkehrenden Leben als Babypflanze eine gute Starthilfe zu geben." Im Samen findet sich die Lebenskraft einer Pflanze in geballter Form wieder.

Professor Fritz-Albert Popp machte Anfang der 1990er-Jahre mit seinem Buch „Die Botschaft der Nahrung" Furore, in dem es ihm gelang die Strahlungsfähigkeit gewisser Proteine und Nukleinsäuren nachzuweisen. Popp schreibt: „Biologische Materie ordnet sich im Sonnenlicht in einem solchen Ausmaß, dass die mit der Ordnung ansteigende Lichtspeicherfähigkeit eine höhere Ordnung bedingt." Er sieht den Menschen nicht primär als Konsumenten von Kalorien sowie Makro- und Mikronährstoffen, sondern als „Ordnungsräuber und Lichtsäuger." Walter Ostertag sprach bereits in den 1980er-Jahren von „lebenden Makromolekülen". Mit ihrer Hilfe sind Pflanze, Tier und Mensch in der Lage, kosmische Lebensstrahlung aufzunehmen, umzuwandeln und wieder abzustrahlen. Seine Empfehlung, um besonders viele dieser „Biophotonen" zu bekommen: „Verwenden Sie als Nahrung möglichst viele essbare Pflanzen aus der freien Natur, die unverseucht, unbehandelt, unzerkleinert, roh und frisch geerntet sind." (Walter Ostertag: „Lebende Makromoleküle als Lebenselixier") Besonders konzentriert sind diese ordnenden Lebenskräfte in Knospen und im Samen der Pflanzen enthalten. Die Menschen der Frühzeit haben sich vorwiegend von Lebensmitteln mit hoher Konzentration an lebenden Makromolekülen versorgt wie

Knospen, Wurzelspitzen, Samen, Nüsschen und Früchten sowie Knollen und Blättern.

Ostertag schreibt: „Nur die Naturbelassenheit garantiert ein Höchstmaß an jenem geheimnisvollen Lebenselixier, für dessen Anwesenheit Vitamine, Spurenelemente und Mineralsalze lediglich Indikatoren sind." Von daher ist es in meinen Augen nicht überraschend, dass die fast in Vergessenheit geratenen, züchterisch nicht bearbeiteten Chiasamen eine solche Vitalstoffdichte aufweisen und so viel Lebenskraft schenken. Schon Dr. Ralph Bircher hatte in seinem Buch „Geheimarchiv der Ernährungslehre" von dem bemerkenswerten Gesundheitszustand der Quiché-Indios bei kärglicher, aber naturbelassener Kost berichtet. Berühmt wurden auch die Tarahumaraindios in Nordwestmexiko, die bei fast nur vegetarischer Ernährung und hohem Verzehranteil von Chia „zu den gesündesten und physisch eindrucksvollsten Menschen der Erde gehören", so W. R. Hood von der University of Oklahoma. Sie halten Fußballrennen ab, bei denen zwei Mannschaften im Wettbewerb 24 bis 48 Stunden lang ohne Rast einem Ball über raue Gebirgspfade hinterherlaufen und dabei 150 bis 350 km zurücklegen.

Fritz Albert Popp geht so weit zu sagen: „Letztlich hängt alles von der ‚Information' ab, die das Nahrungsmittel an den Konsumenten überträgt, von der Botschaft der Nahrung. Wir wollen nicht übertreiben, wenn wir darauf hinweisen, dass die Signale der Nahrung durch ihre Langzeitwirkungen ‚die Welt bewegen können.' So können gesunde, verantwortungsbewusste Mitmenschen aus einer Gesellschaft erwachsen, die sich richtig und optimal ernährt." Die Natur bietet eine synergetische Komposition von Inhaltsstoffen und Information. Ich würde von einer „Symphonie der Nährstoffe" sprechen, und zwar von stofflichen wie feinstofflichen. Ursprüngliche Samen wie Chia schenken uns Energie, Klarheit und Durchsetzungsvermögen und stellen damit ein wahres Lebensmittel – ein Leben schenkendes Mittel – dar.

Chia – die Pflanze der Superlative

Chia gilt zu Recht als *superfood,* als essbare Pflanze der Superlative aufgrund ihrer Nährstoffdichte. Dies ist der Grund, warum der Körper nach dem Verzehr von Chia für Stunden energetisiert ist, Heißhungerattacken ausbleiben, die Ausdauer gefördert wird und Chia beim Gewichtsmanagement hilft. Chiasamen gehören zu den wenigen fast vollständigen Lebensmitteln.

Die Pflanze wurde von der amerikanischen Lebensmittelüberwachungsbehörde FDA (Federal Drug Administration) als sicher für den menschlichen Verzehr eingestuft. In der EU gilt Chia als Novel Food. Die Europäische Behörde für Lebensmittelsicherheit hat im November 2009 Chiasamen für Broterzeugnisse mit einem Höchstgehalt von 5 % zugelassen (Amtsblatt der EU Nr. L 294 vom 11. November 2009, S. 12 und S. 14). Am 22. Januar 2013 erweiterte die EU Kommission den Verwendungszweck von Chiasamen (bekanntgegeben unter Aktenzeichen C [2013] 123). Seitdem dürfen diese gemäß der Verordnung (EG) Nr. 258/97 in Backwaren, Frühstückscerealien und Samen-Frucht-Nuss-Mischungen bis zu 10 % enthalten sein, die offiziell empfohlene Höchstverzehrmenge liegt bei 15 g täglich.

Chia ist die reichhaltigste Quelle von Omega-3-Fettsäuren und Ballaststoffen überhaupt. Chiasamen enthalten bis zu 38 % Chiaöl, bis zu 23 % Protein einschließlich aller essenziellen Aminosäuren, kein Gluten und nur sehr wenig Natrium. Was Sie bei den unten aufgelisteten Vergleichswerten beachten sollten: Bei Chiasamen handelt es sich nicht um ein Konzentrat wie z. B. Gerstengrassaftpulver oder Moringapulver oder AFA-Algen-Presslinge, sondern um ein ganzes Lebensmittel, das so verzehrt wird, wie es in der Natur vorkommt. Daher sind diese Werte besonders beeindruckend. Mit nur zwei Esslöffeln Chiasamen (rund 25 g) pro Tag nimmt man gut 8 g Faserstoffe auf, das ist mehr als ein Viertel der empfohlenen Tagesmenge, rund 5 g hochwertiges Eiweiß, etwa 125 mg Kalzium und erstaunliche 5 g Omega-3-Fettsäuren.

Hier als Beispiele ein paar **Nährstoffgehaltvergleiche.** Chia enthält im Schnitt etwa:

- 5-mal so viel **Eiweiß** wie Kidneybohnen
- 1,7-mal so viel Eiweiß wie Sojabohnen
- 8-mal so viele **Omega-3-Fettsäuren** wie Lachs
- doppelt so viele Omega-3-Fettsäuren wie Algen
- 15-mal so viele **Ballaststoffe** wie Vollkornreis
- 4-mal so viele Ballaststoffe wie Leinsamen
- 3-mal so viele Ballaststoffe wie Hafer
- doppelt so viele Ballaststoffe wie Weizenkleie
- 8-mal so viele **Mineralstoffe** wie Reis
- doppelt so viel **Kalium** wie Bananen
- 3- bis 6-mal so viel **Eisen** wie Spinat
- 5-mal so viel Eisen wie Kidneybohnen oder Brokkoli
- mehr Eisen als Rinderleber
- 4- bis 6-mal so viel **Kalzium** wie Vollmilch
- 10-mal so viel **Phosphor** wie Milch
- 15-mal so viel **Magnesium** wie Brokkoli
- 8-mal so viel Magnesium Bananen
- doppelt so viel Magnesium wie Braunhirse
- 3-mal so viel **Zink** wie Bohnen
- 7-mal so viel **Vitamin C** wie Orangen
- 3-mal so viel **Vitamin E** wie Weizenkeime
- 2,5-mal so viel Vitamin E wie Olivenöl.
- 5-mal so viel **Folsäure** wie Spinat

Zudem findet man in Chia:
- mehr **Antioxidanzien** als in Blaubeeren! **ORAC-Wert** 7000 (µmol TE/100g). Salba Chia hat sogar einen ORAC-Wert von 8400. Der ORAC-Wert gibt Aufschluss über das antioxidative Potenzial. Zum Vergleich andere ORAC-Werte: Blaubeeren 2230 bis 6550, Brokkoli 1262, Spinat 1515, Bananen 879.
- ein vollständiges und ausgewogenes **Aminosäureprofil** einschließlich aller acht essenziellen Aminosäuren. (Fehlt nur eine der essenziellen Aminosäuren, kann der Körper keine vollständigen Proteine aufbauen.)

Professor Dr. Vladimir Vuksan, Professor für Endokrinologie und Ernährungswissenschaften an der Medizinischen Fakultät der Universität von Toronto, Kanada, schreibt: „Wegen der extrem hohen Konzentration von Omega-3-Fettsäuren, seiner Nährstoffdichte und den wissenschaftlichen Resultaten schafft Salba [eine Chiavariation, Anm. d. Verf.] außergewöhnliche Möglichkeiten für die Verbesserung der menschlichen Gesundheit und Ernährung. Nichts sonst auf dem Gebiet der Ernährung kann diese beeindruckenden Forschungsergebnisse übertreffen. Salba kann als perfektes Functional Food betrachtet werden."

Superlebensmittel wie Chia – warum sie Functional Food haushoch überlegen sind

„Wollen Sie gesünder essen, Gewicht verlieren, und Krankheiten den Garaus machen? Das alles und noch viel mehr können Sie mit Superlebensmitteln!"

– Brent Agin und Shereen Jegtvig: „Superfoods for Dummies" –

Functional Food ist in aller Munde. Das sind Lebensmittel, denen gesundheitsfördernde Stoffe zugesetzt wurden. Es gibt z. B. mit bestimmten Bakterien angereicherten Joghurt oder Lebensmittel, die mit Omega-3-Fettsäuren oder Koenzym Q10 versetzt sind. Studien über den Nutzen dieser Lebensmittel fehlen, trotzdem boomt der Markt für Functional Food. Die meisten dieser Nahrungsmittel enthalten ein oder zwei Zutaten, die als gesund gelten. Ihr Nutzen ist jedoch oft fragwürdig. Bei einigen Vitaminen wie den „Edeka-Vitaminen" E, D, K und A kann es sogar ein Zuviel geben. Eine Vitaminose, eine Überversorgung mit bestimmten Vitaminen, ist genauso schädlich wie eine Unterversorgung und kann zu Krankheiten führen.

Mutter Natur ist in meinen Augen nicht zu toppen. Bestimmte Enzyme brauchen Co-Enzyme in Form von Mineralstoffen, um wirken zu können. In natürlichen Nahrungsmitteln gibt es eine Synergie der Wirkstoffe. Auf in der Natur vorkommende Lebensmittel ist der menschliche Organismus seit Jahrmillionen

„geeicht". Isolierte Stoffe selbst natürlichen Ursprungs sind sub-optimal. Noch schlechter sind Zusatzstoffe aus dem Chemielabor, welche der Körper nicht „lesen" kann. Es ist so, als wenn Sie des Chinesischen unkundig in China eine Toilette suchen. Das Schild kann direkt vor Ihrer Nase stehen, sie können es aber nicht ent-ziffern. Die Information ist für Sie dann völlig wertlos. Künstlich hergestellte Substanzen werden vom Körper ausgeschieden, schlimmstenfalls wirken sie toxisch. Die US-Amerikaner stehen mit ihrer Pillengläubigkeit im Ruf, den teuersten Urin der Welt zu haben. Von 34 Industrienationen stehen sie an der 27. Stelle der Lebenserwartung, haben aber die höchsten Pro-Kopf-Ausgaben im Gesundheitswesen. Viel hilft nicht immer viel.

Lebensmittel wie Chiasamen gehören zu den Superlebensmit-teln. Andere Beispiele sind Moringa, AFA-Algen und Gerstengras (über alle habe ich bereits Bücher geschrieben). Sie stellen eine kompakte und hoch konzentrierte Quelle für zahlreiche gesund-heitsfördernde Inhaltsstoffen dar. Eine Überdosierung ist so gut wie ausgeschlossen. Sie können ja auch schwer eine Überdosis vom Verzehr von Rosinen und Backpflaumen erzielen. Superle-bensmittel bieten etwas ganz Besonderes. In ihnen sind die Nähr-stoffe dicht gepackt und sie bieten ein Füllhorn an Antioxidan-zien und weiteren gesundheitsfördernden Substanzen. Sich mit solchen Superlebensmitteln anzufreunden, ist gerade heutzutage wichtig, weil der Vitalstoffrückgang in unseren Lebensmitteln alarmierend ist, wir „an vollen Töpfen verhungern" und unsere von Stress bestimmte Lebensweise als Vitalstoffräuber wirkt. Wir brauchen viel mehr Vitalstoffe als unsere Vorfahren, und da wir nicht ständig essen können und zu viele Kalorien zudem schäd-lich sind, brauchen wir dringend mehr Lebensmittel mit einer hohen Vitalstoffdichte.

Gemüse und Obst werden leider nicht nach gesundheitsför-dernden Inhaltsstoffen gezüchtet, sondern nach Größe, äußerer Schönheit und Haltbarkeit. Innere Werte bleiben dabei auf der Strecke. Unsere Nutztiere werden mit dem falschen Futter ge-füttert, mit Kraftfutter auf Soja- und Maisbasis, damit sie schnell wachsen und schnell viel Fleisch oder Milch liefern. Kühe könn-ten 30 Jahre alt werden, mit durchschnittlich vier Jahren werden sie geschlachtet, Brathähnchen mit 30 Tagen. Der Qualität der Lebensmittel hat diese Entwicklung der schnellen Verwertung, des schnellen Profits, nicht gut getan. Unsere Nahrung wird dann noch mit fragwürdigen Zusatz- und Konservierungsstoffen behandelt und weiter entwertet, ein Beispiel sind raffinierte Öle, Haushaltszucker und Auszugsmehl. Strahlende Gesundheit können wir nicht erwarten von dieser Nahrung, die uns zwar satt macht, uns aber mehr schlecht als recht am Leben erhält.

Chia übertrifft Getreidearten wie Reis, Weizen, Mais, Hafer und Gerste, was die Konzentration der Inhaltsstoffe Protein, Fett und Ballaststoffe betrifft. Chia enthält anderthalb bis doppelt so viel Protein wie die erwähnten Getreidesorten, 3- bis 10-mal so viel Öl und 1,5- bis 10-mal so viele Ballaststoffe. Der Gehalt an vom Körper verwertbaren Kohlenhydraten ist mit 1 bis 4 % niedrig, der größte Teil der Kohlenhydrate sind Faserstoffe, die wieder ausgeschieden werden.

Fett, Faserstoffe und Eiweiß in Chia weisen eine ganz besonders gute Qualität auf. 61 % seiner Fettsäuren sind Alpha-Linolensäure (ALA), eine der essenziellen Omega-3-Fettsäuren, und 20 % Linolsäure, eine ebenfalls essenzielle Omega-6-Fettsäure. Da wir in den Industrieländern viel mehr Omega-6-Fettsäuren zu uns nehmen als Omega-3-Fettsäuren und dazu noch viel zu viele gesundheitlich bedenkliche Transfettsäuren sowie gehärtete und gesättigte Fette, kann Chia hier einen gesunden Ausgleich schaffen und uns wieder in Balance bringen. Von den Ballaststoffen in Chiasamen gehören 5 % zu den löslichen, welche in der Lage sind, den Cholesterinspiegel zu senken. Die anderen, nicht löslichen Faserstoffe sorgen für eine zügige Darmpassage und ernähren die wichtige Darmflora. Der Darm ist „die Wurzel der Pflanze Mensch", so der berühmte Darmspezialist Dr. Franz Xaver Mayr.

Chias Aminosäureprofil ist komplett und ausgeglichen, das heißt, es sind alle essenziellen und viele nicht essenzielle Aminosäuren vorhanden in der Zusammensetzung, wie der menschliche Organismus sie benötigt, darunter ein hoher Anteil an Lysin, welches antivirale Eigenschaften hat. Chia hat nur rund 440 Kalorien pro 100 g, das sind etwa 22 Kalorien pro Teelöffel, sehr wenige für eine Ölfrucht.

Chias Antioxidanzien wie Flavanole, Phenolsäuren und Vitamin E sorgen dafür, dass die wertvollen Omega-3-Fettsäuren in Chia, die mehrfach ungesättigt und damit reaktionsfreudig sind, nicht oxidieren. Sogar nach dem Mahlvorgang bleibt Chia noch lange frisch, was schon die Azteken wussten. Chia enthält an Vitaminen vor allem Vitamin A bzw. Betacarotin, sowie die B-Vitamine Thiamin, Roboflavin und Niacin, und Vitamin E und C. Außerdem ist Chia mit seinem hohen Anteil an Kalzium, Eisen, Phosphor, Magnesium, Zink, Kupfer, Mangan und Bor eine hervorragende Quelle für Mineralstoffe und Spurenelemente.

Chia ist gesund. Fürs Herz und die Blutgefäße bietet Chia Omega-3-Fettsäuren, Ballaststoffe und Polysaccharide, Aminosäuren, Antioxidanzien, Kalzium, Magnesium, Niacin sowie die Spurenelemente Zink, Kupfer, Bor und Mangan. Als Diabetesprophylaxe und -therapie wirken die Omega-3-Fettsäuren, Faserstoffe, Aminosäuren, Antioxidanzien, Magnesium, Niacin und die erwähnten Spurenelemente. Die Knochendichte profitiert ebenfalls von Chia: Omega-3-Fettsäuren, Aminosäuren, Antioxidanzien, Kalzium, Magnesium und Spurenelemente sorgen für starke Knochen. Menschen, die Gewichtsprobleme haben, kommen die Chiainhaltsstoffe Omega-3-Fettsäuren, Faserstoffe, Aminosäuren, Kalzium und Spurenelemente zu Hilfe. Für gesunde Gelenke bietet Chia Omega-3-Fettsäuren, Antioxidanzien, Niacin und Spurenelemente. Darm und Verdauungssystem profitieren von Chia nicht nur wegen seiner Ballaststoffe und Polysaccharide, sondern auch wegen Omega-3-Fettsäuren, Antioxidanzien, Magnesium, Niacin und Spurenlementen.

Als Krebsprophylaxe und in der adjuvanten (begleitenden) Krebstherapie kommen die Omega-3-Fettsäuren, Polysaccharide und Faserstoffe, Antioxidanzien, Kalzium, Niacin und Spurenelemente zum Zuge. Leiden Sie als Frau unter PMS oder Menstruationsbeschwerden? Auch dafür sind Omega-3-Fettsäuren in Chia, aber auch Kalzium und Magnesium sowie Spurenelemente wie Mangan wichtig. Chia stärkt auch Haut, Augen und Sehkraft durch Omega-3-Fettsäuren, Faserstoffe und Polysaccharide, Antioxidanzien, Niacin und Spurenelemente. Die Zusammenhänge zeige ich Ihnen in den weiteren Kapiteln dieses Buches auf und die Heilwirkungen in Bezug auf die verschiedenen Krankheiten, kurz gefasst, im Von-A-bis-Z-Teil.

Superlebensmittel verbessern Ihre Gesundheit und beugen Krankheiten vor, wie wissenschaftliche Studien und die Erfahrungen zahlloser Anwender belegen. Chia ist einfach zu beschaffen und preiswert. Es gibt Nahrungsmittel, die schädlich für die Gesundheit sind, und welche, die gesundheitsfördernde Wirkungen haben. An der Spitze dieser zweiten Gruppe stehen Superlebensmittel wie Chia. Eine noch größere Wirkung entfalten Superlebensmittel, wenn wir uns überhaupt um eine gesunde Ernährung kümmern. Sie sollten nicht als Alibi verwendet werden, um sich sonst hauptsächlich mit Junk Food, leeren Kohlenhydraten, Frittiertem und Fertiggerichten zu ernähren.

Auch körperliche Bewegung ist wichtig für ein gesundes Herz, zur Entgiftung, für gute Stimmung und ein leistungsfähiges Gehirn auch im hohen Alter. Daneben ist es eine Methode zum Stressabbau wie Meditation oder das authentische Reiki, das ich erfolgreich seit 1981 praktiziere und seit 1984 unterrichte. Ich betone ab und zu diesen ganzheitlichen Ansatz, weil wir eine Einheit von Körper, Seele und Geist darstellen. Wer sich falsch ernährt, ist oft antriebslos und schlecht gelaunt, und entwickelt vermutlich auch nicht die Energie, sich sportlich zu betätigen. Wer sich gesund ernährt, erlebt dagegen einen Energieüberschuss und entdeckt die Liebe zur Bewegung, er ist plötzlich motiviert und hat auch die Kraft durchzuhalten. Ausdauersportlern fällt es leichter, den Verführungskünsten der Lebensmittelindustrie zu widerstehen und sich gesund zu ernähren. Sie erschaffen sich damit eine Spirale, die nach oben führt. Ernährung aber ist die Grundlage, denn Du bist, was Du isst.

Das Superlebensmittel Chia verbessert Ihre Ernährung, da es keine schädlichen Stoffe wie Zucker oder „schlechte" Fette enthält. Es stärkt Ihr Immunsystem durch Phytochemikalien, auch sekundäre Pflanzenstoffe genannt. Chia zieht freie Radikale aus dem Verkehr und vermindert damit das Risiko für chronische Erkrankungen und vorzeitige Alterungsprozesse. Das Krebsrisiko wird vermindert und das Herz gesund erhalten. Außerdem werden Sie sich besser fühlen, wenn Sie Chia täglich zu sich nehmen.

Durch Chia wird die Stoffwechselrate angeregt und das Gewichtsmanagement fällt leicht. Sie fühlen sich nicht nur jugendlich, sondern sehen auch so aus, weil ihre Haut gesund und schön wird. Und: Chia ist eines der schmackhaftesten Superlebensmitteln überhaupt. Gesundes darf gut schmecken! Chia ist der Beweis.

Chia – heiliger Samen der Azteken

„Tzoalli heißt ‚Bild der Göttin', Göttin Cu, und für sie opferten die Azteken alle möglichen Arten von Mais, Bohnen und Chia, weil sie sagten, dass sie die Quelle und Mutter aller Götter sei, welche die Lebensgrundlage der Menschen darstellten."

– Fray Bernardino de Sahagún:
„Historia General de Las Cosas de Nueva Espana" –

Chia gehört – wie die Pfefferminzpflanzen – zu den Lippenblütlern und ist heimisch in Mexiko. Seit Tausenden von Jahren wird es dort in der Küche und Volksmedizin verwendet von den Salinan, Costanoan, Chumash, Paiute, Maidu und Kawaiisu, um nur einige Indianerstämme zu nennen. Die Kawaiisu glauben, dass Chia eine der ersten Pflanzen ist, die der Schöpfer ihnen schenkte. In Mischkultur mit Mais bauten die Nahua-Indianerstämme des alten Mexiko Chia an. Die Chumash und Cahuilla verbrennen traditionell einige trockene Chiasträucher, um die Ernte im darauffolgenden Jahr zu verbessern. Die Diegueno nehmen seit alters her Chiasamen als Reiseproviant mit, wobei sie einige Samen im Mund behalten und ab und zu darauf herumkauen, was ihnen Kraft und Energie schenkt.

Bevor sie in eine Schlacht zogen, aßen die Soldaten der Azteken Chiasamen für mehr Kraft und Ausdauer. Der „Codex Mendoza" aus dem 16. Jahrhundert belegt, dass die Azteken Chia als wichtiges Lebensmittel seit vorkolumbianischer Zeit anbauten. Auch Boten, die Langstrecken absolvierten, führten Chia in einem Stoffbeutelchen bei sich. Chia kann bis zum Zwölffachen seines Gewichts an Flüssigkeit speichern. Boten und Krieger nahmen etwas Chiasamen in den Mund und durch die Spucke oder Zugabe von Wasser wurde dieser Proviant immer mehr. So waren sie in unbekanntem Terrain nicht auf Nahrungsquellen angewiesen, sondern den ganzen Tag lang satt. „Die Azteken konsumierten Chia täglich, in Brot, Porridge und Getränken. Das Öl verwendeten sie für ihre Haut, mischten es in ihre Medizin, und Chia war Teil ihrer religiösen Rituale", so der bekannte Chiaforscher Dr. Wayne Coates in seinem Buch „Chia". Nicht nur die Krieger der Azteken, sondern die Azteken überhaupt waren berühmt für ihre Stärke, Kraft und Ausdauer. Für Dr. Coates war klar: „Wenn die Azteken glaubten, Chia sei so speziell, muss das stimmen." (Coates 2012, S. 9)

Den sättigenden Effekt des Chiasamen machen sich auch die mexikanischen Tahahumara-Indianer zunutze auf ihren Langstreckenläufen bis zu 350 km, die ich in einem Kapitel über Sport und Ausdauer würdige. Im US-Bestseller „Born to run", bei uns unter dem gleichen Titel erschienen, wird den Tahahumaras ein Denkmal gesetzt. Immer mehr Marathon- und Ultramarathonläufer und Triathlon-Top-Athleten wie Scott Jurek verwenden Chiasamen, um ihre Ausdauer zu steigern und ihren Organismus optimal zu ernähren. Außerhalb von Zentralamerika sind Chiasamen noch ein Geheimtipp, aber das wird sich sicher ändern, wenn die Nachfrage steigt aufgrund der Kenntnis ihrer gesundheitlichen Vorzüge, die erst seit den 1990er-Jahren erforscht werden.

Chiapas, das „Chialand", liegt im Südwesten von Mexiko und beherbergt zahlreiche Mayaruinen. Die Mayaexpertin Elizabeth Benson nennt Chiapas „das Herz des Mayareichs". Chiapas heißt in der alten Nahuatl-Indianersprache „ölig" und „im Fluss", was man auch als „im Fluss des Chia" übersetzen könnte. Chiapas war ein wichtiges landwirtschaftliches Zentrum während und nach der Klassischen Periode des Mayareichs zwischen 300 und 900 n. Chr. Interessant ist, dass Chiapas erst 1697, nicht schon 1547 wie das übrige Mexiko, erobert und besetzt wurde, wie es im Buch „The Maya World" von Elizabeth Benson berichtet wird. Daher konnten sich hier im unwegsamen Gebiet mit tiefen

Schluchten die Mayabräuche und Ernährungsgewohnheiten der Ureinwohner besonders lange halten.

Mittelamerika erstreckt sich von den Hochflächen Mexikos über Guatemala, Belize, Honduras, El Salvador und Nicaragua hinunter bis nach Costa Rica und Panama. Das fruchtbare Land brachte hoch entwickelte Kulturen hervor und eine ihrer Ernährungsgrundlagen war Chia. Historiker haben Belege dafür, dass dieses Gebiet bereits um 12.000 v. Chr. besiedelt war und der Chia-Anbau seit damals kontinuierlich bis in die Neuzeit fortgeführt wurde. Chiasamen wurden in Gräbern der Olmekenzivilisation gefunden, die um 3500 v. Chr. angelegt wurden. Diese Kultur blühte bis etwa 1000 v. Chr. Eine der bekanntesten Nachfolgezivilisationen, für welche das Reich der Olmeken die kulturelle Grundlage legte, war das Reich der Maya, das seine Blüte zwischen 300 und 900 n. Chr. erlebte. Chiasamen machten neben Mais, Bohnen und Chili den Hauptposten der Ernährung der Maya aus. Zwar bauten die Maya Chia nicht selbst an, aber sie trieben regen Handel mit ihren Nachbarvölkern, die das taten.

Aus Gründen, die noch immer nicht eindeutig geklärt sind, zerbrach in relativ kurzer Zeit das Reich der Maya. Vermutet werden soziale und ökologische Gründe. Die Mexikas, später Azteken genannt, nutzten den Zerfall des Mayareichs, um sich vom Tal Mexikos ausgehend nach Norden auszubreiten. Sie siedelten vor allem auf einer im „Mondsee" gelegenen Insel und dehnten ihre Macht aus mit einem Höhepunkt zwischen dem 13. und 14. Jahrhundert.

Die Azteken wurden bekannt durch ihre Sonnenkalender, ihren Mut und ihre Kaltblütigkeit als Krieger sowie ihre Menschenopfer. Sie waren aber auch begnadete Bauern, die mindestens 29 Nutzpflanzensorten anbauten, vor allem in „schwimmenden Gärten", welche ihre Hauptstadt Tenochtitlan umgaben. Tenochtitlan hatte im 13. Jahrhundert rund 200.000 Einwohner und damit doppelt so viele wie damals Rom oder London. Der spanische Eroberer Francisco Hernández de Córdoba berichtete König Philipp II. von Spanien im Jahr 1575, dass die Häuser der Azteken von Land umgeben waren, auf denen neben Chia auch Amaranth, Chili, Kürbisse, Avocado und Bohnen angebaut wurden. Berühmt waren sowohl die Mayas als auch die Azteken für ihren Terrassenfeldbau mit Bewässerungsanlagen und für die Umwandlung von Sumpfgebieten in Ackerland. Trotz des trockenen und heißen, semiariden Klimas konnten sie drei bis vier Ernten im Jahr einfahren und große Vorräte anlegen. Fray Antonio de Ciudad Real, ein spanischer Priester, schrieb 1585 auf, dass Chia zu den Hauptfeldfrüchten der Azteken gehörte.

Die Azteken waren bekannt und gefürchtet als unerschrockene und starke Krieger. Sie verließen sich in ihren zahlreichen Schlachten auf Botschafter, die zu Fuß lange Strecken zurücklegten, um die Kommunikation aufrecht zu erhalten. Diese Eliteläufer führten Chiasamen als einzigen Proviant in einem Stoffbeutelchen an der Taille mit sich. Angeblich, so ist es überliefert, konnte nur ein Teelöffel Chiasamen einen aztekischen Läufer über einen ganzen Tag ernähren. Durch seine hohe Quellfähigkeit und seine Vitalstoffdichte schenkt Chia Energie, Flüssigkeit und Sättigung über einen langen Zeitraum. Die Eliteboten der Azteken waren auch außerhalb der Schlachten begehrt, um schnell kostbare und verderbliche Waren über lange Strecken zu transportieren. Der Gewinner des von Nike gesponserten 100-Meilen-Laufes im Jahr 1977 war ein 52 Jahre alter Tarahumaraindianer, der seinen Erfolg auf Chia zurückführt, das er als einzige Verpflegung bei sich führte. Sein Überraschungssieg trug maßgeblich zur Renaissance von Chia bei.

Die Art, wie die Azteken Chia verwendeten, wurde von ihnen selbst überliefert und auch von den spanischen Eroberern im 16. Jahrhundert. Im monumentalen spanischen Werk „Historia General de Las Cosas de Nueva España" von Fray Bernardino de Sahagún aus dem 16. Jahrhundert wird Chia in sechs der zwölf Bücher ausführlich erwähnt. Francisco Cervantes de Salazar führt in seiner „Chronik des Neuen Spanien" aus dem Jahr 1554 Chia als den nach Mais am häufigsten konsumierten Samen auf. Alle sozialen Klassen aßen damals Chiasamen. Chia war bei den Azteken der am meisten verzehrte Samen nach Mais und Bohnen. In einigen Gegenden war Chia sogar noch beliebter als Mais. Meistens mahlten die Azteken Chia und vermischten das Mehl mit dem verschiedener Getreide wie Mais und Amaranth. Wurde diese Mischung geröstet, nannte man sie *chianpinolli*. Das kochte man in Wasser, um einen nahrhaften Brei, *atolli* genannt, herzustellen. Die Azteken fertigten auch eine Art Energieriegel aus Chisamen, Mandeln und Honig an. Zu Feiern wurde ein Chiaporridge gereicht, der mit einem Agavensirup gesüßt und mit Chili gewürzt wurde. Chiamehl wurde auch in Getränken verwendet: mit Wasser vermischt und geschmacklich aufgewertet durch Chili oder süßen Sirup und Zitrone. Das Süßgetränk ist im Süden Mexikos noch heute als *chia fresca* bekannt und verbreitet.

Auch in der Volksmedizin der Azteken spielte Chia eine bedeutende Rolle. Chiaöl wurde in gerötete, entzündete und gereizte Augen getröpfelt, auch um Fremdkörper auszuleiten. Wissenschaftliche Studien bestätigen, dass Omega-3-Fettsäuren – für sie sind Chiasamen die reichhaltigste Quelle überhaupt – bei gereizten und trockenen Augen helfen. Die Azteken verwendeten Chia, um Fieber zu senken und den Körper vor Dehydrierung bei Durchfall zu schützen. Auch bei Magen- und Darmproblemen wurde Chia verabreicht, wie auch bei einer ganzen Anzahl von Hautproblemen wie Trockenheit, Wunden, Verbrennungen und Infektionen. Rohe, gemahlene Chiasamen wurden eingesetzt, um den Urinfluss anzuregen und den Geburtsvorgang zu unterstützen. Die Wurzel wurde genutzt, um Lungenprobleme und Atemwegsinfekte zu behandeln. Viele medizinische Anwendungen der Azteken wurden von der modernen Wissenschaft bestätigt, es bleibt aber noch einiges an Forschungsarbeit zu tun.

Die Azteken verehrten Chia so sehr, dass Chiasamen für sie Zahlungsmittel waren. Von 38 Provinzen, die im 16. Jahrhundert von den Azteken besetzt waren, mussten 21 Chiasamen als Teil ihrer Steuern abliefern. Die Hauptstadt Tenochtitlan bekam mehr als 4000 Tonnen Chiasamen jährlich als Tribut von den eroberten Provinzen. Chiaöl, aus den Samen gewonnen, diente den Azteken als Bratöl z. B. für Bohnen, als Grundlage für Parfüm und Kosmetikprodukte sowie für Gesichts- und Körperfarben. Eine solche Bemalung war ein wichtiger Teil der religiösen und kriegerischen Rituale der Azteken. Auch die Künstler der Azteken profitierten von Chia, indem sie ihre Farben und Glasuren damit anmischten. Die als *maque* bekannte Glasur konservierte Bilder und Holzskulpturen über die Jahrhunderte hinweg und wird noch heute von Künstlern in Chiapas verwendet.

Wenn die Azteken Neuland eroberten, war Chia das erste, was sie mit sich führten. Chiamehl konnte aufgrund seiner Antioxidanzien, natürlichen Konservierungsstoffen, mehrere Jahre lang aufbewahrt werden. Chia wurde von den Azteken als Energielieferant erster Güte betrachtet und diente auch als Ernährungsgrundlage bei militärischen Übungen. In der „Storia antica del Messico" schreibt Claviejero: „Der Soldat, der eine kleine Menge Mais und Chiamehl mit sich führte, betrachtete sich als ausreichend versorgt." Wenn er Hunger bekam, goss er Wasser und Sirup über das Mehl und konnte so erfolgreich Durst und Müdigkeit bekämpfen. Durán schreibt in seiner „Historia de las Indias" über die Schlacht der Azteken gegen Metztitlán. Die Azteken, in die Enge getrieben, schickten junge unerfahrene Männer in die Schlacht, die allerdings schon viele Schlachten beobachtet hatten, indem sie die Armee begleiteten. Ihnen wurden Waffen gegeben und als Nahrung eine Schale mit Chiagrütze. Mit Verve attackierten sie den Feind und entschieden die Schlacht für die Azteken (vgl. Ayerza a. Coates, „Chia", S. 69).

Wie konnte Chia vorübergehend fast verschwinden?

1519 landete der spanische Eroberer Hernán Cortés mit seinen Schiffen an den Küsten von Mexiko. Die Boten, die dem Azteken-König Montezuma die Nachricht der Ankunft der „weißen Götter" überbrachten, versorgten sich bei ihrem Langlauf mit Chiasamen. Tragisch, dass die Spanier später Chia mit einem Bann belegten aufgrund seiner Verwendung in religiösen Zusammenhängen.

Chia wurde bei den Azteken verwandt als Opfergabe bei religiösen Zeremonien, die den Spaniern ein Dorn im Auge waren, da sie versuchten, die Azteken zu christianisieren. So ordneten sie auch die Zerstörung von Azteken- und Maya-Tempeln an, um aus den Steinen Kirchen und Klöster zu bauen. Alles, was an nicht-christliche Religionen erinnerte, war ihnen suspekt. Beliebte

Gaben für ihre zahlreichen Götter waren Chiasamen und geröstetes Chiamehl in Kombination mit Amaranthmehl, dann *tzoalli* genannt. Daraus formten die Azteken essbare Abbildungen ihrer Gottheiten, welche sie nach der Zeremonie verzehrten. Einmal jährlich brachten die Azteken ihrem Gott Hitzilopochtli lebensgroße Chiakuchen dar, die sie mit dem Blut von geopferten Menschen tränkten, in kleine Stücke schnitten und allen Einwohnern des Landes zum Essen verteilten. Das sollte ihnen Fruchtbarkeit und Wohlstand schenken. Es gibt Schätzungen, dass etwa 20.000 Menschen jährlich den Göttern geopfert wurden.

Verständlicherweise akzeptierten die spanischen Geistlichen diesen Brauch nicht. Die Zeremonie, Bildnisse von Göttern aus Chia- und Amaranthmehl zu formen, und sie wie Oblaten zu verteilen, um sie zu verzehren – ähnlich wie das Abendmahl in der katholischen Kirche –, ist für Ricardo Ayerza (s. o.) der Grund, warum Chia und Amaranth von den Spaniern geächtet waren, nicht aber Bohnen und Mais. Die heimische Ölsaat Chia wurde durch Weizen, Gerste, Reis und andere Getreide ersetzt.

Überliefert ist ein Befehl des Bischofs von Yucatán, Fray Francisco Diego de Landa, der 1562 die Zerstörung von 5000 Götterbildnissen aus Chiamehl anordnete und das Verbrennen von 27 Schriftrollen (Codices) der Maya. Die Bücherverbrennung begründete er so: „(...) sie enthalten nur Abergläubisches und Falschaussagen des Teufels." Durch die Ächtung von Chia aus religiösen Gründen geschah es, dass Chia nur noch heimlich und in einigen wenigen isolierten Tälern angebaut wurde, ähnlich wie Amaranth und Quinoa, bis es erst Ende des 20. Jahrhunderts wiederentdeckt und wieder wertgeschätzt wurde.

Einige wenige Zeugnisse aus den Jahren 1581, 1585 und 1689 sowie einige aus dem 18. Jahrhundert belegen, dass nach der spanischen Eroberung Chia heimlich angebaut wurde. Generell kann man sagen, dass die spanischen Eroberer lokale Feldfrüchte durch die ihnen vertrauten ersetzten und das Bestreben hatten, traditionelle Bräuche und Ernährungsgewohnheiten in besetzten Gebieten zu verdrängen bzw. zu ändern. Die europäischen Essgewohnheiten setzten sich in den meisten Gebieten durch und viele vorkolumbianische Getreide- bzw. Ölsaatsorten sind heute vom Aussterben bedroht, wie Ricardo Ayerza und Wayne Coates in ihrem Grundlagenwerk „Chia" beschreiben. Im Südwesten der USA und im Nordwesten Mexikos wurde Chia nicht angebaut, sondern nur als Wildpflanze gesammelt, allerdings in Form der Spezies Salvia columbariae B. Die heute erhältliche Chiasorte Salvia hispanica L. ist für diese Klimazone nicht geeignet.

1932 wurden im Hauptanbaugebiet in Mexiko nur noch 16,5 t Chia jährlich angebaut. Ayerza merkt bedauernd an, dass durch die seltene Kultivierung viele Unterarten und Anwendungsmöglichkeiten verloren gingen. Es war „fünf vor zwölf", als Chia wiederentdeckt wurde. Das Forschungs- und Entwicklungshilfeprojekt „Northwestern Argentina Regional Project" hat sich auf die Fahnen geschrieben, den Chia-Anbau zu fördern, und führte ihn nicht nur in Argentinien, sondern auch in Kolumbien und Peru ein. Auch die Universität von Arizona und die U.S. Agency for International Development machen sich für den Anbau und die Verbreitung von Chia stark.

Den indianischen Abkömmlingen der Maya und Azteken z. B. in Chiapas ist es zu verdanken, dass Chia 500 Jahre lang abseits der Machtzentren überlebte und wir jetzt von diesem Superlebensmittel profitieren können. Heutzutage wird Chia in Argentinien, Mexiko, Kolumbien, Peru und Bolivien angebaut, und auch in Australien und im Süden der USA. Die Nachfrage nach biologisch zertifizierten Chiasamen ist in Deutschland so hoch, dass einige Anbieterfirmen wie „Puravita" oder „Keimling Naturkost" in der Vergangenheit einige Monate lang ihre Kunden nicht mit Biochia beliefern konnten.

Zur Botanik von Chia

Die Azteken nannten Chia in ihrer Sprache, Nahuatl, *chian,* plural *chien,* was „ölig" heißt. Daraus machten die Spanier *chía.* In der „Historia General de Las Cosas de Nueva España" von Sahagún wird Chia auch *chian* genannt. Wenn die Azteken die Pflanze genau beschreiben wollten, fügten sie etwas dazu, so heißt *chian-pitzaol* „kleine Chiapflanze".

Chia gehört in der Familie der Lippenblütler oder *Lamiaceae* zur Gattung der Salbei. Es handelt sich um ein einjähriges Kraut, das bis zu 1,5 m hoch wird. Die Stiele sind viereckig und mit kurzen weißen Haaren bedeckt. Die scharf gezahnten ovalen Blätter wachsen entgegengesetzt und werden bis zu 10 Zentimeter lang und 6 Zentimeter breit. Die Blüten sind hellblau, purpurfarben oder weiß und wachsen auf langen Blütenständen am Ende der Zweige. Sie werden von kleinen Deckblättern geschützt. Der Blütenkelch ist röhrenförmig, dick und gefurcht und von einem weißen Flaum bedeckt. Die zu viert angeordneten Samen messen 1,5 bis 2 mm und sind gräulich mit unregelmäßigen Flecken, schwarz, weiß oder rötlich. Chia wird – z. T. mit Hilfe von Insekten – von Pflanzen derselben Art bestäubt. Ein Pfund Chia beinhaltet etwa 800.000 Samen.

Es gibt von der *Lamiacea*-Pflanzenfamilie 224 Gattungen und ungefähr 5600 Arten überall auf der Welt. Die Vielfalt der Arten auf den Hochebenen Mexikos ist äußerst selten im Pflanzenreich. Botaniker schätzen, dass es allein in Mexiko mehr als 200 Lippenblütlerarten gibt, 88 % davon sind endemisch. Zurzeit wird Chia hauptsächlich in Argentinien, Peru, Mexiko, Kolumbien Guatemala und Bolivien angebaut sowie in Australien. Chia wächst in subtropischen und tropischen Gegenden und verträgt keinen Frost und kann daher nicht bei uns angebaut werden. Am besten wächst Chia auf sandigen Lehmböden. Um zu keimen, braucht Chia Feuchtigkeit, danach ist diese Ölsaat auch mit wenig Wasser zufrieden. So wächst Chia im Valle de Lerma, Salta, bei nur 400 mm Niederschlag pro Jahr, gedeiht aber auch bei 1100 mm Niederschlag wie in Valle del Cauca, Kolumbien. Pflanzenkrankheiten sind nicht bekannt, allerdings mögen Ameisen die jungen Schösslinge. Die Samen werden gern von Vögeln gefressen. Chia wächst in einer Höhe bis zu 2200 m über dem Meeresspiegel z. B. in Los Altos de Jalisco in Mexiko. Bei ausreichender Bewässerung können bis zu 2500 kg Samen pro ha geerntet werden. Unter günstigen Bedingungen wie im kolumbianische Valle del Cauca können bis zu vier Ernten pro Kalenderjahr erzielt werden.

Als Kolumbus in Amerika landete, bauten die Nahuas eine Sorte Chia an, die mit lateinischem Namen *Salvia hispanica* heißt.

Früher wurden die Arten *Salvia hispanica* und *Hyptis suaveolens* oft als eine und dieselbe Pflanze betrachtet, was aber nicht der Fall ist. *Hyptis suaveolens*-Samen sind immer schwarz, Chiasamen aber immer unterschiedlich gefärbt, von fast weiß bis fast schwarz. Obwohl beides Ölpflanzen sind, ist doch ihre Fettzusammensetzung sehr unterschiedlich. *Salvia hispanica* ist sehr reich an Omega-3-Fettsäuren, während *Hyptis suaveolens* reich an Omega-6-Fettsäuren ist, wovon wir durch die Nahrung ohnehin meist zu viele zu uns nehmen, wie in späteren Kapiteln gezeigt wird.

Nährstoffinformationen	pro 100 g Sachia Saat	2 EL Sachia Saat (25 g)
Brennwert	444 kcal (1832 KJ)	111 kcal (458 KJ)
Gesamtfettgehalt	31,4 g	8 g
Gesättigte Fettsäuren	3,8 g	0,95 g
Transfettsäuren	0 g	0 g
Omega-6 Fettsäuren	6,4 g	1,6 g
Omega-3 Fettsäuren	18,4 g	4,6 g
einf. Ungesättigte Fettsäuren	2,1 g	0,5 g
Cholesterin	0 g	0 g
Kohlenhydrate, gesamt	38,6 g	9,6 g
kalorisch verdauliche Kohlenhydrate	4,9 g	1,2 g
Ballaststoffe, gesamt	33,7 g	8,4 g
lösliche Ballaststoffe	4 g	1 g
unlösliche Ballaststoffe	29,7 g	7,4 g
Protein	21,2 g	5,3 g

Quelle: www.sachia.de

Kommerziell angebaute Chiasamen sind nur zu einem kleinen Prozentsatz weiß und diese stammen von Pflanzen, die ausschließlich weiße Samen produzieren. Diese sind geringfügig größer als die dunklen. Die Pflanzen mit weißen Samen tragen auch weiße Blüten. Die dunklen Chiasamen weisen einen etwas höheren Gehalt an Proteinen auf, während die weißen Samen einen etwas höheren Gehalt an Alpha-Linolensäure, einer Omega-3-Fettsäure, aufweisen, wie der Chiaexperte Ricardo Ayerza herausfand. Chiapflanzen, welche dunkle Samen hervorbringen, ergeben höhere Ernten und weisen bessere Eigenschaften zur Haltbarmachung von Gemälden auf, was schon die Azteken wussten. Daher waren die Pflanzen mit dunklen Samen bei ihnen weiter verbreitet und die hellen Sorten starben fast aus. Heutzutage sind die hellen Sorten beliebter und oft auch teurer, weil Speisen nicht ihre Farbe verändern, wenn man sie mit weißen Chiasamen anreichert.

Wertvolle Inhaltsstoffe in Chia

Omega-3-Fettsäuren, die Könige der Fette

Chiasamen,
die reichhaltigste Quelle von Omega-3-Fettsäuren überhaupt

> *„Das Härten von Pflanzenfetten zu Speisezwecken, würde es jetzt erst entdeckt werden, hätte keine Chance, die Zulassungshürden der Gesundheitsbehörden zu meistern. Zu zahlreich sind die bei der Produktion entstehenden, in der Natur bislang unbekannten biochemischen Verbindungen, zu unkalkulierbar deren Nebenwirkungen.*"
>
> – Dr. Herbert Dutten, Chemiker –

Fett ist nicht gleich Fett. Fettsäuren sind lebenswichtig. Allerdings brauchen viele Menschen einen „Ölwechsel". Sie essen die falschen Fette, die sich an den Arterieninnenwänden ablagern und zur Arteriosklerose (Arterienverkalkung) führen, einer der Hauptursachen für Herzinfarkt und Schlaganfall. Bereits etwa 700.000 Kinder in Deutschland leiden unter Bluthochdruck, eine der gefürchteten Folgen der Arteriosklerose. Erst wenn das Lumen, der Durchmesser, der Arterien um mehr als 70 % verengt ist, kommt es zu Beschwerden. Gefallene amerikanische Soldaten wurden im Vietnamkrieg obduziert. Selbst unter 20-jährigen Soldaten fand sich kaum einer, dessen Arterien nicht bereits mit Fetten und Cholesterin „verkleistert" waren. Herz-Kreislauf-Erkrankungen wie Herzinfarkt und Schlaganfall sind die Haupttodesursache in den westlichen Industrieländern, weit vor Krebs.

Chiasamen sind vielleicht die wertvollste Quelle von gesunden Fetten, die es gibt. Sie enthalten mehr davon als Lachs! Mehr als 30 % der Samen bestehen aus Fettsäuren, davon sind 60 bis 64 %

essenzielle Omega-3-Fettsäuren, nämlich Alpha-Linolensäure (ALA). In einer Portion Chia von zwei Esslöffeln sind sensationelle 4 g Omega-3-Fettsäuren enthalten. In Chiasamen findet sich auch die wertvolle Omega-6-Fettsäure Linolsäure (LS) zu etwa einem Drittel der Menge von Alpha-Linolensäure. Omega-3- und Omega-6-Fettsäuren müssen über die Nahrung zugeführt werden, der Körper kann sie nicht selbst bilden, und sie werden daher auch Vitamin F genannt. Es gibt keine Ölsamen, die mehr von diesen beiden Fettsäuren aufweist, und auch keine andere Pflanze. Zusammen sind es in Chiasamen etwa 82 % des Fettgehalts.

Fette oder Öle bestehen aus Glycerin und drei Fettsäuren. Mit je einem der drei Arme des Glycerins ist eine Fettsäure verbunden. Der Arm, der vom Glycerin zur Fettsäurekette reicht, besteht aus Sauerstoff. Fettsäuren sind kettenartige Verbindungen, die unterschiedlich lang sein können. Jedes Glied der Kette enthält Kohlenstoff und Wasserstoff. Energiereiche „ungesättigte" Fettsäuren haben in mehreren Kohlenstoffatomen einen Arm frei. Sie legen zwar die freien Arme im Ruhestand aneinander, sind aber jederzeit bereit, die dort vorhandene latente Energie einzusetzen. Diese Energie stellt eine hohe elektrische Ladung dar. Eine zweifach ungesättigte Fettsäure ist die Linolsäure. Weil deren hinterste Doppelbindung vom Kettenende her gesehen vor dem sechsten Kohlenstoff liegt, wird sie als Omega-6-Fettsäure bezeichnet. Bei der Alpha-Linolensäure ist die äußerste Doppelbindung drei Kohlenstoffeinheiten vom Kettenende entfernt. Daher gehört die Alpha-Linolensäure zu den Omega-3-Fettsäuren. Die höchsten Omega-3-Konzentrationen finden sich beim Menschen in den Geweben von Gehirn, Herz und Auge.

Dr. Johanna Budwig, die große Apothekerin und Fettforscherin, war die erste, die Alpha-Linolensäure und überhaupt die Omega-3-Fettsäuren chemisch isolierte. Dafür wurde sie vier Mal für den Nobelpreis nominiert. Sie wies nach, dass unterschiedliche Fette völlig unterschiedliche Wirkungen im Körper entfalten. So wirken die essenziellen Omega-3- und Omega-6-Fettsäuren antagonistisch und konkurrieren um die gleichen Enzyme. Nimmt man, wie bei uns üblich, zu viele Omega-6-Fettsäuren zu sich, wird das körpereigene Gleichgewicht, die Homöostase, gestört.

Omega-3-Fettsäuren sind Bestandteil jeder Zellmembran, die sie elastisch halten, und sorgen dafür, dass die Zellen optimal ernährt und entgiftet werden. Sie helfen bei der Verhütung von Herz-Kreislauf-Krankheiten, indem sie den Cholesterinspiegel senken und den Spiegel des „guten" Cholesterins HDL steigen lassen. Außerdem dienen sie als Ausgangsmaterial für Prostaglandine mit hormonähnlicher Wirkung, welche entzündungshemmend und blutdruckregulierend wirken. Omega-3-Fettsäuren stärken darüber hinaus das Immunsystem und aktivieren die weißen Blutkörperchen der Thymusdrüse. Die Unterversorgung des Gehirns mit mehrfach ungesättigten Omega-3-Fettsäuren wird mit altersbedingten Funktionseinbußen wie Vergesslichkeit, Demenz und Alzheimer in Verbindung gebracht.

In unserer Ernährung ist das Gleichgewicht von Omega-6- zu Omega-3-Fettsäuren durcheinandergeraten. Wir nehmen viel zu viele Omega-6-Fettsäuren zu uns, die meist aus tierischen Quellen stammen. Ein Zuviel an Omega-6-Fettsäuren kann zu Entzündungen, Herzerkrankungen, Diabetes, Krebs, Alzheimer, Arthritis, Darmentzündungen und weiteren Gesundheitsproblemen führen. Unsere Zivilisationskost enthält zu viel Fett, zu viele gesättigte Fettsäuren, zu viele Transfettsäuren, zu viele Omega-6-Fettsäuren und zu wenige Omega-3-Fettsäuren im Vergleich zu früher.

Unsere Vorfahren, so vermuten Wissenschaftler wie Artemis P. Simopoulos, nahmen Omega-6- zu Omega-3-Fettsäuren im Verhältnis 1 zu 1 zu sich. Sie haben im Vergleich zum modernen Menschen das Vierfache an Ballaststoffen verzehrt, das Siebenfache an Vitamin C, das Doppelte an Vitamin A, das Vierfache an Vitamin E, das Dreifache an Folsäure und B-Vitaminen und das Mehrfache an Antioxidanzien oder Radikalenfängern, um nur einige Beispiele zu nennen. Die Menschen in der Steinzeit nahmen 35% tierische Produkte und 65% pflanzliche Produkte zu sich. Die wilden Tiere, die sie aßen, waren schlank, bekamen kein Kraftfutter und enthielten daher hohe Konzentrationen von mehrfach ungesättigten Fettsäuren, vor allem die Omega-3-Fettsäure Alpha-Linolensäure (ALA). Artemis P. Simopoulos sagte auf dem Flax Council of Canada 1996: „Die rapide Änderung der

Ernährungsweise in dieser kurzen Zeit ist ein völlig neues Phänomen in der Menschheitsgeschichte." Durch Mutationen verändert sich unsere DNA während einer Million Jahre nur um 0,5 %, wir sind also genetisch noch an die Ernährung des Paläolithikums (Altsteinzeit) angepasst und sollten uns daran orientieren, um gesund zu werden und zu bleiben.

Das Verhältnis von Omega-6- zu Omega-3-Fettsäuren ist durch unsere Zivilisationskost mit raffinierten Fetten, raffinierten Kohlenhydraten und Fleisch aus der Massentierhaltung völlig aus dem Gleichgewicht geraten. Mediziner und Ernährungswissenschaftler empfehlen für Wohlbefinden und Gesundheit ein Verhältnis von Omega-6- zu Omega-3 Fettsäuren von 1 zu 1 bis höchstens 4 zu 1. Die US-Amerikaner nehmen das 16- bis 21-Fache an Omega-6- Fettsäuren zu sich im Vergleich mit den Omega-3-Fettsäuren. In Deutschland sieht es ähnlich aus. Kein Wunder, dass der Gesundheitszustand der meisten nicht ideal ist. So leiden viele Bundesdeutsche an chronischen Entzündungen. Kaum jemand stirbt mehr an Altersschwäche wie in früheren Zeiten, sondern die meisten an Krankheiten.

Zahlreiche wissenschaftliche Studien belegen, dass Omega-3-Fettsäuren das Herz gesund erhalten, die Gelenke schützen, die Verdauungsorgane stärken, im Gehirn für gute Stimmung, Konzentration und Gedächtnis sorgen, den Blutzuckerspiegel niedrig halten und helfen, ein gesundes Körpergewicht zu halten. Wenn wir unserer Nahrung täglich Chiasamen hinzufügen, fällt es leicht, die Waagschale mehr in Richtung Omega-3-Fettsäuren zu verschieben. Eine Überdosierung von Alpha-Linolensäure durch den Konsum von Chia ist ausgeschlossen, weil der Körper sich davon so viel nimmt, wie er braucht, und den Rest einfach ausscheidet.

Die Entdeckerin von Alpha-Linolensäure: Warum Omega-3-Fettsäuren unsere Batterien mit Lebensenergie aufladen

„Das Geheimnis aller Weisheit ist Wissenschaft in Harmonie mit den Gesetzen der Natur."

– Chinesische Weisheit –

Eine der berühmtesten „Fettforscherinnen" aller Zeiten ist die Biochemikerin Dr. Johanna Budwig, die in ihrem langen Leben – sie wurde 95 Jahre alt – sieben Mal als Nobelpreisträgerin nominiert wurde. Sie war weltweit anerkannt für ihre Forschungen und trat besonders hervor durch den Nachweis des Zusammenhangs zwischen Fettstoffwechsel und Begünstigung von Krebserkrankungen. Und sie untersuchte, wie man durch die richtigen Fette sogar diese Erkrankung heilen kann. Ausschließlich isoliertes Fett, so Johanna Budwig, unterscheidet eine Krebs- von einer gesunden Zelle. Ein gesunder Körper isoliert unnatürliche Fette, und legt sie dort ab, wo normalerweise Fette nicht gefunden werden. Wie können bestimmte Fette Krebs auslösen und andere Fette Krebs heilen?

Das Grundübel ist laut Budwig die Härtung der Fette durch Erhitzen, das Raffinieren, in der industriellen Herstellung. Die Heilung des Fettproblems liegt für sie in essenziellen, hoch ungesättigten Fettsäuren, den so genannten Linolensäuren, die zu den Omega-n-Fettsäuren gehören. Der Prozentsatz von Omega-3-Fettsäuren in Chiaöl beträgt 60 bis 64 % und stellt damit einen Weltrekord im Pflanzenreich dar. Dr. Budwig propagierte Leinöl, das im Vergleich „nur" etwa 56 % Omega-3-Fettsäuren enthält. Kannte Dr. Budwig Chia vielleicht nicht, das erst seit Kurzem in der Gesundheitsszene Furore macht? Oder empfahl sie als Europäerin deshalb Leinöl, weil Chia bei uns nicht wächst?

Die Omega-3-Fettsäuren kreieren ein Feld von Elektronen, eine elektrische Ladung, welche die Lebenskraft in unserem Organismus aufladen kann wie eine Batterie, und zwar speziell im Gehirn und Nervensystem. Bei industriell hergestellten Fetten werden die ungesättigten Verbindungen der Fettsäuren zerstört, um sie haltbarer zu machen und ihre Streichfähigkeit zu verbessern. Dabei wird das Elektronenfeld herausgenommen. Zudem sind diese Fette nicht mehr wasserlöslich und können keine Verbindungen mit Eiweiß mehr eingehen.

Mehrfach ungesättigte Fettsäuren nutzen die Dipolarität zwischen Fett und Protein, notwendig für gesundes Zellwachstum und die Regeneration aller Körpergewebe auch bei Erwachsenen. Das Leben in der Zelle hängt ab von der Funktion ungesättigter Fette in den Zellmembranen. „Wir brauchen optimale Fette, um unsere physischen und psychischen Batterien wieder aufzuladen", schreibt Budwig. Gehärtete, erhitzte – also industriell bearbeitete – Fette können nicht, wie ungesättigte Fettsäuren, durch das feingliedrige Kapillarnetzwerk zirkulieren. Die Folge: eine Lähmung vieler Vitalfunktionen. Das Blut verdickt und der Kreislauf wird behindert. Budwig betont: „Der Fett-Stoffwechsel betrifft jedes unserer Organe." Sie wehrt sich dagegen, dass Fette wegen einer längeren Haltbarkeit so behandelt werden, dass sie dabei zerstört und für uns schädlich werden. Sie argumentiert: „Fette, die für unseren Körper fremd sind, blockieren den Stoffwechsel anderer Fette in den empfindlichen Drüsen, Kapillaren und Filterstationen. Solche gehärteten, mit Hitze behandelten Fette müssen unbedingt vermieden werden." Sie plädiert für Leinsamenöl in Zusammenhang mit Hüttenkäse oder Quark, weil dessen schwefelhaltige Eiweiße diese Fettsäuren am besten assimilieren.

Budwig sieht auch die Hauptursache von Diabetes in einer Störung des Fettstoffwechsels. Auch Arteriosklerose, Arterieninnenwandverkalkung, ist vor dem Hintergrund der Zufuhr unnatürlicher Fette zu sehen. Das Herz, das auf elektronenreiche, gesunde Fette für seine Pumpfunktion angewiesen ist, sagt „nein" zu ungesunden Fetten, weist diese Fette ab, doch sie lagern sich in den Herzkranzgefäßen an und können mittelfristig zu Herzinfarkt oder Schlaganfall führen. Zahlreiche Untersuchungen mit Tieren bestätigen, dass eine Verhärtung der Arterien entsteht, wenn man Tiere mit gehärteten Fetten füttert und dann Nahrungsentzug praktiziert. Was nicht geschieht, wenn die Tiere vorher einen angemessen hohen Anteil an ungesättigten Fettsäuren verfüttert bekamen. Versuchstiere, die acht Wochen lang ausschließlich gehärtete und erhitzte Fette ins Futter erhielten, wurden in dieser kurzen Zeitspanne unfruchtbar. Auch die Entstehung des Blut-hochdrucks ist in diesem Zusammenhang zu sehen. Weil ungesät-tigte Fette auch im Blut fehlen, ist die Sauerstoffversorgung die-ses Lebenssaftes durch die Lungen eingeschränkt, und das Herz muss die gleiche Menge Blut drei oder vier Mal durch den Körper pumpen, bevor alle Gewebe optimal mit Sauerstoff versorgt sind.

Johanna Budwig zufolge spielen Omega-3-Fettsäuren die Hauptrolle, um Herzinfarkt, Lebererkrankungen, Erkrankungen der Gallenblase, Arteriosklerose und Tumorwachstum zu verhü-ten. Sie spricht sogar davon, neben unserer körperlichen Gesund-heit die mentale und auch unsere spirituelle mit den richtigen Fetten zu bewahren oder wieder zu erlangen! Ich stelle die Be-hauptung auf, dass Dr. Budwig sicherlich Chiasamen und Chiaöl empfohlen hätte, hätte sie diese gekannt. Weil es noch mehr der gewünschten Fettsäuren enthält und gleichzeitig eine Fülle von Antioxidanzien, welche diese reaktionsfreudigen Fettsäuren vor Oxidation und Ranzigwerden schützen.

Der Mensch, ein Kind der Sonne

Alles Leben entstammt der Sonne. Durch die Photosynthese wurde das pflanzliche und tierische Leben auf dem Planeten Erde erst ermöglicht. Ohne Sonne kein Leben. Auch wir „leben" noch von der Sonne, von Sonnenenergie, direkt empfangen oder ge-speichert in Pflanzennahrung, und dabei besonders konzentriert in Samen. Budwig erläutert: „Der ursprüngliche Geburtsort der Elektronen in Samenöl ist die Sonne." Elektronen „lieben" Sauer-stoff. Sie ziehen Sauerstoff an und fördern unsere Zellatmung und damit die Lebenskraft unseres gesamten Wesens.

Indem wir in unserer Gesellschaft kommerzielle Interessen in den Mittelpunkt stellen, haben wir laut Budwig in unser biolo-gisch-dynamisches Gleichgewicht eingegriffen und uns damit von unserem Lebensnerv abgeschnitten. Als Beispiel nennt sie die Härtung von an sich gesunden Fischölen, damit sie ihren un-angenehmen Fischgeschmack verlieren und haltbarer werden, z. B. im Futter von Nutztieren. Andere Beispiele sind der Ein-satz von Antibiotika in der Massentierhaltung oder von Insekti-ziden und Röntgenstrahlung. Für Budwig sind Lebensmittel mit gehärteten und erhitzten Fetten „wie Steine statt Brot". Raffinierte Öle und Fette, arm an Elektronen, führen sowohl bei Tieren als auch Menschen dazu, dass sie das Sechsfache an Futter bzw. Essen aufnehmen. Zurzeit – 2014 – sind 46 % der US-Amerikaner extrem übergewichtig mit einem Bodymass-Index von mehr als 30!

Budwig schreibt, dass die Präsenz von Sonnenlicht die Aufnahme und das Speichern von Elektronen von der Sonne in der Nahrung aktiviert. Die Elektronen der Sonne sind im bipolaren Spannungsfeld zwischen ungesättigten, elektronenreichen Fetten und Protein gespeichert und steigern Lebenskraft, Ausdauer und Wohlbefinden. Die Entstehung von Mutationen, die unsere Gene schädigen und zu Krankheiten führen, sieht sie im Mangel an Elektronen begründet.

Der Mensch verdankt sein Leben der Sonne, wie jedes Lebewesen. Der lebendige Körper kann Elektronen der Sonne aufnehmen und speichern durch Resonanz. Wer raffinierte Nahrung zu sich nimmt oder Nahrung, die keine Elektronen aufweist, schneidet sich nicht nur von einer optimalen Sauerstoffversorgung ab, sondern auch von den Gesundheitswirkungen der Sonne. Weil Elektronen fehlen, welche die Haut schützen, bekommt dieser Mensch leicht Sonnenbrand und sagt, er vertrage die Sonne nicht.

Wir als Menschen brauchen die Sonne. Es gibt kein anderes Lebewesen, das eine höhere Konzentration von Sonnenenergiephotonen – kleinsten Lichtteilchen – aufweist als der Mensch. Daher geht es uns so gut, wenn wir Lebensmittel essen, die Elektronen enthalten, welche wiederum die elektromagnetischen Wellen der Sonnenstrahlen, der Photonen, anziehen. Wir können unsere Elektronendepots wieder auffüllen durch besonders elektronenreiche Öle z. B. aus Lein- oder Chiasamen. Budwig erklärt: „Alle diese Systeme – Gehirn, Nerven, Sinnesorgane, Magen, Verdauungssystem, Leber, Gallenblase, Nieren, Lymph- und Blutsysteme, Haut, Atmung, Immunsystem, Fortpflanzungsfunktion, Lebenskraft – und Funktionsweisen des Menschen, das haben Experimente bestätigt, stehen in engem Zusammenhang mit elektronenreichen hoch ungesättigten Fetten als Empfänger, Generator und Transmitter von elektromagnetischen Schwingungen und als Steuerungsstelle für die vitalen Funktionen." Johanna

Budwig, welche Patienten für drei Tage auf eine Öl-Eiweiß-Diät setzte, beobachtete, dass sonnensensible Menschen die Sonne wieder wunderbar vertrugen. Unser eigenes elektromagnetische Feld, wenn aktiv und gesund, zieht die Photonen des Sonnenlichts an. Die Photonen in Samenölen wie Chiaöl sind in Resonanz und eingestellt auf dieselbe Wellenlänge wie die Sonnenenergie und dienen damit dem Element Leben.

Indem durch Fette und Öle, deren Elektronenfeld zerstört wurde, unsere Gesundheit zerstört wird, wird laut Budwig durch die Verminderung unserer Lebenskraft und unserer Vitalfunktionen auch unsere spirituelle Entwicklung und damit die Evolution des Menschen gestoppt. Auch aus diesem Grund sollte eine elektronenreiche Ernährung als Resonanzsystem für die Energie der Sonne absolute Priorität genießen. Solche Lebensmittel fördern als Elemente des Lebens unsere Lebenskraft, die mit der Energie der Sonne im Einklang ist. „Das ganze Selbst kann dann wachsen und sich weiter entwickeln bis, in Einklang mit den Gesetzen der Natur, welche Licht und Leben regieren, das höchste Niveau unseres Wesens erreicht ist." (Alle Zitate aus Dr. Johanna Budwig, „Fette als wahre Hilfe gegen Arteriosklerose, Herzinfarkt und Krebs".)

Die Omega-3-Revolution in der Rohkostszene

„Ein Leben, in dem Fehler gemacht werden, ist nicht nur ehrenhafter, sondern auch nützlicher als ein Leben, das damit verbracht wurde, nichts zu tun."
– George Bernard Shaw –

„Die Omega-3-betonte Ernährung ist dabei, das Rohkost-Paradigma zu transformieren." Das schreibt Victoria Boutenko zusammen mit den anderen US-amerikanischen „Rohkoststars" und Autoren von Rohkost-Gourmet-Rezeptbüchern Elaina Love und Chad Sarno. Bekannt geworden ist Victoria Boutenko als Begründerin der Grüne-Smoothie-Bewegung, ihr Buch „Grüne Smoothies" wurde weltweit ein Bestseller. In ihrem jüngsten 2013 erschienenen Buch „Rohkost & mehr – Wie Omega-3 Ihr

Wohlbefinden steigert" stellt sie ihre Art der Rohkosternährung vor in der Hoffnung, dass ihr viele Rohköstler folgen.

In diesem Werk räumt Victoria Boutenko zwei große Fehler ein. Einmal stellt sie ihren eigenen Glaubenssatz, „Alles Rohe ist besser als alles Gekochte", in Frage. Zum anderen steht sie nicht mehr hinter der Aussage „Rohkost ist das Beste für Menschen, weil alle Tiere auf der Welt zu 100 % Rohkost essen". Im Zusammenhang mit Chia und der Bedeutung der Fettsäuren ist der erste Glaubenssatz wichtig. Wenn Sie neugierig geworden sind: Victoria Boutenko und ihre Mitautoren propagieren heute keine hundertprozentige Rohosternährung mehr, sondern einen Prozentsatz an Frischkost von rund 90 %. Zwar stimmt es, dass Tiere in der freien Wildbahn zu 100 % roh essen. Allerdings brauchen Tiere, bis auf Fleischfresser, mindestens sechs Stunden für die Nahrungsaufnahme täglich, um genügend Nährstoffe aufzunehmen.

Victoria Boutenko beobachtete in ihrer Familie und an sich, dass sechs Jahre 100 % Rohkost-Ernährung keine optimalen Ergebnisse brachte. Es entwickelten sich kleine Symptome wie Warzen an der Hand oder graue Haare oder extrem trockene Haut und diese Symptome wurden mit der Zeit schlimmer. Dazu kamen Heißhungerattacken. Ein Teil dieses Problems wurde durch den Konsum von grünen Smoothies gelöst. Grüne Smoothies ermöglichen uns, viel mehr „Grünzeug", grünblättriges Gemüse und Kräuter, zu uns zu nehmen als dies in fester Form möglich wäre. Ich „trinke" über grüne Smoothies z. B. täglich einen großen Kopfsalat oder eine große Schüssel Wildkräuter oder Spinat, was in fester Form schwierig wäre. Erst 2010 wurde Victoria Boutenko bewusst, was noch fehlte: Ihre Familie und sie waren durch ihre Ernährung in ein gravierendes Defizit an Omega-3-Fettsäuren hineingerutscht. „Was ich entdeckte, war schockierend, und meine Entdeckung änderte komplett unseren Zugang zu unserer Rohkosternährung", schreibt sie.

Das Omega-3-Fettmolekül hat die Eigenschaft, seine Form sehr schnell zu verändern, und diese Flexibilität wird an die Organe weitergegeben, die es absorbieren. Wie in den Pflanzensäften, so verdünnen Omega-3-Fettsäuren auch in Mensch und Tier das Blut. Die auf Hochdruck arbeitenden Organe im menschlichen

Körper wie Herz oder Gehirn brauchen besonders viele Omega-3-Fettsäuren, sie ermöglichen dem Herzen, gesund zu schlagen und sorgen für einen freien Blutfluss, sie ermöglichen unseren Augen, scharf zu sehen, und versorgen unser Gehirn mit der Fähigkeit, klar zu denken und schnell Entscheidungen zu fällen. Omega-6-Fettsäuren wirken ganz anders. Sowohl die Pflanzensäfte als auch unser „Körpersaft", das Blut, werden durch sie verdickt. Indem sie leicht verhärten, können sie Entzündungen im Gewebe hervorrufen. Zahlreiche Ökotrophologen und Ärzte machen zu viele Omega-6-Fettsäuren für eine ganze Reihe von Zivilisationskrankheiten wie Herz-Kreislauf-Erkrankungen – darunter Herzinfarkt, Bluthochdruck, Schlaganfall –, Diabetes, PMS (Prämenstruelles Syndrom), Arthritis, Arteriosklerose und die Entstehung von Tumorerkrankungen zumindest mitverantwortlich. Es geht jetzt nicht darum, Omega-6-Fettsäuren zu verteufeln, weil auch sie wichtige Funktionen im Organismus übernehmen. Allerdings ist das Verhältnis von Omega-3- zu Omega-6-Fettsäuren völlig aus dem Gleichgewicht geraten. Bei unseren Vorfahren in der Steinzeit betrug das Verhältnis Omega-3- zu Omega-6-Fettsäuren 1 zu 1. Das Verhältnis hat sich bei uns verschoben auf 1 zu 16, in den USA sogar auf 1 zu 21. Ernährungswissenschaftler empfehlen eine Ratio von 1 zu 1 bis 1 zu 4.

Die hohe Flexibilität des Omega-3-Moleküls macht es leicht verderblich. Daher entwickelten Forscher Samen mit mehr Omega-6-Anteil im Verhältnis zum Anteil von Omega-3-Fettsäuren. Damit wurde die Haltbarkeit von Samen und daraus gewonnen Ölen erhöht. Zur Dominanz von Omega-6-Fettsäuren trägt auch das moderne Futter von Nutztieren bei, die statt Gras und Heu hauptsächlich Getreide, Mais und Sojaschrot, so genanntes „Kraftfutter", für schnelleres Wachstum und höhere Milchleistungen bekommen. Selbst vor dem eigentlich mit Omega-3-Fettsäuren gesegnetem Fisch macht das Gewinndenken nicht halt. Fische in Fischfarmen werden zunehmend mit Getreide gefüttert. Ein bekannter Speisefisch in den USA, Tilapia, enthält jetzt doppelt so viele Omega-6- wie Omega-3-Fettsäuren, weil dieser Fisch mit Mais und Soja gefüttert wird, während wild lebende Tilapia von Algen und Grünpflanzen leben.

Wir leiden daher alle, ob nun Vegetarier oder Fleischesser, an einer „Überdosis" von Omega-6-Fettsäuren und an einem eklatanten Mangel an Omega-3-Fettsäuren. Die Harvard School of Public Health veröffentlichte 2009 eine Studie, wonach das Defizit an Omega-3-Fettsäuren jährlich allein in den USA 96.000 Menschen den Tod bringt, eine Todesursache, die vermeidbar wäre (vgl. „Omega-3 Fatty Acid Deficiency takes 96,000 Lives Annually in the US", Reuters News Service, 25. Juni 2009).

Was wäre ein gesundes Verhältnis von Omega-3- zu Omega-6-Fettsäuren? Die meisten Wissenschaftler plädieren für ein Verhältnis von 1 zu 2 oder 1 zu 3, also höchstens doppelt oder drei Mal so viele Omega-6-Fettsäuren wie Omega-3-Fettsäuren. Die Länderempfehlungen sind unterschiedlich und gehen von 1 zu 4 (Japan) bis 1 zu 10 (USA). In Japan – mit einem empfohlenen Verhältnis von 1 zu 4 – gibt es eine traditionell geringe Rate an Herz-Kreislauf-Erkrankungen sowie anderen Krankheiten und die Japaner haben die höchste Lebenserwartung unter den Industrienationen. Sie nehmen traditionell viel Meeresgemüse und Meeresfische zu sich, die eine hohe Konzentration an Omega-3-Fettsäuren aufweisen. Ich möchte in diesem Zusammenhang einen noch radikaleren Ansatz einbringen. Unsere Vorfahren in der Steinzeit nahmen Fettsäuren Omega-3 zu Omega-6 im Verhältnis von 1 zu 1 zu sich. Sollte dies nicht das Ideal sein, weil wir genetisch noch in der Steinzeit leben? Das gleiche gilt übrigens für Ballaststoffe. Damals wurden durchschnittlich 60 g Ballaststoffe täglich verzehrt, heute sind es bei uns bescheidene 15 g, in den USA nur 12 g.

Wie nun können wir unser Verhältnis von Omega-3- zu Omega-6-Fettsäuren verbessern? Indem wir zum einen Omega-3-haltige Lebensmittel bevorzugen, bei den pflanzlichen Produkten sind das z.B. Chiasamen, Leinöl, Walnüsse und grünblättriges Gemüse. Kurzkettige Omega-3-Fettsäuren wie Alpha-Linolensäure (ALA) finden sich in Pflanzen; die längerkettigen Omega-3-Fettsäuren Eicosapentaensäure (EPA) und Docosahexaensäure (DHA) sind konzentriert in Kaltwasserfischen vorhanden. Der Körper wandelt Alpha-Linolensäure zu einem Teil in EPA und DHA um. Bei der Wahl unserer Nahrungsmittel sollten wir die Überfischung der Meere im Auge behalten und die Gefahr, dass Fische wie Thunfisch Schwermetalle und andere Toxine im Fettgewebe anreichern und wir als Ende der Nahrungskette davon betroffen sind. Zum anderen sollten wir den Verzehr von Nahrungsmitteln mit hoher Konzentration an Omega-6-Fettsäuren reduzieren, wie z.B. Nüsse und Produkte tierischen Ursprungs.

Zur Orientierung finden Sie hier eine Liste von Lebensmitteln mit ihrem unterschiedlichen Gehalt an Omega-3- und Omega-6-Fettsäuren, die Sie vollständig mit noch mehr Lebensmitteln unter http://nutritiondata.self.com auf Englisch nachlesen können.

Verhältnis Omega-3- zu Omega-6-Fettsäuren

Positivliste:
Leinsamen: 4,2 : 1
Leinöl: 3,8 : 1
Chiasamen: 3,5 : 1
Chiaöl: 3,4 : 1
Grüne Bohnen: 1,6 : 1
Kidney-Bohnen: 1,6 : 1
Kopfsalat: 2,4 : 1
Spinat, roh: 5,3 : 1

Relativ neutral
Erdbeeren: 1 : 1,4
Bananen: 1 : 1,7
Äpfel: 1 : 4,8
Quinoa: 1 : 10
Walnüsse: 1 : 4,2
Hanföl: 1 : 2,7
Olivenöl: 1 : 13
Rapsöl: 1 : 2,5
Avocado: 1 : 15
Roggen: 1 : 6
Weizen: 1 : 22
Hafer: 1 : 22
Linsen: 1 : 3,7

Negativliste (sehr starker Omega-6-Überschuss)
Sesamöl: 1 : 138
Sonnenblumenöl: 1 : 781
Mandeln: 1 : 2011
Sonnenblumenkerne: 1 : 312

Victoria Boutenko kritisiert, dass in der ansonsten gesundheitsbewussten, aber oft auch dogmatischen Rohkostszene sehr oft
statt Gekochtem exzessiv Öle, Nüsse und Samen verzehrt werden, und das besonders in der beliebten Gourmet-Rohkostküche.
Wenn zu wenig Grünes, Gemüse und Obst verzehrt wird, kann
es dadurch zu Nährstoffdefiziten und einem Überkonsum von
Omega-6-Fettsäuren kommen. Dieses Ungleichgewicht mit der
Gefahr von Entzündungen, Diabetes, Candida-Pilzbefall, ja sogar von Übergewicht kann also auch Rohköstler betreffen. Viele
Nüsse oder Energieriegel können zum Problem werden. Victoria Boutenko gibt selbst zu, dass sie 17 Jahre ihres Lebens ihre
hauptsächliche Kalorienzufuhr durch Nüsse gedeckt hat, weil sie
es nicht besser wusste. Die amerikanische Ernährungspionierin
plädiert daher heute für Leinsamen, Walnüsse, Hanf und Chia als
Bestandteil von Rohkostriegeln. Wenn Sie schreibt, „ihre Haltbarkeit ist sehr eingeschränkt wegen der Tendenz von Omega-3-
Fettsäuren, schnell ranzig zu werden", trifft das Gott sei Dank
nicht auf Chia zu, weil Chia so viele Antioxidanzien – siehe Extra-
kapitel – enthält, dass diese die wertvollen und sensiblen Fettsäuren konservieren. Victoria Boutenko isst jetzt zu 90 bis 95 %
roh mit nur wenigen Nüssen. Einige Chiarezepte aus ihrem Buch
durfte ich für den Rezeptteil dieses Buches übernehmen.

Elaina Love, die Ko-Autorin von Boutneko, erläutert, dass
viele Amerikaner noch nie etwas von Chiasamen gehört hätten
und sie „wussten nichts davon, wie überaus gesund sie sind und
über welch hohen Omega-3- und Eiweißgehalt sie verfügen". Sie
schreibt am Ende ihres Beitrags: „Sie werden feststellen, dass Sie
an Energie gewinnen, wenn Sie Ihrem Speiseplan mehr Grün-
gemüse beifügen. Sie werden mehr vom Leben haben, weil Sie
sehen, dass Sie auf einmal weniger Schlaf brauchen. Sie können
das Leben viel mehr genießen. Und auch mit anderen Menschen

werden Sie besser klarkommen. Für mich persönlich war der Umstieg auf reinigende und heilende Nahrung der Schlüssel zu viel mehr Glück im Leben."

Warum lieber keine Kaltwasserfische als Omega-3- und DHA-Quelle?

„Wir müssen umdenken, wenn wir überleben wollen!"

– Albert Einstein –

Ich kenne „Fisch-Vegetarier", die kein Fleisch, aber sehr wohl Fisch essen. Weil sie wissen, dass unser Gehirn Eicosapentaensäure (EPA) und Docosahexaensäure (DHA) braucht, die hauptsächlich in Kaltwasserfischen und Algen zu finden sind. Die hoch ungesättigten Fettsäuren DHA und EPA machen rund 40 % der Trockenmasse des Gehirns aus. DHA ist wichtig für die Gehirnentwicklung des Ungeborenen. Es wirkt stimmungsaufhellend und beugt Depressionen vor. Da Muttermilch DHA enthält, viele Säuglingsmilchrezepturen aber nicht, sind Stillkinder im Durchschnitt um zehn IQ-Punkte intelligenter als Flaschenkinder. Omega-Fettsäuren, allen voran DHA, können die Symptomatik von Kindern mit ADS oder Aufmerksamkeitsdefizitsyndrom verbessern, wie zahlreiche Studien belegen. Zurzeit nehmen in Deutschland etwa 75.000 Kinder das Psychopharmakon Ritalin, wie bei allen Psychopharmaka handelt es sich dabei um einen Vitalstoffräuber.

Der Körper ist im Prinzip in der Lage, aus etwa 5 bis 12 % der Omega-3-Fettsäure Alpha-Linolensäure (ALA), die reichlich in Chiasamen vorhanden ist, EPA und daraus wiederum DHA herzustellen. Die körpereigene Produktion der wichtigen Fettsäure DHA kann aber von vielen Faktoren beeinträchtigt werden, wie erhöhte Cholesterinwerte, viel Stress, hohe Insulinwerte, Diabetes, Allergien, Übergewicht, Medikamente wie Aspirin und Ibuprofen, Mangel an Zink oder B-Vitaminen sowie ein erhöhter Zucker- und Kohlenhydratkonsum. Für die Umwandlung von Alpha-Linolensäure in DHA ist ein bestimmtes Enzym notwendig.

Bei Kindern unter einem Jahr ist dieses Enzym nicht aktiv und ab dem 30. Lebensjahr lässt die Enzymaktivität von Jahr zu Jahr nach. Die ausreichende Versorgung mit DHA ist also für Menschen über 40 durch die körpereigene Produktion nicht sicher gestellt.

Ist es aber zeitgemäß, heute noch Fisch zu essen oder Fischölkapseln einzunehmen, die eine gute Quelle von Omega-3-Fettsäuren wie DHA und EPA darstellen? Die Meere werden leider als Müllkippe zweckentfremdet. Zum einen sind Meeresfische heute oft mit Quecksilber und anderen Stoffen wie DDT, PCB und Dioxin belastet. Diese Toxine können die Gehirnfunktionen stark beeinträchtigen. Im „Ernährungsbericht der Deutschen Gesellschaft für Ernährung" von 2012 wird das Dilemma angesprochen: Schwangeren Frauen wird der Verzehr von Seefisch empfohlen wegen des hohen Bedarfs an DHA und EPA durch den Fetus. „Dem steht ein potenzielles Risiko durch die mögliche Zufuhr von Methylquecksilber durch verschiedene Fischsorten (...) gegenüber, wie eine negative Beeinflussung der neuronalen Entwicklung bei Kindern oder ein erhöhtes Risiko für koronare Herzkrankheiten bei Erwachsenen." (ebd., S. 272) Auf Seite 295 dieses Berichts heißt es: „Wie schon bei früheren Untersuchungen waren Fische und Krebstiere wieder fast durchgängig mit Quecksilber belastet." Extrem belastet mit einem weiteren Umweltgift, Arsen, waren „Buttermakrele, geräucherter Heilbutt, Nordseekrabben und Shrimps. Die Untersuchungen bestätigten in den meisten Fällen die Ergebnisse aus früheren Monitoring-Untersuchungen, insbesondere die hohen Gehalte in Fischen." Fisch, mit Schwermetall belastet, liegt jedenfalls mir gedanklich schwer im Magen.

Manche Fischölkapselhersteller entfernen diese Giftstoffe, aber es bleibt ein Toxinrestrisiko und es gehen bei diesem Prozess auch wertvolle Mikronährstoffe verloren, unter anderem auch die Omega-3-Fettsäuren, um die es ja den Konsumenten hauptsächlich geht. In einigen Produkten sind nur noch 2 % der ursprünglichen Konzentration an EPA und DHA enthalten! Fischölkapseln sind außerdem ein denaturiertes Produkt. Beim Kochen oder „Ausschmelzen" entstehen gesundheitsschädliche Substanzen, weil die Omega-3-Fettsäuren im Fisch durch Hitze, Sauerstoff und Licht oxidieren. Trotz des noch gültigen Haltbarkeitsdatums, so fand ein Forscherteam aus Neuseeland heraus, enthalten viele Fischölkapseln Oxidationsnebenprodukte. Oxidiertes Öl führt im Körper zur Bildung von freien Radikalen, aggressiven Sauerstoffverbindungen. Außerdem reduziert Fischöl aus Kapseln den Vitamin-E-Spiegel, macht das Cholesterin in unseren Blutgefäßen empfindlicher für Oxidation, kann zu Hirnblutungen führen und Symptome bei Angina-pectoris-Patienten verschlimmern.

Studien mit Fischölkapseln sind in meinen Augen mit Vorsicht zu genießen. Ich habe den Test gemacht, mir in der Apotheke zwei Fischölpräparate gekauft und auf die Kapseln gebissen. Ergebnis: das Fischöl schmeckte ungenießbar, war offenbar schon ranzig geworden. Wissenschaftliche Studien mit Fischölkapseln sind daher in meinen Augen mehr als fragwürdig. Niemand würde dieses Öl freiwillig zu sich nehmen, wenn die Geschmacksknospen nicht durch die Darreichung in Kapselform überlistet würden. Wie schon beschrieben, sinkt aufgrund des Herstellungsprozesses die Konzentration der wichtigen Omega-3-Fettsäuren in Fischöl zum Teil dramatisch.

Viele Menschen reagieren allergisch auf Fisch und Fischprodukte. Fischallergien gehören zu den verbreitetsten Allergien. Lebensmittelallergien können zu einer Schwächung des Immunsystems führen und zu einer ganzen Reihe von Krankheiten. Werden sie nicht erkannt, kann sogar die Lebenserwartung sinken, weil der Körper mit der Verarbeitung von artfremdem Eiweiß überfordert ist und dies die Lebenskraft erschöpft. 30 % der Bundesdeutschen haben mittlerweile eine Lebensmittelallergie und nur 1,5 % der Fachärzte sind Allergologen. Gerade habe ich gelesen, dass ein genmanipulierter Lachs entwickelt wurde, der die doppelte Größe und eine doppelt so schnelle Wachstumsrate hat wie natürliche Artgenossen. Die Langzeitwirkung von genmanipulierten Lebewesen auf die menschliche Gesundheit ist nicht erforscht, wir sind in diesem „Langzeitversuch" die „Versuchstiere"!

Außerdem ist es so, dass die Meere überfischt sind. Von 1970 bis 1990 verdoppelte sich die Anzahl der großen Fischtrawler weltweit auf 1,2 Mio. Fischflotten fangen jährlich 150 Mio. t

Fische aus dem Meer, 8-mal so viel wie im Jahr 1950, dem Beginn der industriellen Fischerei. Ganze Meeresabschnitte wie die Atlantikküste vor Nordkanada sind bereits leer gefischt. Um einen Liter Fischöl herzustellen, sind zwischen 20 und 100 kg Wildfisch nötig. Das heißt, jährlich werden über 50 Mrd. kg Fische nur für die Fischölproduktion gefangen!

Beim Fischkonsum stehen wir als Mensch am Ende der Nahrungskette. Die Konzentration der Giftstoffe steigt immer weiter, von den Algen, zu kleinen Fischen, zu größeren Fischen und dann den großen Räubern wie dem Thunfisch, um mindestens den Faktor 10. Daher wird auch Schwangeren und Stillenden geraten, den Verzehr von Thunfisch auf ein bis zwei Mal im Monat zu begrenzen. Über Fruchtwasser und Muttermilch würde sonst ihr Ungeborenes bzw. Baby zu viele Toxine aufnehmen. In Irland wurde der Inhalt von Fischölkapseln untersucht. Zehn von 15 Präparaten wiesen Dioxinwerte auf, welche die von der EU erlaubten Mengen überschritten (Food and Safety Authority of Ireland, 2002). Die Konzentration von PCB im Blut von Frauen, die auf Grönland leben, war 3,7-mal so hoch wie die Kanadische Richtlinie für Frauen im gebärfähigen Alter vorsieht. Die FDA, die Lebensmittelüberwachungsbehörde in den USA, empfiehlt Schwangeren und Stillenden, wegen der Bleibelastung auf Haifisch (Schillerlocken), Schwertfisch, Königsmakrele und weitere Fischsorten zu verzichten. Seit Juli 2002 legt die FDA Schwangeren nahe, auf Thunfisch ganz zu verzichten, weil die Schwermetallbelastung dieser riesigen Fische das Gehirn von Ungeborenen schädigen kann.

Zuchtfisch ist keine gute Alternative. Fische werden zunehmend nicht mit Algen und Fischmehl, sondern mit Getreide gefüttert. Dadurch haben Zuchtfische ein ungünstiges Verhältnis von Omega-6- zu Omega-3-Fettsäuren. Eigentlich eine gute Quelle für Omega-3-Fettsäuren, weisen Zuchtfische durch die nicht artgerechte Fütterung oft schon mehr Omega-6- als Omega-3-Fettsäuren auf. Zuchtfische, die nicht mit Biosiegel ausgezeichnet sind, werden wie Masthähnchen prophylaktisch mit Antibiotika behandelt, weil sonst in der Enge der Reusen Infektionskrankheiten ausbrechen würden. Auf dem Meeresboden unterhalb der Zuchtnetze ist alles Leben erloschen. Zuchtlachse sind oft mit PCB belastet, was das Krebsrisiko steigen lässt. In einer Studie der Universität von Surrey aus dem Jahr 2002 empfehlen die Forscher Jacobs, Ferrario und Byrne daher, nur höchstens eine Portion Zuchtlachs pro Monat zu verzehren. Die am meisten belasteten Lachse kamen aus schottischen Farmen und wurden in deutschen Supermärkten verkauft. Wenn die Fische artgerecht mit Beifang gefüttert werden, braucht man 3 kg Fische oder Fischabfall, um 2 kg Fisch zu erzeugen. Mit Nachhaltigkeit hat dies nichts zu tun. Insgesamt lässt sich sagen, dass das Gesundheitsrisiko beim Verzehr von Zucht- und Wildfischen die gesundheitlichen Vorteile übersteigen. Dies gilt besonders für den Konsum von Fischölkapseln.

Fische produzieren die Fettsäure DHA nicht selbst, sondern nehmen sie durch Algen auf und reichern sie in ihrem Organismus an. Statt also der Überfischung weiter Vorschub zu leisten, sollte man Algen direkt als DHA-Quelle nutzen. Dr. Udo Erasmus, ein international renommierter Fettforscher, hat ein „Omega-3-DHA-Öl" entwickelt, das eine Alge beinhaltet, welche die wichtigen Fette DHA und EPA enthält und damit eine Supernahrung darstellt. Sie stammt aus dem Meer, wird aber in Süßwasser gezüchtet, um Schadstofffreiheit zu gewährleisten. Bereits zwei Esslöffel des Öls auf Leinöl-Basis decken den Bedarf an essenziellen Omega-3- und Omega-6- Fettsäuren und DHA. Das Öl schmeckt angenehm und lässt sich als Salatöl verwenden oder in kalte Speisen wie Quark oder Säfte einrühren. Ich habe Dr. Erasmus schon den Hinweis gegeben, statt Leinöl doch in Zukunft lieber Chiaöl zu verwenden. Besonders Schwangere, Kinder unter einem Jahr, Menschen über 40, Leistungssportler, Diabetiker, Allergiker, Kinder mit ADS, Depressive und Menschen, die regelmäßig Alkohol konsumieren, sowie Leistungssportler profitieren von diesem DHA-Öl.

Die Firma Salba vertreibt ein Chiaöl, das mit DHA aus Algen angereichert ist. Sie hofft, im Frühjahr 2014 die Zulassung für ihre Produkte von der EU zu bekommen. Ich drücke ihr den Daumen, weil Chiaöl noch gesünder ist als Leinöl, siehe das Vergleichskapitel in diesem Buch, und weil Chiaöl sich natürlich konserviert und auch noch besser schmeckt.

Im Gegensatz zum problematischen Fisch und dem gesundheitlich bedenklichen Leinöl und Leinsamen, stellt Chia eine völlig unbedenkliche Quelle von Omega-3-Fettsäuren da, die keinerlei Nebenwirkungen hat, gut schmeckt und auch noch jede Menge weiterer guter Stoffe enthält, die Tieren und uns Menschen nützen.

Zusammensetzung der Fettsäuren in Chia-, Leinsamen-, Menhaden- (Fisch-) und Meeresalgenöl				
Fettsäure	Prozentsatz der enthaltenen Fettsäuren			
	Menhaden[5]	Algen	Chia	Leinsamen
14:00 Myristinsäure	7,96	4,20	-	-
16:00 Palmsäure	15,20	14,50	6,90	5,50
16:1[1] Palmitolsäure	10,48	27,60	-	-
18:01 Stecinsäure	3,78	0,80	2,80	1,40
18:1[2] Ölsäure	14,50	5,50	6,65	19,50
18:2[3] Linolsäure	2,15	2,30	19,00	15,00
18:3[4] Alpha-Linolensäure ALA	1,49	1,70	63,80	57,50
20:4[3] Arachidonsäure	1,17	4,70	-	-
20:5[4] Eicosapentaensäure EPA	13,20	27,70	-	-
22:5[4] Docosapentaensäure DPA	4,92	-	-	-
22:6[4] Docosahexaensäure DHA	8,56	-	-	-

[1] Omega 7
[2] Omega 9
[3] Omega 6
[4] Omega 3
[5] United States Department of Agriculture, 1999

Mit freundlicher Genehmigung von University of Arizona Press aus „Chia" von Ricardo Ayerza Jr. und Wayne Coates, Seiten 110–111. ©2005 The Arizona Board of Regents.

EXKURS:
VERGLEICH LEINSAMEN UND CHIASAMEN

Leinsamen sind seit den Forschungen von Dr. Johanna Budwig – siehe Extra-Kapitel in diesem Buch – sehr beliebt als Quelle von wertvollen Omega-3-Fettsäuren. Bereits seit etwa 10.000 Jahren ist Leinsamen Teil der menschlichen Ernährung. Schon Hippokrates (etwa 460 – 377 v. Chr.) lobte seine gesundheitlichen Vorzüge und Plinius der Ältere (79 – 23 v. Chr.) erwähnte, dass die alten Griechen dem Brotteig Leinsamenmehl beimengten. Hildegard von Bingen schwärmte von Leinölauflagen bei allerlei Gebrechen.

Man kann Leinöl über Ölmühlen beziehen oder frisch im Kühlregal von Reformhäusern unter dem Namen „Dr. Budwig-Öle". Auch Dr. Udo Erasmus ist ein Fan von Leinölen, die Basis seiner „Udo's Choice"-Öle sind, die man im Internet bestellen kann. Chia- und Leinsamen haben einen ähnlich hohen Gehalt an Alpha-Linolensäure, wobei Chia Leinsamen noch überlegen ist. Chiasamen enthalten etwa 33 % Öl, und davon sind rund 64 % Alpha-Linolensäure, bei Leinsamen bestehen rund 58 % des Fettgehalts aus Alpha-Linolensäure. Die beiden essenziellen Fettsäuren Alpha-Linolensäure und Linolsäure machen rund 82,3 % des Chiaöls aus, bei Leinsamenöl sind es rund 72 %.

Was Chia im Vergleich zu Leinsamen auszeichnet, ist die Fülle von Antioxidanzien. Chiasamen, Mehl aus Chiasamen und Chiaöl sind daher sehr lange haltbar, ohne zu oxidieren. Schon die Azteken nutzten diese Eigenschaften von Chia, indem sie Samen und das Mehl daraus jahrelang als Vorrat aufbewahrten. Leinöl sollte man immer frisch kaufen oder bestellen und es hält sich dann nur wenige Wochen im Kühlschrank. Sobald es bitter schmeckt, ist es oxidiert und ranzig geworden und damit toxisch. Chia schmeckt mild und lecker und dominiert den Geschmack anderer Speisen nicht, sondern verstärkt ihn. Vielen schmeckt Leinsamen zu intensiv, zudem deckt es den Geschmack anderer Nahrungsmittel zu.

Leinsamen besitzen eine Reihe von Inhaltsstoffen, die einen zu hohen Konsum durch Menschen und Tieren gesundheitlich bedenklich erscheinen lassen. Leinsamen enthalten toxische cyanogene Glycoside wie Limarin, Linustatin und Neolinustatin, Antagonisten von Vitamin B6, sowie Inhibitoren von Trypsin (vgl. Ayerza a. Coates, „Chia", S. 121, sowie Lo Presti 2009, S. 29 – 34). Cyanogene Glycoside sind Blausäurevorstufen und entsprechen nach ihrer Umwandlung einer Menge von rund 50 mg Blausäure auf 100 g Leinsamen. Bei der Aufnahme von normalen Mengen gilt eine Blausäurevergiftung als ausgeschlossen. Die Antagonisten oder Gegenspieler für die Vitamine der B-Gruppe in Leinsamen werden als Risikofaktoren für die menschliche Gesundheit bezeichnet. 1999 stellte die American Heart Association fest, dass ein niedriger Vitamin-B-Spiegel als erhöhtes Risiko für Herz-Kreislauf-Erkrankungen wie Herzinfarkt und Schlaganfall einzustufen ist.

Bei Tieren wie Ratten, Hühnern, Meerschweinchen, Kaninchen und Schweinen hat sich Leinsamen als Futter nicht bewährt, weil die Fortpflanzungsrate reduziert wurde und die Tiere sich nicht optimal entwickelten. Dies wird einem Inhaltsstoff namens Secoisolariciresinol Diglucosid oder SDG zugeschrieben, der durch die Wirkung auf Bakterien die Effekte von Östrogen in Säugetieren unterdrückt und damit die Fruchtbarkeit beeinträchtigt. Mit Leinsamen gefütterte Tiere bekommen weniger Nachkommen, die dann auch noch oft gesundheitliche Probleme haben. In den USA sind Leinsamen als Tierfutter nicht zugelassen. Leinsaat stellt die reichhaltigste Quelle von SDG dar, daher raten Forscher wie Toug, Chen, Thomson und Rickard auch bei Menschen für Zurückhaltung während der Zeit der Schwangerschaft und des Stillens. Es gibt Hinweise, dass der Verzehr von Leinsamen durch Schwangere das Risiko für Frühgeburten erhöhen könnte (vgl. www.apotheken-umschau.de/heilpflanzen/leinsamen). Und SDG bleibt auch beim Backen erhalten.

Die US-amerikanische Lebensmittelüberwachungsbehörde FDA hat Leinsamen nicht als Lebensmittel zugelassen. Die Produzenten in den USA tragen daher die Verantwortung für eventuelle Gesundheitsschäden der Konsumenten. Kommerziell hergestellte Backwaren wie Brot, Muffins und Kekse mit Leinsamen tragen einen Warnhinweis auf potenzielle Gesundheitsgefährdung. Leinsamen wird in den Vereinigten Staaten aus Sicherheitsgründen oft entgiftet. Allerdings werden dazu gesundheitlich bedenkliche Lösungsmittel verwendet und auch im allerbesten Fall können die Samen nicht vollkommen entgiftet werden.

Der menschliche Verzehr von Leinsamen ist in Frankreich verboten und in der Schweiz und in Belgien eingeschränkt. Das US-Landwirtschaftsministerium hat 1999 eine Empfehlung ausgesprochen, nach der der maximale Anteil von Leinsamen an der menschlichen Ernährung auf 12 % begrenzt werden sollte. In Argentinien ist der Verzehr von Leinöl erlaubt, der von Leinsamen jedoch nicht.

Auch die Befürworter von Leinöl raten zur Vorsicht, was die zugeführten Mengen betrifft. Artemis P. Simopoulos schreibt in ihrem Standardwerk „The Omega Diet", dass man „nie mehr als drei bis vier Teelöffel Leinsamen oder Leinsamenschrot am Tag verzehren sollte" (S. 150). Sie weist darauf hin, dass Leinsamen wie auch bestimmte Bohnensorten einen Stoff namens Cyanogen enthalten, die der Körper in eine andere Chemikalie namens Thiocyanat (SCN) umwandelt. Wer längere Zeit erhöhte Werte von SCN im Blut hat, läuft Gefahr, dass die Schilddrüse zu wenig Jod aufnimmt und es dadurch zur Kropfbildung kommt. Cyanogen wird allerdings beim Kochen deaktiviert und damit unwirksam. Leinöl enthält kein Cyanogen, allerdings auch nicht die wertvollen Lignane, in den Samen vorhandene Pflanzenbegleitstoffe mit gesunder Wirkung, die sogar krebshemmend wirken. Von Dr. Johanna Budwig ist im Reformhandel ein Leinöl erhältlich, das mit Lignanen angereichert ist, allerdings auch einen stolzen Preis hat. Simopoulos empfiehlt nicht nur selbst hergestellten Leinsamenschrot, sondern auch die ganzen Leinsamen im Kühlschrank aufzubewahren wegen der Gefahr der Oxidation.

Hans-Ulrich Grimm, der Autor des Bestsellers „Leinöl macht glücklich", macht aus seiner Begeisterung für „das blaue Ernährungswunder", so der Untertitel seines Buches, keinen Hehl. Allerdings schreibt er unter dem Motto „Wo Licht ist, ist indessen auch Schatten, und wo Wirkungen sind, da kann es auch Nebenwirkungen geben" auch über potenzielle Risiken (S. 70f.). Ranzig gewordenes Öl kann durch die Oxidation der ungeschützten Fettsäuren toxisch werden und Übelkeit verursachen. „Es kann in hoher Dosis auch zu Vergiftungen führen." Das sei der Grund, warum der Verkauf von Leinöl zu Lebensmittelzwecken in Frankreich verboten sei. Bei sehr hohen Dosen könne Leinsamen auch zu einer Blausäurevergiftung führen. Die theoretisch gesundheitsgefährdende Dosis liege bei 100 g pro Tag. Ulrich Strunz und Andreas Jopp warnen in ihrem Buch „Fit mit Fett" nicht vor bestimmten Inhaltsstoffen von Leinsamen, schreiben aber: „(...) bei omega-3-fettreichem Fisch, Walnüssen oder Leinöl brauchen Sie sogar zusätzliches Vitamin E, denn die wertvollen Omega-3-Fette oxidieren am leichtesten und brauchen daher das meiste Vitamin E zur Sicherung." (S. 215) Auch in dieser Hinsicht ist man mit Chia auf der sicheren Seite, weil diese Ölsaat nicht nur die reichhaltigste Omega-3-Quelle darstellt, sondern auch noch jede Menge Antioxidanzien wie Vitamin E enthält, die dafür sorgen, dass die empfindlichen Fettsäuren weder außerhalb noch im Körper ranzig und damit toxisch werden können. Chia schützt seine Omega-3-Fettsäuren selbst.

2009 machte Greenpeace Schlagzeilen, als genmanipulierter Leinsamen Produkte von REWE, Edeka, Schlecker, Rossmann und Mr. Baker kontaminiert hatten. Die Gen-Leinsaat „Triffit" wird in Kanada angebaut. In sie wurden Resistenzgene gegen Antibiotika eingebaut, die von Bakterien im Tier- oder Menschendarm aufgenommen werden können. 1998 wurde „Triffit" als Lebensmittel in Kanada zugelassen, 2001 wurde die Sortenzulassung des Gen-Leins aber wieder zurückgezogen. Zwar ist der Handel mit dem Saatgut, aber nicht der Anbau in Kanada verboten. Greenpeace: „Dass die illegale Saat neun Jahre später in deutschen Brötchen und Müsli auftaucht, zeigt: Einmal in die Natur freigesetzte gentechnisch veränderte Konstrukte verbreiten sich unkontrolliert und sind nicht rückholbar." Der Forderung von Greenpeace „sofortiger EU-Importstopp für Leinsamen aus Kanada" kam die EU nicht nach.

In Chiasamen wurden bisher – anders als in Leinsamen – keine potenziell gefährlichen Inhaltsstoffe entdeckt. Auch die Verwendung als Zusatz für Tierfutter hat noch nie irgendwelche Probleme verursacht. Und zur Beruhigung: Genmanipulierte Chiasamen gibt es nicht. Weder beim Menschen noch beim Tier wurden jemals gesundheitliche Beeinträchtigungen durch Chiasaat oder Chiaöl beobachtet. Mit Chia sind Sie, im Gegensatz zu Leinöl auf der sicheren Seite. Warum dann Leinöl so bekannt ist, aber Chia nicht? Es gab einen Einbruch beim Anbau von Chia durch die spanische Eroberung Lateinamerikas und 500 Jahre lang war Chia fast vergessen, bis es erst im 20. Jahrhundert wiederentdeckt wurde. Dank seiner vielen guten Eigenschaften hat es nun seit einigen Jahren seinen Siegeszug durch die Welt angetreten.

Chia, ein Füllhorn an Mineralstoffen

Was selten ist bei Getreidearten und auch bei Ölsaaten: Chia enthält eine hohe Konzentration an Mineralstoffen und zwar besonders viel Knochen bildendes Kalzium, Magnesium, Kalium, Eisen und Phosphor, daneben aber auch bedeutende Mengen wichtiger Spurenelemente, die notwendig sind für die Knochengesundheit, nämlich Bor, Mangan, Kupfer und Zink. Chia enthält 6-mal so viel Kalzium, 11-mal so viel Phosphor und 4,6-mal so viel Kalium wie Milch. Chiasamen enthalten 13- bis 354-mal so viel Kalzium, 2- bis 12-mal so viel Phosphor und 1,6- bis 9-mal so viel Kalium wie Weizen, Reis, Gerste, Hafer und Mais. Chia könnte man nach Ayerza und Coates als die gesündeste Ölsaat der Welt betrachten.

Wofür brauchen wir Mineralstoffe? Sie sind als Basen wichtig für unser Säure-Basen-Gleichgewicht. Unsere Nahrung und unsere stressige Lebensweise sind so genannte Säurebildner. Übersäuerung des Organismus oder Azidose ist die Grundlage, auf der Krankheiten wie Gicht, Rheuma, Krebs und Diabetes gedeihen können. Mineralstoffe sind genauso wichtig für unsere Gesundheit wie Fette und Vitamine. Vitamine können ihre lebenswichtigen Aufgaben – „Vitamin" heißt „Lebensstoff" – erst mit Hilfe von Mineralien und Spurenelementen erfüllen. Auch Enzyme, also Biokatalysatoren, die den Stoffwechsel und damit Lebensprozesse erst ermöglichen, funktionieren nur in Begleitung von „Co-Enzymen", bestimmten Mineralien, die in ionisierter Form in unserer Zellflüssigkeit gelöst sind. Mineralstoffe sind Bestandteil jeder Zelle und müssen immer wieder über die Nahrung zugeführt werden, weil sie über Urin, Schweiß und Stuhl ständig ausgeschieden werden. Wer zu wenige und nicht die richtigen Mineralien zu sich nimmt, kann weder gesund noch belastbar sein.

Durch die heutigen Landwirtschaftsmethoden haben wir leider einen gravierenden Mineralstoffmangel in unseren Lebensmitteln zu beklagen. Es fängt schon beim Boden an: Durch mangelnde Humuswirtschaft sind unsere Böden ausgelaugt. Der saure Regen führt dazu, dass Mineralien weniger gut von der Pflanzenwurzel aufgenommen werden. Die renommierte Bertelsmann-Stiftung nennt Deutschland ein „Selen- und Magnesium-Mangelland". Im Gegensatz zum Biolandbau wird in der konventionellen Landwirtschaft kein Urgesteins- und Algenmehl zur Bodenverbesserung benutzt, Mittel, die ich auch in meinem Schrebergarten einsetze. Der Wissenschaftler David Thomas untersuchte die Mineralstoffdichte verschiedener Obst- und Gemüsesorten, wie die „Welt am Sonntag" vom 18. März 2001 berichtete, und verglich sie mit Ergebnissen aus den frühen 1940er-Jahren. Die Anteile lebenswichtiger Mineralien waren bei den meisten Sorten um mehr als die Hälfte zurückgegangen , darunter Spargel, Möhren, Brokkoli, Spinat, Kartoffeln, Orangen, Himbeeren und Rhabarber.

In einem Artikel in der FAZ vom 13. Oktober 2006 wetterte Jakob Strobel y Serra in dem Artikel „Kreuzritter des guten Geschmacks" gegen die üblichen Landbaumethoden. „Mit den Mineralien geht nämlich auch der gute Geschmack verloren. Ich bin gegen die ‚kapitalistischen Verbrechen' der Nahrungsmittelindustrie, der es allein um Gewinnmaximierung geht und die alle Pflanzen mit Stickstoffdünger bombardiert. Dadurch wachsen sie zwar schneller, ziehen aber keine Mineralien mehr aus dem Boden, sondern nehmen nur noch Wasser auf. Deswegen leiden wir alle unter Mineralmangel."

Viele Menschen haben einen Mineralstoffmangel, ohne es überhaupt zu wissen. Ein Mangel an Mineralstoffen schwächt unser Immunsystem und macht uns damit anfälliger gegenüber Infektionskrankheiten, die durch Viren oder Bakterien ausgelöst werden. Ein Mangel an bestimmten Mineralstoffen kann zu Schlafstörungen, Ängsten und Nervosität führen.

Wo liegen die Ursachen und wie sieht eine Lösung aus? Wer meint, sich mit Mineralstoffpräparaten etwas Gutes zu tun, um die Mineralstoffdefizite auszugleichen, irrt sich womöglich. Der Körper ist seit Jahrmillionen darauf programmiert, Mineralien aus natürlichen Lebensmitteln im Verbund aufzunehmen. Wer z. B. zu viel Magnesium zu sich nimmt, reduziert die Aufnahme von Fluor. Isoliertes Kalzium vermindert die Resorption von Eisen und Magnesium. Ein Zuviel an Eisen kann Vitamin C deaktivieren, außerdem oxidieren und darüber zu vorzeitigen Alterungsprozessen führen. Selen reduziert die Aufnahme von Zink, und zu viel Zink vermindert die Aufnahme von Eisen. Anorganische Mineralstoffe können, über längere Zeit konsumiert, zu Arterienverkalkung führen, zu Ablagerungen in den Arterieninnenwänden und damit zu erhöhtem Risiko für Schlaganfall und Herzinfarkt.

In meinen Augen geht nichts über die Natur, sie ist nicht verbesserungsfähig. Daher sollten wir wie unsere Vorfahren auf die ganze Pflanze zurückgreifen, das heißt auf das natürliche, lebendige Lebensmittel. Chia enthält eine Vielzahl gesunder Mineralstoffe in hoher Konzentration. Wer die Samen isst, nimmt nicht nur basische Mineralien zu sich, sondern – und das ist besonders wichtig – Mineralien im Verbund mit sekundären Pflanzenstoffen, Vitaminen sowie Hormon- und Enzymbausteinen. Die Mineralstoffe in Chia sind leicht vom Körper aufnehmbar, weil sie an Aminosäuren gebunden beziehungsweise chelatiert sind. Ich empfehle zum Auffüllen des Mineralstoffvorrats auch Moringapulver, das Spitzenwerte bei allen wichtigen Mineralien wie Kalium, Kalzium, Magnesium und Eisen aufweist. Moringa ist ein essbarer Baum, der u. a. auf Teneriffa angebaut wird.

Chiasamen der Variante Salba enthalten an Mineralstoffen pro 100 g, das sind acht Esslöffel, rund 500 mg Kalzium, 600 mg Kalium, 6,5 mg Eisen, 535 mg Phosphor, und 290 mg Magnesium. An Spurenelementen, die wir zwar nur in Spuren benötigen, aber ohne die wir nicht gesund sein können, enthält Chia etwa 5 mg Zink, 1,5 mg Kupfer, 2,3 mg Mangan und 0,03 mg Bor.

Mineralstoffe sowie andere Vitalstoffe in Chia unterstützen sich in ihrer Wirkung gegenseitig. Kalzium braucht beispielsweise Magnesium für seine Aufnahme in Knochen und Zähnen.

Während Chiasamen bis zu 500 mg **Kalzium** pro 100 g enthalten, sind es bei Spinat oder Vollmilch nur rund 120 mg, bei Käse 480 mg, bei Bohnen 60 mg und bei Nüssen 70 mg. Kalzium ist vor allem nötig für gesunden Knochenaufbau und wird auch als „Anti-Osteoporose-Mineral" bezeichnet. Unsere Knochen enthalten rund 1 kg Kalzium und bilden sich ständig neu, aber schon ab dem 30. Lebensjahr wird weniger Kalzium in die Knochen eingebaut. Weil wir täglich Kalzium ausscheiden, müssen wir jeden Tag ca. 1 g durch die Nahrung aufnehmen. Besonders Frauen nach der Menopause brauchen mehr Kalzium. Eine ausreichende Kalziumversorgung ist für einen niedrigen Blutdruck als Schutz vor Herz-Kreislauf-Erkrankungen wichtig. Kalzium hilft bei Arthritis und um Wadenkrämpfe zu verhindern.

Wer versucht, seinen Kalziumbedarf über Produkte tierischen Ursprungs zu decken, macht vielleicht einen Fehler. Zwar enthalten tierische Nahrungsmittel wie Fleisch oder Milchprodukte auch Kalzium. Allerdings übersäuert tierisches Eiweiß den Organismus, was durch Kalzium, das der Körper bei Bedarf auch aus den Knochen löst, neutralisiert werden muss. Pflanzen dagegen machen den Körper basisch. Zudem umhüllen beim Chia Betacarotin und Aminosäuren das Kalzium und erleichtern so seinen Transport durch die Darmwand.

Der Gehalt an **Eisen** in Chia ist mit 6,5 mg pro 100 g im ganzen Samen sehr hoch. Wenn man diese Werte mit anderen Nahrungsmitteln vergleicht, die für ihren hohen Eisengehalt bekannt sind, stellt man fest, dass Chia 6-mal so viel Eisen wie Spinat enthält, fast doppelt so viel wie Linsen und 2,4-mal so viel wie Rinderleber. Eisenmangel ist der häufigste Mineralstoffmangel weltweit. Besonders betroffen sind Frauen in ihrer fruchtbaren Periode, Vegetarier, Veganer, Athleten und Menschen mit einer Glutenunverträglichkeit (Zöliakie). Eisen ist wichtig zum Aufbau des roten Blutfarbstoffs Hämoglobin und damit für den Sauerstofftransport im Blut sowie die Sauerstoffversorgung der Zellen. Eisen spielt eine wichtige Rolle als Ko-Faktor für den Aufbau von Enzymen, Neurotransmittern, Proteinen und Hormonen. Eisen stärkt das Immunsystem. Kaffee, Rotwein und Schwarztee sind Eisenräuber. Eisen wird dem Kriegsgott Mars zugeordnet. Wer unter Eisenmangel oder Anämie leidet, besitzt wenig Willenskraft und leidet unter Antriebsschwäche.

Der **Kaliumgehalt** in Chiasamen mit 600 mg pro 100 g ist hoch. Kalium ist ein Basen bildendes Mineral, das für ein gesundes Säure-Basen-Gleichgewicht sorgt. Der Gegenspieler ist Salz. Heute nehmen wir durchschnittlich das Doppelte der als gesund betrachteten Menge Salz zu uns und viel zu wenig Kalium, was hauptsächlich in Gemüse vorkommt. Alle elektrischen Impulse im Körper einschließlich Herzschlag, Muskelkontraktion und Übertragung von Nervenimpulsen hängt von einem Gleichgewicht von Kalium und Salz außerhalb und innerhalb der Zelle ab. Kalium hilft auch bei Stresssymptomen.

Zink ist wichtig für die Bildung von etwa 300 verschiedenen Enzymen. Chia liefert davon etwa 5 mg pro 100 g, das sind rund 3-mal so viel wie Bohnen. Zink ist wichtig für das Immunsystem, die Fortpflanzung, die Gehirnfunktion sowie die gesunde Entwicklung von Kindern. Zink fördert die Wundheilung, ist zuständig für die Insulinspeicherung, die Zellerneuerung und die Koordination von Nerven und Muskeln. Zink wird vom Körper – neben Eisen – am meisten von allen Mineralien benötigt und ist als Bestandteil unseres Blutes auch für die DNA-Reparatur wichtig. Zink entgiftet Schwermetalle und hilft, zusammen mit Betacarotin, beim Schutz der Zellmembrane. Zusammen mit Mangan aktiviert es das kraftvolle körpereigene Antioxidans Superoxid-Dismutase (SOD). Zink hilft außerdem gegen graue Haaren sowie bei Hautkrankheiten und wurde schon im alten Ägypten bei der Behandlung von Gemütskrankheiten eingesetzt.

Mangan enthält Chia rund 2,3 mg pro 100 g. Dieses Mineral ist für den Aufbau von Knorpelgewebe und Bandscheiben wichtig. Mangan aktiviert zahlreiche Enzyme, die bei der Verdauung und der Produktion von Sexualhormonen nötig sind. Außerdem ist Mangan im Körper an Eiweiß-, Fett- und Zuckerstoffwechsel beteiligt. Mangan ist Bestandteil eines wichtigen Enzymsystems, das den Neurotransmitter Dopamin herstellt. Bei vielen Kindern mit Aufmerksamkeitsdefizitsyndrom (ADS) hat man einen Dopaminmangel festgestellt. Mangan ist auch für die Insulinspeicherung, Wundheilung und Koordination von Nerven, Gehirn und

Muskeln wichtig. Darüber hinaus normalisiert Mangan den Blut-zuckerspiegel. Täglich muss der Körper mindestens 2 mg Mangan aufnehmen.

Magnesium ist in Chia ebenfalls reichlich vorhanden mit 290 mg pro 100 g. Unsere Böden – und damit auch Pflanzen, Tiere und Menschen – sind besonders arm an diesem Mineral sowie an Selen. Zwischen 80 und 90 % der US-Amerikaner und der Deut-schen leiden unter einem Magnesiummangel. Der Durchschnitt-samerikaner nimmt nur rund ein Viertel der offiziell empfohle-nen täglichen Magnesiummenge zu sich. 60 % des körpereigenen Magnesiums findet man in Knochen und Zähnen, einen weiteren großen Anteil in den Muskeln. Magnesium hilft den Mitochon-drien, den kleinen Kraftwerken der Zelle, Adenosintriphosphat (ATP) als Brennstoff zu bilden und aktiviert über 300 Enzyme, die auch zur Energiespeicherung und Nervenübertragung bei-tragen. Magnesium entspannt das Herz und das Nervensystem und wird auch „Anti-Stress-Mineral" genannt. Magnesium spielt auch in der Krebsprophylaxe und –therapie eine wichtige Rolle. Bei Magnesiummangel reagieren die Betroffenen schnell gereizt und aggressiv. Sie sind stressanfälliger und neigen zu Stimmungs-schwankungen und depressiven Verstimmungen.

Magnesium sorgt dafür, dass Kalzium in die Knochen eingela-gert wird. Der Körper braucht Magnesium für die Bildung eines Enzyms, das für den Aufbau stabiler Knochen-Mineral-Kristalle benötigt wird. Diabetiker, Schwangere und Sportler haben einen erhöhten Magnesiumbedarf. Die in Softdrinks enthaltene Phos-phorsäure benötigt zur Verstoffwechslung sowohl Magnesium als auch Kalzium und diese sollten daher nur selten getrunken wer-den. Magnesium reguliert den Herzschlag und verhütet Arterio-sklerose, indem es die Verklumpungstendenz der Blutplättchen reduziert. Außerdem beugt dieses Mineral Übersäuerung vor.

Phosphor, davon enthält Chia 535 mg pro 100 g, ist wich-tig für den Energiestoffwechsel in der Zelle sowie für die Ge-sundheit von Knochen und Zähnen. Phosphor unterstützt den Körper bei der Aufnahme und Verwertung von Glukose. Au-ßerdem verteilt es Fette im Körper und ist beteiligt daran, das Säure-Basen-Gleichgewicht im Körper aufrecht zu erhalten. Der

Phosphorgehalt von Kartoffeln hat in den letzten 50 Jahren um 47 % abgenommen.

Kupfer, in Chia mit 1,5 mg pro 100 g enthalten, ist ein wichtiges, essenzielles Spurenelement und Bestandteil vieler Enzymsysteme. Die höchsten Kupferkonzentrationen findet man im Gehirn sowie in Herz und Leber. Kupfer sorgt für ein gesundes Nervensystem und schützt vor Blutarmut und Arteriosklerose. Ohne Kupfer kann sich kein Eisen in den Blutzellen einlagern. Kupfer stärkt das Immunsystem durch die Förderung der Bildung von Natürlichen Killerzellen (NKZ), die auch Krebszellen unschädlich machen. In der Leber wird Kupfer in ein Antioxidans, Ceruloplasmin, umgewandelt, das freie Radikale absorbiert. Kupfer ist auch Bestandteil der Superoxid-Dismutase (SOD), die unter anderem einen positiven Einfluss auf Arthritis hat. Kupfer neutralisiert gefährliche freie Radikale, die sonst unsere Zellen angreifen würden. Kupfer ist das Hauptelement für die Pigmentierung von Haut und Haaren und schützt vor frühzeitigem Ergrauen und fahler Haut. Menschen, die viele Fertigprodukte essen sowie viel Fleisch und Milchprodukte, haben einen erhöhten Kupferbedarf. Kupfer findet sich vor allem in Gemüse und Vollkorngetreide, aber auch in Leber, Schellfisch und der AFA-Alge.

Bor ist noch relativ unbekannt, was gesundheitliche Vorzüge betrifft. In unseren Böden findet sich nicht mehr genug von diesem Spurenelement. In Chia sind 0,03 mg pro 100 g enthalten. Die empfohlene Tagesmenge beträgt 3 mg. Es handelt sich um ein möglicherweise essenzielles Spurenelement, das wichtig ist für die Gehirnfunktionen. Bor schützt die Hyaluronsäure und hilft damit Menschen mit Arthrose und Arthritis. In Ländern, deren Böden viel Bor enthalten, wie z. B. Israel, liegt der Prozentsatz von Arthritiskranken wesentlich niedriger als in Bormangelländern wie etwa Jamaika. Ablagerungen in Arterieninnenwänden können durch Bor beseitigt werden. Dieses Spurenelement ist auch wichtig für Transportprozesse der Zelle und fördert die Wundheilung.

Bormangel mindert beim Menschen die Wirksamkeit von Flavonoiden und Vitaminen, hemmt die Aktivität von Enzymen, schwächt das Immunsystem, fördert Allergien und Hauterkrankungen und erschwert den Abbau von Giften. Bormangel wird auch mit der Bildung von Tumoren in Zusammenhang gebracht. Der Borgehalt der Knochen ist etwa 5-mal so hoch wie der des Blutes oder des Gesamtkörperdurchschnitts. Weil Bor dafür sorgt, dass mehr Kalzium in die Knochen eingelagert wird, dient es der Stärkung der Knochen. Catechine in Pflanzen, zu den Flavonoiden gehörende Stoffe, können erst bei einer ausreichenden Borversorgung entgiftend und radikalabbauend wirken und vor Strahlen schützen. Bor ist u. a. auch in Datteln, Löwenzahn, Mohn, Rüben, Hülsenfrüchten, Rotwein und bestimmten Obstsorten zu finden.

Chia ist eine Schatztruhe an Mineralstoffen. Weitere reichhaltige Mineralquellen sind die Afa-Algen und Moringa, „der essbare Wunderbaum". Wir leiden oft unerkannt noch gravierender an einem Mineralstoff- als an einem Vitaminmangel. Daher können wir in meinen Augen dankbar sein, dass es Superlebensmittel gibt, die uns mit organischen Mineralien versorgen, die in der üblichen Nahrung nicht mehr ausreichend vorkommen.

Mineralstoffe in Chia	pro 100g (in mg)	Referenzwert Tagesbedarf[1] (in mg)	pro 2 EL/25 g (in % des Tagesbedarfs)
Bor	0,03	-	-
Eisen	6,5	15	10,8
Kalium	600	2000	7,5
Kalzium	500	1000	12,5
Kupfer	1,5	1,5	25
Magnesium	290	300	24
Mangan	2,3	2–5	11,5–28,8
Molybdän[2]	0,2	0,05–0,1	50–100
Natrium	<0,3	550	<0,01
Phosphor	535	700	19,1
Selen	<0,2	0,03–0,07	<71–166
Zink	5	7	17,9

[1] Empfehlungen der Deutschen Gesellschaft für Ernährung e.V. (DGE) für eine nicht schwangere, gesunde Frau zwischen 25 und 51 Jahren

[2] Ayerza a. Coates, „Chia", S. 116   Quelle: www.sachia.de

Chia, eine gute Vitaminquelle

Chia, ungewöhnlich für Getreide und Samen, enthält auch einige gesundheitlich wertvolle Vitamine. Diese „Stoffe des Lebens", so heißt die Übersetzung, sind komplexe Verbindungen, die lebenswichtig für unseren Stoffwechsel und viele weitere physiologische Funktionen sind. Einige Vitamine, wie A und E sowie einige B-Vitamine, sind außerdem kraftvolle Antioxidanzien. Einerseits stellen Vitamine Nährstoffe dar, andererseits Arzneien, weil sie uns gesund erhalten, uns vor Krankheiten schützen oder sogar Krankheiten heilen können. Die fettlöslichen Vitamine A, D, E und K, auch Edeka-Vitamine genannt, werden vom Körper im Fettgewebe gespeichert. Diese Vitamine regulieren unter anderem verschiedene Stoffwechselprozesse. Zur zweiten Gruppe, den wasserlöslichen Vitaminen, gehören die B-Vitamine, die im Körper hauptsächlich als Coenzyme wirken. Etwaige Überschüsse dieser Vitamine werden einfach ausgeschieden.

Nicht nur der Mineralstoffgehalt, auch der Vitamingehalt unserer Lebensmittel ist in den letzten 50 Jahren dramatisch zurückgegangen. So enthalten heute Äpfel nur noch 20 % ihres ursprünglichen Vitamin-C-Gehalts. Statt *an apple a day (... keeps the doctor away)* müssten wir also heute fünf Äpfel essen, um dieselbe Menge Vitamin C zu uns zu nehmen. Die Zeitschrift „Bio" bemerkte dazu: „Bei anderen Obst- und Gemüsearten sieht es nicht viel besser aus." Gründe dieser Entwicklung sind die Anbaumethoden der industrialisierten Landwirtschaft, die Auslaugung der Böden, Ernten im unreifen Zustand, weite Transportwege und lange, nicht vitaminschonende Lagerung sowie das „Totkochen" im Restaurant oder auf dem heimischen Herd. Eugen Roth dichtete einmal: „Ein Vitamin ist das Gemüt, das schwindet, wenn es abgebrüht. Soll's kräftig bleiben, lebensfroh, lässt man's getrost ein bisschen roh." In dem Buch „Vollwert-Ernährung" von Koerber, Männle und Leitzmann findet sich eine Tabelle, nachdem das Warmhalten von Essen den Vitamin-B1-Anteil um 27 % sinken lässt und den von Vitamin B2 bis zu 33 %. Aufbewahrung im Kühlschrank über drei Tage reduziert den Vitamin-C-Gehalt von Speisen um bis zu 33 %, Tiefkühlung über 6 Monate sogar um bis zu 65 %.

Das Schlucken von Vitaminpillen ist nicht die Lösung. Künstliche Vitamine aus dem Labor wirken nicht wie die aus Früchten und Gemüse. Oft werden sie nur unzureichend aufgenommen, weil zur Verstoffwechslung Coenzyme und Mineralien, die nur die ganze Pflanze bietet, notwendig sind. Bei den fettlöslichen Vitaminen A, D, E und K besteht außerdem die Gefahr einer Überdosierung oder Vitaminose, die genauso ungesund oder sogar gefährlich wie eine Unterversorgung mit Vitaminen ist. Synthetisch hergestellte Vitamine werden vom Körper als Fremdstoffe betrachtet und der Leber zur Entgiftung überlassen. Die Nieren scheiden diese Rückstände aus, aber wenn sie damit überfordert sind, werden sie in den Fettzellen als Toxine gelagert und dann bei Diäten, Fastenkuren, Schwangerschaften und Stillperioden freigesetzt.

Ein Zuviel an Vitaminen kann sogar die gesamte Nährstoffbilanz des Körpers durcheinander bringen. US-Amerikaner haben den zweifelhaften Ruf, den teuersten Urin der Welt zu haben, weil sie sich oft Megadosen an Vitaminen zuführen und viele ihrer Lebensmittel damit versetzt sind. Obwohl die Amerikaner pro Kopf der Bevölkerung die höchsten Ausgaben im Gesundheitswesen aufwenden, stehen sie bei der Lebenserwartung unter 34 Industrienationen an 27. Stelle. Studien zeigen, dass isoliertes Betacarotin und Vitamin E das Krebsrisiko nicht wie erwartet nicht nur nicht senken, sondern es sogar steigern. Es gibt in der Natur mehr als 600 Carotine. In Präparaten sind maximal zwei oder drei enthalten.

Der Vitaminbedarf sollte immer aus der ganzen Pflanze und damit natürlich gedeckt werden. Dass synthetisch hergestellte Vitamine toxisch wirken, zeigt die bekannte CARET-Studie aus dem Jahr 1996. Ehemaligen Rauchern wurde ein Betacarotinpräparat (Provitamin A) gegeben. Man erhoffte sich ein geringeres Lungenkrebsrisiko. Das Gegenteil passierte. Wesentlich mehr Probanden als in der Vergleichsgruppe erkrankten an dieser lebensgefährlichen Krankheit, so dass die Studien nach vier anstatt der geplanten zehn Jahre abgebrochen werden musste. Eine ähnliche Studie mit dem gleichen Ergebnis lief auch in Finnland, die man ebenfalls vorzeitig abbrach. Als man den

Ex-Rauchern statt künstlich hergestelltem Betacarotin eine Möhre pro Tag verabreichte, sank hingegen das Lungenkrebsrisiko signifikant um 40 %.

Der Vitaminbedarf hat durch unsere moderne, stressige Lebensweise nicht ab- sondern zugenommen. Medikamente, Umwelttoxine und Stress sind Vitalstoffräuber. Bei Vitaminmangel ist man oft erschöpft, kann mit Stress nicht gut umgehen, ist nervös und anfällig gegenüber Infektionskrankheiten. Wir sollten daher erwägen, Nährstoffbomben wie Chia, Moringa oder Gerstengrassaft in unsere Ernährung einzubeziehen. Wir sind ein Teil der Natur und haben uns zusammen mit unseren Nahrungsmitteln seit einigen Millionen Jahren entwickelt. Unser Verdauungssystem, unser Stoffwechsel und unser Immunsystem sind an Pflanzen als Ganzes gewöhnt. Nur Vitamine aus Pflanzen im natürlichen Verbund sind vollständig bioverfügbar, d. h., dass nur sie vom Körper optimal genutzt und verwertet werden können. Daher ist es wichtig, Obst und Gemüse als lebendige Nahrung zu essen.

Chia enthält rund 44 IU (Internationale Einheiten) per 100 g **Vitamin A** bzw. dessen Vorstufe Betacarotin (Provitamin A). Der Vorteil an pflanzlichem Vitamin A: Es kann – anders als Vitamin A aus tierischen Quellen – nicht überdosiert werden. Der Körper wandelt aus Betacarotin nur so viel Vitamin A um, wie er gerade benötigt. Betacarotin aus Pflanzen wird bis zu 10-mal besser resorbiert als synthetisch hergestelltes Betacarotin. Es hat als Gesundheitsvitamin und Antioxidans Zellschutzfunktionen und ist für eine optimale Funktion der Augen, der Haut und der Schleimhäute wichtig. Provitamin A schützt vor Krebs, Herzinfarkt und Schlaganfall. Außerdem verhindert es Sonnenbrand und mindert die schädlichen Wirkungen krebsauslösender Stoffen. Betacarotin wirkt auch antiviral und hilft gegen Infektionen, indem es die Produktion von weißen Blutkörperchen, Antikörpern, Helferzellen sowie T- und B-Lymphozyten u. a. in der Thymusdrüse stimuliert. Es spielt eine Rolle beim Körperwachstum und bei der gesunden Knochenentwicklung. Zudem ist Vitamin A wichtig bei der Synthese von DNA und RNA, der Herstellung von Adrenalin und für die Fruchtbarkeit von Mann und Frau.

Chia stellt eine beeindruckend gute Quelle für **Vitamin E** dar, mit etwa 29,1 mg pro 100 g bietet es 3-mal soviel wie Weizenkeime. Schon zwei Esslöffel Chia decken 50 % des Tagesbedarfs an Vitamin E! Vitamin E ist eines der wichtigsten Antioxidanzien und wirkt der Entstehung von Krebs, Herzerkrankungen, Diabetes und vorzeitigen Alterungserscheinungen entgegen. Bei Vitamin E handelt es sich nicht nur um einen der kraftvollsten Radikalenfänger, sondern es stärkt und schützt auch weitere Antioxidanzien wie Vitamin A vor Oxidation. Damit ist es das wichtigste der fettlöslichen Vitamine. Vitamin E stellt auch einen der bedeutendsten Schutzschilde gegen Umweltgifte dar. Außerdem gilt es als Fruchtbarkeitsvitamin. Ein Fünftel der Paare in Deutschland mit Kinderwunsch bekommen keinen Nachwuchs.

Vitamin E sorgt außerdem für eine gute Spannkraft der Haut und beschleunigt die Wundheilung. Es fördert die Sauerstoff- und Nährstoffversorgung der Zellen, da Fettsäuren, die von Vitamin E geschützt werden, die Zellmembran durchlässig halten. Vitamin E beugt Thrombosen und Embolien vor, indem es das Verkleben der Blutplättchen verhindert und das Blut dünnflüssig hält. Außerdem hat es therapeutische Wirkungen bei Blutarmut, grauem Star, Altersflecken, hohen Cholesterinwerten, Nervenleiden, Herz-Kreislauf-Erkrankungen, und Immunschwäche. All diese prophylaktischen und therapeutischen Wirkungen entfalten sich nur bei Vitamin E aus natürlichen Quellen wie Chiasamen.

Zahlreiche Studien zeigen zur Überraschung mancher Gesundheitsexperten, dass die Einnahme selbst relativ hoher Dosen von Vitamin E zur Vorbeugung von Krebs und Herzleiden offenbar ungeeignet ist. Eine in den USA an 34 468 Frauen nach den Wechseljahren durchgeführte Studie zeigte, dass allein der Konsum Vitamin-E-reicher Nahrung die Herztode um mehr als die Hälfte (!) senken konnte. Dieser positive und beeindruckende Effekt trat nicht ein, wenn die Frauen Vitamin-E-Tabletten einnahmen (vgl. Artikel in der „Welt am Sonntag" vom 9. Mai 1996, „Vitaminpillen kein Ersatz für Obst und Gemüse"). Tabletten können den Nutzeffekt von Obst, Gemüse, Nüssen und Samen eben nicht ersetzen.

Chia, so James F. Scheer in seinem Buch „The Magic of Chia", enthält mindestens in Spuren alle B-Vitamine. Diese Ölsaat stellt so eine gute Quelle der **B-Vitamine B1** (Thiamin), **B2** (Riboflavin) und **B3** (Niacin) dar. B-Vitamine gelten auch als „Nervenvitamine" und Energielieferanten. Thiamin ist das erste B-Vitamin, was entdeckt wurde, und ist zuständig für die zelluläre Energieproduktion in den Mitochondrien, den Kraftwerken in unseren Zellen. Vitamin **B1** spielt eine große Rolle bei der Verstoffwechslung von Kohlenhydraten, bei der Verarbeitung von Fetten und Proteinen und für das Funktionieren unseres Herzens, der Muskeln und des Nervensystems. Unter den ernsthaft psychiatrisch kranken Patienten in psychiatrischen Abteilungen weisen nach einer Studie bis zu 30 % einen Thiaminmangel auf. Sportlich aktive, deren Körper viele Kohlenhydrate und Proteine umsetzt, haben einen erhöhten Bedarf. Dieses B-Vitamin ist ein wesentlicher Bestandteil der Myelinschicht, die unsere Nerven umhüllt. Bei Thiaminmangel kann es zu Störungen der Nervenübertragung kommen, was sich durch Kribbeln, Schmerzen und das Absterben von Nervenzellen bemerkbar machen kann. Ein Mangel an Vitamin B1 führt kurzfristig zu Müdigkeit und langfristig zu einer Form der Demenz. Alzheimerpatienten wiesen einen signifikant erniedrigten Thiaminspiegel auf. Zu wenig Thiamin kann auch zu Herzinsuffizienz führen. Niedrige Werte von Vitamin B1 gehen häufig mit Diabetes einher.

Menschen mit einem Alkoholproblem und diejenigen, die viel schwarzen Tee und Kaffee konsumieren, haben einen erhöhten Vitamin B1-Bedarf. Im Alter sinkt der Vitamin B1-Spiegel. Menschen, die Nährstoffe schlecht aufnehmen oder sich schlecht ernähren, können einen bis zu zehnfachen Bedarf dieses Vitamins haben. Vitamin B1 wird durch Kochen, Kühlung, Tiefkühlung und Konservierung zerstört. Nach einem Jahr ist der Vitamin B1-Gehalt von grünem Gemüse in der Tiefkühltruhe um 90 % reduziert. Vitamin-B1-Präparate helfen oft nicht, weil sie Thiamin in der biologisch nicht aktiven Form von Thiamin-Hydrochlorid enthalten. Wir benötigen nur 1 – 2 mg Vitamin B1 pro Tag. In 100 g Chiasamen sind rund 0,89 mg Thiamin enthalten.

Vitamin **B2** auch **Riboflavin** genannt ist ebenfalls ein wichtiges B-Vitamin. Riboflavin aktiviert Vitamin B6 oder Pyridoxin und wird für eine optimale Nierenfunktion gebracht. Es wird für die

Bildung der roten Blutkörperchen benötigt und die Bildung von Antikörpern. Auch ist dieses Vitamin lebenswichtig für die Produktion der körpereigenen Energie und die Verstoffwechslung von Fetten, Kohlenhydraten und Aminosäuren. Vitamin B2 wird auch für die optimale Resorption von Eisen und bestimmten Vitaminen gebracht, für gesunde und leistungsstarke Muskeln und eine schöne Haut.

Sportlich aktive Menschen, Alkoholiker, Krebspatienten, Raucher, Diabetiker und Frauen, welche die Anti-Baby-Pille nehmen, sowie Menschen, die auf Antibiotika angewiesen sind, haben einen erhöhten Vitamin-B2-Bedarf. Riboflavin ist lichtempfindlich und in Weißmehlprodukten im Vergleich zu Vollkornprodukten nur noch zu 30 % vorhanden. 100 g Chiasamen enthalten rund 0,18 mg Riboflavin.

100 g Chiasamen enthalten etwa 11,2 mg Vitamin **B3** oder **Niacin**, das ist mehr als zwei Drittel des empfohlenen Tagesbedarfs. Zwei Esslöffel decken rund 17 % des empfohlenen Tagesbedarfs und zwei Teelöffel Chia beinhalten mehr Niacin als eine Scheibe Vollkornbrot. Vitamin B3 ist wie Vitamin B1 und B2 wichtig für die Energieproduktion, d. h. die Verstoffwechslung von Proteinen, Fetten und Kohlenhydraten. Außerdem spielt dieses Vitamin eine wichtige Rolle für unsere Verdauung, das Nervensystem und eine gesunde Haut. Thiamin ist an mindestens 200 enzymatischen Prozessen im Körper beteiligt, einschließlich der Synthese von Cholesterin und der von Fettsäuren. Niacin fördert das Gedächtnis und beugt Depressionen vor. Es senkt den Cholesterinspiegel und kann in der Form von Nikotinsäure Arteriosklerose teilweise rückgängig machen. Aus pflanzlichen Produkten wird Niacin nur zu 30 % vom Körper aufgenommen. Vegetariern und Veganern werden daher niacinreiche Nahrungsmittel wie Erdnüsse, Kartoffeln und Hülsenfrüchte empfohlen. Von synthetisch hergestelltem Niacin ist abzuraten. Wenn hohe Cholesterinwerte im Blut mit Niacinpillen synthetischen Ursprungs behandelt werden, kann eine Schädigung der Leber eintreten.

Pellagra heißt die Niacin-Mangelkrankheit, die sich durch Juckreiz, Entzündungen der Schleimhäute des Verdauungstraktes sowie Schäden im zentralen Nervensystem und in der Folge

Lähmungen bemerkbar machen kann. Bei uns sind davon vor allem Alkoholiker betroffen oder Menschen, die an bestimmten Krankheiten leiden oder bestimmte Medikamente einnehmen. Zwar kann der Körper aus der essenziellen Aminosäure Tryptophan Vitamin B3 herstellen, doch für die Produktion von 1 mg werden 60 mg Tryptophan benötigt. Es gibt wissenschaftliche Studien, die belegen, dass Niacin eine Rolle spielt bei der Prophylaxe und Heilung von zu hohen Cholesterinwerten, Herzerkrankungen, Krebs im Mund und Hals, HIV und Diabetes Typ I. So wurde in einer groß angelegten Fallkontrollstudie festgestellt, dass eine gesteigerte Aufnahme von Niacin im Bereich von 6 mg zusammen mit Antioxidanzien eine um 40 % niedrigere Häufigkeit von Mund-, Kehlkopf- und Speiseröhrenkrebs zur Folge hatte.

Chia enthält auch Folat, die natürlich vorkommende Form der **Folsäure**, auch als Vitamin B9 bekannt, bei der Chiavariation Salba 0,3 mg pro 100 g. Heutzutage herrscht generell ein Mangel an diesem Vitamin vor, weil es durch Erhitzen zerstört wird. Etwa 50 % der Frauen weisen ein Folsäuredefizit auf. Frauen, welche die Anti-Baby-Pille nehmen, und ältere Menschen sind besonders gefährdet. Folsäure hilft, rote Blutkörperchen zu bilden, ist wichtig für eine gesunde Darmflora, hält die Zellen in der Darmwand gesund und wird für die Synthese von DNA und RNA benötigt. Leiden Schwangere unter Folsäuremangel, ist die gesunde Entwicklung des Ungeborenen in Gefahr. Folgen eines Folsäuremangels können eingerissene Mundwinkel, Vergesslichkeit, Blutarmut, Reizbarkeit, Schlafprobleme und sogar Demenz sein. Ein eklatanter Folsäuremangel wurde bei zwei von drei aus psychischen Gründen entmündigten Senioren in den USA gefunden. Der Bedarf liegt bei etwa 0,4 mg Folsäure täglich. Da die Bundesdeutschen nur durchschnittlich 0,3 mg zu sich nehmen, fordern einige Kinderärzte und Gesundheitspolitiker, dem Grundnahrungsmittel Mehl Folsäure beizumengen. In der Schweiz wurden bisher mehr als 300 Produkte mit Folsäure angereichert. Gute natürliche Folsäurequellen sind Afa-Algen, Gerstengrassaft und Moringablattpulver.

Cholin, eine Ammoniumverbindung, besitzt Ähnlichkeiten zu den Vitaminen des B-Komplexes und wurde früher als Vitamin B4 bezeichnet. Cholin findet sich in Chia – bei Salba-Chia ca. 106 mg auf 100 g –, daneben u. a. in Leber, Eidotter, Lachs, Hühnerfleisch und Weizenkeimen. Der Bedarf liegt bei etwa 500 mg täglich. Liegt genügend der Aminosäure Methionin vor, kann Cholin in ausreichender Menge im Körper gebildet werden. Im Stoffwechsel des Menschen wird Cholin in Acetylcholin umgewandelt, einen wichtigen Botenstoff, der als Überträger von Nervenimpulsen fungiert. Cholin senkt einen zu hohen Cholesterinspiegel, ohne diesen Stoff wird Cholesterin ranzig. Außerdem entgiftet Cholin Chemikalien, beugt Alzheimer vor, sorgt für ein gutes Gedächtnis, ist beteiligt an der Produktion von roten Blutkörperchen und stimuliert das Enzymsystem der Leber. Wer unter chronischem Stress leidet, hat einen doppelt so hohen Bedarf an Cholin, um Gehirn und Nerven leistungsfähig zu halten.

Chia enthält auch **Vitamin C**, bei der Variation Salba sind es 10 mg pro 100 g. Vitamin C wurde von Linus Paulig als „Superstar der Vitamine" bezeichnet und dieser Lebensstoff wurde bisher am gründlichsten erforscht. Vitamin C ist wichtig zur Bildung und Erneuerung unseres Bindegewebes, stärkt das Immunsystem, fördert die Wundheilung, wirkt antiviral, antibakteriell und krebsbekämpfend. Zusammen mit weiteren kraftvollen Antioxidanzien wie Vitamin E, Betacarotin und Selen wirkt Vitamin C als Radikalenfänger. Damit wirkt es verfrühten Alterungsprozessen und chronischen Krankheiten entgegen. Vitamin C schützt Lipide, den Hauptbestandteil von Zellmembranen, vor der Oxidation oder vorm Ranzigwerden. Vitamin C stärkt auch die Blutgefäße und trägt damit dazu bei, Schlaganfall und Herzinfarkt zu verhüten. Es neutralisiert Gifte und verbessert außerdem die Aufnahme von Eisen und Kalzium.

Stress stellt einen Vitamin-C-Räuber dar, wie auch die Anti-Baby-Pille, Zigaretten und Alkohol. Die Deutsche Gesellschaft für Ernährung empfiehlt eine tägliche Vitamin-C-Dosis von 60 mg, was in meinen Augen höchstens zur Skorbutprophylaxe geeignet ist, aber keine Gesundheit schenkt. Unsere Vorfahren in der Steinzeit und unsere nächsten Verwandten, die Menschenaffen, nahmen bzw. nehmen über die Nahrung Vitamin C im Grammbereich auf.

Vitamine	pro 100g Chiasamen
Vitamin A	44 IU
Vitamin B1 (Thiamin)	0,89 mg
Vitamin B2 (Riboflavin)	0,18 mg[1]
Vitamin B3 (Niacin)	11,2 mg
Vitamin B5 (Panthotensäre)	0,6 mg[2]
Vitamin B6 (Pyridoxin)	0,6 mg[2]
Vitamin B7 (Biotin)	0,02 mg[3]
Vitamin B9 (Folsäure)	0,3 mg[3]
Vitamin B12 (Cobalamin)	90–110 ng[2]
Vitamin C (Ascorbinsäure)	1–16 mg (10 mg[3])
Vitamin E	29,1 mg
Cholin	106 mg[3]
Folsäure	300 mg[3]

[1] Ayerza a. Coates, „Chia", S. 116

[2] Chia Company, „Request for Scientific Evaluation"

[3] www.salbasmart.com

Quelle: www.sachia.de

Antioxidanzien in Chia

„Er oder sie gehört zum ,alten Eisen' trifft den Kern. Der sichtbare
,Rost' sind Falten und Altersflecken. Was auf der Haut sichtbar
wird, vollzieht sich auch ständig in unserem Körper."

– Prof. Claus Barta –

Chia stellt ein Füllhorn an Antioxidanzien dar. Dies ist besonders wichtig, weil essenzielle Fettsäuren chemisch instabil sind. Antioxidanzien schützen die Fettsäuren und verhindern, dass sie oxidieren, d. h. ranzig und damit toxisch werden. Indem Antioxidanzien den freien Radikalen Elektronen zur Verfügung stellen, neutralisieren sie diese. Antioxidanzien absorbieren freie Radikale wie Schutzschilde die Schüsse aus einer Laserkanone und stoppen damit eine Kettenreaktion der Zerstörung von immer mehr Zellen. Es gibt kein Organ, das nicht den Angriffen aggressiver Sauerstoffverbindungen ausgesetzt wäre. Eine Zelle wird durchschnittlich etwa 10.000-mal am Tag attackiert.

Antioxidanzien kann man sich als „Soldaten" vorstellen, die freie Radikale, aggressive Sauerstoffverbindungen, daran hindern, Zellen zu zerstören und damit auf Dauer Krankheiten wie Rheuma, Diabetes und Krebs zu fördern. Freie Radikale stehlen Elektronen von anderen Molekülen wie Proteinen, Lipiden und genetischem Material. Durch diesen Elektronendiebstahl entstehen ständig neue instabile Moleküle und immer mehr freie Radikale werden zu „Geschossen", welche die Wände der Mitochondrien, der Energiekraftwerke in unseren Zellen, angreifen und in Giftstoffe verwandeln. Diese Giftstoffe dringen in die Zellen ein, um dort die Zell-DNA zu schädigen.

In den grauen Zellen im Gehirn und Rückenmark verursachen freie Radikale den Rückzug von Dendriten, den Empfangsstellen für Informationen, und das Verschwinden der Synapsen, den Übertragungsstellen der Informationen von einer Nervenzelle zur anderen. Dadurch wird die Kommunikation zwischen den Nervenzellen gestört. Die von freien Radikalen verursachten Schäden können zur Zerstörung von Neuronen, Nervenzellen, führen und damit zu Krankheiten wie Alzheimer, Parkinson oder Amyotropher Lateralsklerose (ALS). Je mehr freie Radikale und je weniger Gegenspieler Antioxidanzien im Körper sind, desto schneller schreiten Alterungsprozesse voran. Freie Radikale sind die größten Feinde unserer Gesundheit und verkürzen die Lebenserwartung. Antioxidanzien schützen die Zellen, indem sie Elektronen an instabile Moleküle abgeben wie an das oxidierte LDL-Cholesterin.

Weil das Gehirn ständig aktiv ist und der Gehirnstoffwechsel so schnell abläuft, produziert dieses Organ besonders viele freie Radikale. 60 % der Trockenmasse des Gehirns besteht aus Fett, das besonders in Gefahr steht, durch Sauerstoff zu oxidieren. Parkinson, Multiple Sklerose (MS), Demenz und Alzheimer können die Folgen sein. Die Oxidation von LDL-Cholesterin führt zu Ablagerungen in den Arterieninnenwänden, d. h. zu Arteriosklerose, die besonders das Gehirn betrifft, das dann seine Funktionen nicht mehr optimal erfüllen kann. Das Gehirn hat die niedrigste antioxidative Kapazität von allen Organen. Jean Carper schreibt in „Wundernahrung fürs Gehirn": „Nirgendwo ist der Schaden tragischer für die Persönlichkeit und den Intellekt als im Gehirn. Rette Dein Gehirn, iss Obst und Gemüse." Und Samen und Nüsse! Weil diese Lebensmittel konzentriert Antioxidanzien enthalten wie Vitamin C, Vitamin E, Carotine, Coenzym Q10, Enzyme, Polysaccharide, Flavonoide und Polyphenole. Dieselben Antioxidanzien, die den Körper vor Krebs, Schlaganfall und Herzinfarkt schützen, schützen auch das Gehirn vor Degeneration und Zerfall.

Fischöl, eine gute Quelle an Omega-3-Fettsäuren, enthält kaum Antioxidanzien und ist damit in Gefahr, ranzig zu werden. Wird DHA-Öl als Fischöl konsumiert, sinkt der Vitamin-E-Spiegel im Blut und in der Leber. Wenn Fette oxidieren, stellen sie eine Gesundheitsgefahr dar und können zu Herz-Kreislauf-Erkrankungen durch vermehrte Arteriosklerose, so genannte Arterienverkalkung, führen, zu Krebs, zur Beeinträchtigung des Immunsystems, zum Schlaganfall und zur Schwächung der Gehirnfunktionen, wie zahlreiche Untersuchungen belegen. Eine Überdosierung von EPA-Fettsäuren, – aber nicht von deren in Chia vorhandener Vorstufe Alpha-Linolensäure – verringert die

Aktivität der natürlichen Killerzellen (NKZ). Diese spielen eine wichtige Rolle im Kampf gegen Viren und bei der „Beobachtung" und Zerstörung von Krebszellen. Daher sind pflanzliche Fettsäurequellen zu bevorzugen.

Weil Chia so reich an Antioxidanzien ist, bleiben Chiasamen drei Jahre lang und Chiamehl monatelang frisch. Das Mehl wird in vielen Ländern angeboten, bei uns jedoch noch nicht. Schon die Azteken nutzten die natürlichen Konservierungsstoffe in Chiasamen und legten sich einen großen Vorrat von gemahlenen und ganzen Chiasamen in ihren Lebensmittelspeichern an.

Der Zusatz von künstlichen Antioxidanzien zu Fetten und Ölen ist aus gesundheitlicher Sicht unbefriedigend. Butylhydroyanisol (BHA) oder Butylhydroxytoluol (BHT) in Milchprodukten, Fetten, Salatsoßen, Mayonnaise, Müslis, Backwaren, Nüssen, Kartoffelchips und Snacks fördern in Versuchstieren Krebs, und BHT stört zudem die Funktion der Schilddrüse (Veith, S. 104). Synthetische Antioxidanzien enthalten nur die Fragmente, die antioxidativ wirken und dies wird als mögliche Ursache für ihre destruktive und störende Wirkung auf die Zellmembranen sowie ihre Toxizität diskutiert.

In Chiasamen kommen konzentriert vor allem die Antioxidanzien Kaffeesäure, Phenylethylester, Chlorogensäure, Kumarinsäure, Myricetin, Quercetin und Kaempferol vor. Daneben enthält Chia noch weitere Antioxianzien, nämlich Vitamin E, Betacarotin, die B-Vitamine Thiamin, Roboflavin und Niacin, und die Mineralstoffe bzw. Spurenelemente Magnesium, Zink, Bor und Mangan. Diese Antioxidanzien finden sich sowohl in der Hülle als auch im Inneren der Samen und schützen die empfindlichen Fettsäuren.

Phenolsäuren und Flavanole gehören zu den bioaktiven **Polyphenolen,** auch Phytamine genannt oder Pflanzenbegleitstoffe. Dazu schreibt Olaf Adam im „Leitfaden Ernährungsmedizin": „Polyphenole stellen aufgrund ihres breiten Wirkungsspektrums ein echtes Highlight der sekundären Pflanzenstoffe dar." Polyphenole sind stärkere Radikalenfänger als die dafür bekannten Vitamine C, E und Betacarotin. Im Vergleich mit einer entsprechenden Menge an Vitamin E haben sie einen um 40 % höheren antioxidativen Effekt. Polyphenole sind sogar hitzestabil und hemmen Karies. Sie wirken antikanzerogen, stark antioxidativ, antimikrobiell, antiviral, immunmodulatorisch, entzündungshemmend und vorbeugend gegen Herzinfarkt und Schlaganfall. Damit sind diese sekundären Pflanzenstoffe Tausendsassas im Einsatz für unsere Gesundheit.

Phenolsäuren

Bei **Chlorogensäure** handelt es sich um ein fettlösliches Antioxidans, das man auch in Kaffee und anderen Pflanzen wie Moringa findet. Chlorogensäure sorgt für einen ausgeglichenen Blutzuckerspiegel, in dem es die Absorption von Glukose und die Umwandlung von Glycogen in Glukose in der Leber verlangsamt. Studien belegen darüber hinaus, dass Chlorogensäure das Wachstum von Tumorzellen unterbindet.

Die **Kaffeesäure** in ist nach der Chlorogensäure das zweithäufigste Antioxidans in Chia. Kaffeesäure schützt vor Entzündungen und sorgt für ein Schrumpfen von Krebszellen. Besonders wirksam ist Kaffeesäure, um die Haut vor Schäden durch ultraviolette Strahlung zu schützen. Kaffeesäure und Chlorogensäure in Chia wirken bedeutend stärker als Antioxidanzien als Vitamin C und Vitamin E (vgl. Ayerza, „Chia – The Complete Guide ...", S. 117).

Die auch in Chiasamen zu findende **Kumarinsäure** gehört ebenfalls zu den kraftvollen Antioxidanzien in Chia. Sie hilft besonders in Zusammenwirkung mit Omega-3-Fettsäuren gegen chronische Darmentzündungen wie Colitis Ulcerosa. Außerdem schützt Kumarinsäure das Auge vor Schäden durch UV-B-Strahlung und damit vor Grauem Star und vor altersbedingter Makulardegeneration (AMD). Unter letzterer Krankheit leiden bereits rund zwei Millionen Bundesdeutsche.

Flavonoide

Flavonole, Flavanone und Flavonoide, alles Pflanzenbegleitstoffe, schützen vor Herz-Kreislauf-Erkrankungen und Krebs. Sie verhindern auch die Bildung von Blutplättchen, die zu Embolien, Thrombosen und Herzinfarkt führen kann. **Quercetin** stellt ein kraftvolles Antioxidans gegen Entzündungen dar. Damit ist dieses Flavonol wichtig für Menschen mit Heuschnupfen, chronischen

Nebenhöhlenentzündungen, chronischer Bronchitis und Asthma. Zusammen mit Omega-3-Fettsäuren hilft es auch bei Darmentzündungen. Quercetin schützt Lipide (Fette), Proteine und die DNA vor Oxidation. Bei Patienten mit Bluthochdruck sank dieser nach nur vier Wochen Quercetingabe signifikant, ebenso die Konzentration an oxidiertem LDL-Cholesterin im Blut (vgl. „12. Ernährungsbericht der DGE", S. 367).

In Studien kamen die Forscher zum Ergebnis, dass Flavonole wie Quercetin und **Kaempferol** das Risiko für Adenome im Darm, die krebsartig werden können, um sensationelle 76 % verringern (vgl. „12. Ernährungsbericht der DGE", S. 367). Bei Personen mit Dickdarmkrebs traten neue Fälle von Dickdarmkrebs über einen Zeitraum von drei bis vier Jahren nach Intervention mit Flavonoiden im Vergleich zur Placebogruppe seltener auf. **Myricetin**, ein weiteres Antioxidans, was man auch in roten Trauben oder roten Beeren findet, stabilisiert die mehrfach ungesättigten Fettsäuren im Chiaöl. Studien belegen, dass Myricetin den Knochenstoffwechsel fördert und vor Herz-Kreislauf-Erkrankungen und Krebs schützt. Außerdem sorgt dieses Flavonol für einen ausgeglichenen Blutzuckerspiegel.

Ein weiteres Antioxidans in Chia ist **Beta-Sitosterin** (auch Beta-Sitosterol genannt), ein Sterin, das in der Konzentration von 1223,3 mg/l im Chiaöl vorkommt (Alonso-Calderón, „Characterization of Black Chia Seed and Oil and Quantification of Beta-Sitosterol"). Beta-Sitosterin wird als „Wunderwaffe zum Schutz des Herzens" bezeichnet, weil es die Konzentration des „schlechten" LDL-Cholesterins senkt und die des „guten" HDL-Cholesterins fördert. Beta-Sitosterin verhindert die Aufnahme des LDL-Cholesterins aus Lebensmitteln und verbessert außerdem die Blutfettwerte. Mit der Ölsäure enthält Chia übrigens noch einen weiteren Inhaltsstoff, der hohen Cholesterinwerten entgegenwirkt. Pflanzensterine wie Beta-Sitosterin haben eine vorbeugende Wirkung bei Prostataproblemen und Krebsarten wie Prostata- und Dickdarmkrebs. Darüber hinaus stärkt Beta-Sitosterin das Immunsystem, wirkt Entzündungen entgegen, normalisiert den Blutzuckerspiegel und stärkt die Funktion der Bauchspeicheldrüse, die Insulin und Verdauungsenzyme produziert.

Außerdem hilft Beta-Sitosterin bei Geschwüren und entspannt bei Krämpfen.

In einer Studie von Mink u. a. kommen die Forscher zum Ergebnis, dass eine hohe Zufuhr von Flavonolen und Flavanolen das Risiko für Schlaganfall signifikant senkt. Eine Auswertung der „Nurses' Health Study II" ergab ein signifikant verringertes Risiko für hohen Blutdruck bei einer hohen Zufuhr von Anthocyanen aus Lebensmittel (vgl. 12. Ernährungsbericht der DGE, S. 367). **Anthocyane** kommen besonders in dunklen Chiasamen vor. Auf der Basis epidemiologischer Studien stellt die DGE fest, „dass Flavonoide, die über Lebensmittel zugeführt werden, mit einer Risikosenkung für Herz-Kreislauf-Krankheiten sowie bestimmte Krebskrankheiten assoziiert sind." Dies sind die Haupttodesursachen in Industrienationen. Chia ist nicht nur ein leckeres Lebensmittel, sondern man kann es ohne Übertreibung als „Feuerlöscher" für freie Radikale bezeichnen.

Der **ORAC-Wert** von Chia, welcher das antioxidative Potenzial zum Ausdruck bringt, beträgt bei Chia 7000 pro 100 g, bei der Chiavariante Salba sogar 8400. ORAC heißt „Oxygen Radical Absorbance Capacity", die antioxidative Kraft von Obst und Gemüse ist damit messbar. Die Tufts University in Boston entwickelte in den 1990er-Jahren diesen wertvollen Test. Er stellt fest, inwieweit ein Nahrungsmittel mit der Gesamtheit all seiner natürlichen Inhaltsstoffe in der Lage ist, freie Radikale zu neutralisieren. Außerdem wird gemessen, wie lange es dauert, bis diese antioxidative Wirkung abklingt bzw. beendet ist. Folgende Früchte haben relativ hohe ORAC-Werte: Rosinen 2330, Avocados 782, Orangen 750, Kiwis 608, Grapefruits 483, Honigmelonen 252, Bananen 221, Wassermelonen 104. Superstars sind die Granatäpfel mit 3307, Gac-Früchte oder Acai-Beeren mit 5500. Blaubeeren sind mit 2230 bis 6550 ORAC der Gewinner unter den heimischen Obstsorten, bei den Gemüsesorten sind es gekochter Grünkohl mit 1770 und roher Spinat mit 1210 ORAC. Die Aufnahme von 5000 – 6000 ORAC-Einheiten pro Tag bietet einen guten Schutz für Körper und Gehirn. Der Durchschnittsamerikaner – für Deutschland liegen leider keine Werte vor – nimmt nur bescheidene 1200 ORAC täglich zu sich. Bei uns dürfte es nicht viel besser aussehen. Chia ist also auch hier eine reichhaltige Quelle. 100 g decken mehr als den Tagesbedarf. Der höchste ORAC-Wert wurde bisher bei Moringas gemessen, die auf Teneriffa wachsen: 75.000. Allerdings nimmt man Moringa im Gegensatz zu Chiasamen als Konzentrat in Pulverform zu sich. 100 g Chiasamen enthalten also eine ähnliche Menge an Antioxidanzien wie 10 g Moringapulver. Moringapulver wird allerdings in der Größenordnung von nur einem bis zwei Teelöffeln täglich konsumiert.

Antioxidanzien in Chia	durchschnittliche Konzentration
Kaffeesäure	290 mcg/g
Chlorogensäure	603 mcg/g
Myricetin*	51 mcg/g
Quercetin*	35 mcg/g
Kaempferol*	35 mcg/g
p-Coumarinsäure*	75 mcg/g
Epigallocatechin*	893 mcg/g

* Mit freundlicher Genehmigung von azchia.com. Aus „Chia: The Complete Guide to the Ultimate Superfood" von Wayne Coates, Seite 13, erschienen bei Sterling Publishing Co., Inc., 2012.

Proteine in Chia: ein perfektes Aminosäurenprofil mit allen essenziellen Aminosäuren

„Grüne Pflanzen mit ihrem hohen Eiweißgehalt gehören zu den wirksamsten grünen Elixieren zur Zellregeneration, die uns die Natur bietet."

– Halima Neumann, Gesundheitsautorin –

Wer denkt, er müsse Fleisch essen für die Zufuhr von hochwertigem Eiweiß bzw. Protein, befindet sich im Irrtum. Pflanzliche Eiweiße sind den Eiweißen tierischer Herkunft insofern überlegen, als dass sie schon in Form von Aminosäuren vorliegen und der Mensch damit gleich die Ausgangsbasis zur Verfügung hat für die Bildung körpereigener Proteine. Meiner Ansicht nach sind Chiasamen zwar eine Ölsaat oder Ölfrucht, doch in den Augen vieler US-Forscher wie Ricardo Ayerza handelt es sich um ein Getreide. Sie enthalten jedenfalls verglichen mit verschiedenen Getreidesorten extrem viel Eiweiß, nämlich zwischen 19 und 23 %. Zum Vergleich: Weizen enthält etwa 13,7 % Eiweiß, Mais 9,4 %, Reis 6,5 %, Hafer 16,9 % und Gerste 12,5 %. Hier ein paar Beispiele anderer Lebensmittel: Eier enthalten „nur" rund 12 % Eiweiß, Milch 2 % und Steaks 16 %. Mit nur einem Esslöffel Chiasamen nimmt man mehr als 2 g Aminosäuren zu sich.

Die Aminosäuren in Chia sind optimal für die menschliche Ernährung. Das so genannte Aminosäurenprofil entspricht den Bedürfnissen des menschlichen Organismus. Der Lysingehalt ist recht hoch, und ebenfalls der Methionin- plus Zysteingehalt. Wichtig: Alle essenziellen Aminosäuren sind in Chiasamen enthalten. Chiaeiweiß ist also ein *komplettes* Protein. Das ist etwas Besonderes im Pflanzenreich: Die meisten Pflanzenproteine sind unvollständig. Fehlt nur eine Aminosäure, kann der Körper aus dem unvollständigen Aminosäurenprofil kein körpereigenes Eiweiß produzieren. Die unvollständigen Aminosäuren werden desaminiert, das heißt wieder abgebaut und in Zucker und Fett verwandelt. Daher ist es besonders wichtig für Vegetarier und Veganer,

Chia als Eiweißquelle in ihre Ernährung aufzunehmen. Chia ist eine vollständige, hochwertige Eiweißquelle. Wichtig für Menschen mit Zöliakie oder Gluteneiweißunverträglichkeit: Chiasamen und das Mehl daraus enthalten dieses Klebereiweiß nicht. Daher wird es in Argentinien Patienten mit Zöliakie verabreicht. Chia ist auch sonst allergenfrei. Eine Studie an der Southhampton University and King's College in London ergab: Chia hat keinerlei Eigenschaften, Allergien auszulösen. Auch die Auswertung von Fallbeispielen und Erfahrungsberichten von Konsumenten ergab: Chia löst keine Allergien aus (vgl. Coates, 2012, S. 20).

Eiweiß tierischen Ursprung benötigt eine lange Verdauungszeit, belastet damit den Darm und andere Verdauungsorgane und hinterlässt oft unverdaute Eiweißrückstände im Darm, die zum Auslöser von Allergien und anderen Erkrankungen werden können. Der Stoffwechsel muss sich bei tierischem Eiweiß anstrengen, um daraus körpereigene Proteine zu bilden. Proteinmoleküle in Pflanzen wie in Chia sind zu etwa 90 % sofort vom Körper verwertbar, ohne wie bei der Fleischverdauung Purine und Harnsäuren als Abfallprodukte zu hinterlassen, die zu einer Übersäuerung des Organismus, zu einer Verschlackung der Darmzotten und zu einer Dysbiose, einer Fehlbesiedelung des Darms mit krankmachenden Bakterien, führen. Der Entstehung von Gicht und Rheuma wird durch die Übersäuerung des Organismus Vorschub geleistet. Nach Professor Lothar Wendt kann der im Allgemeinen zu hohe Konsum von Proteinen tierischen Ursprungs zu einer „Eiweißmast" und zu „Eiweißspeicherkrankheiten", so der Titel seines Buches, führen. Die Entstehung verschiedener Krebsarten, besonders Brustkrebs und Dickdarmkrebs, wird mit der Zufuhr zu viel tierischen Eiweißes in Verbindung gebracht.

Für die Erfüllung lebenswichtiger Aufgaben benötigt unser Körper – neben Fetten, Kohlehydraten und Vitaminen – unbedingt Proteine. Sie stellen die grundlegenden biochemischen Substanzen dar, aus denen Pflanzen, Tiere und Menschen aufgebaut sind. Körperzellen bestehen im Trockengewicht fast zur Hälfte aus Proteinen. Hüllen aus Eiweiß schützen die Enden der Chromosomen und damit unser wertvolles Erbgut. In Gefahrensituationen bildet der Körper innerhalb von kürzester Zeit aus Proteinen Milliarden von Immunzellen. Ernährungswissenschaftler empfehlen als tägliche Proteinzufuhr 0,8 g pro kg Körpergewicht, also etwa 50 bis 80 g. Bestimmte Bevölkerungsgruppen wie Schwangere, Stillende, Babys und Athleten haben einen wesentlich höheren Bedarf. Man könnte Leben als schönen und komplizierten „Tanz der Proteine" ansehen.

Proteine, die aus etwa 20 Aminosäuren bestehen, bilden das strukturelle Gerüst des Körpers. Sie sind beteiligt am Aufbau der Muskeln, der Zellwände, des Bindegewebes und verschiedener Membrane. Proteine sind wichtige Komponenten von Antikörpern, Hormonen und Enzymen, sie erneuern beschädigtes Gewebe einschließlich der Blutzellen, sie stellen Nahrungsenergie bereit, sorgen für die Aufrechterhaltung des Mineralstoffhaushalts und des Säure-Basen-Gleichgewichts. Besonders klar wird die Bedeutung von Proteinen, wenn man bedenkt, dass Enzyme an allen Lebensprozessen mitwirken. Einige Proteine arbeiten auch als Hormone und Stoffwechselregulatoren. Weil Proteine Teil jeder lebenden Zelle sind, wären unsere Körperzellen ohne Proteine nicht lebensfähig. Daher kann die Bedeutung einer optimalen Proteinzufuhr über die Nahrung nicht überbetont werden. Bei Chia handelt es sich um eine hervorragende Proteinquelle.

Der Körper benötigt alle acht essenziellen, d. h. nicht vom Körper selbst hergestellten, Aminosäuren in einem ausgewogenen Verhältnis, um ständig gesundes Gewebe aufzubauen. Es handelt sich dabei um Isoleucin, Leucin, Lysin, Methionin, Phenylalanin, Threonin, Tryptophan und Valin. Diese Aminosäuren müssen über die Nahrung zugeführt werden, weil der Körper sie nicht selbst herstellen kann. Wenn in einer Mahlzeit nur eine essenzielle Aminosäure fehlt oder in zu geringen Mengen vorkommt, ist der Organismus nicht mehr in der Lage, aus den restlichen Aminosäuren Zellbausteine für den Gewebeaufbau zu bilden. Besonders für Vegetarier, Veganer und Rohköstler ist es sinnvoll, zu den Mahlzeiten komplette Pflanzenproteine wie Moringa, Gerstengrassaft, AFA-Algen oder eben Chia hinzuzufügen, um auf der sicheren Seite zu sein, weil viele pflanzliche Eiweiße „unvollständig" sind. Chia ist darunter sicherlich die schmackhafteste Ergänzung, weil Chia leicht nussig und lecker schmeckt. Getreide enthält z. B. in der Regel einen niedrigen Anteil der essenziellen Aminsosäure Lysin, während Bohnen einen Mangel an Methionin aufweisen. Im Gegensatz zu den meisten Pflanzen enthält Chia einen hohen Anteil sowohl an Methionin als auch an Lysin.

Chia enthält sogar **Tryptophan**, aus dem unser Gehirn das Wohlfühl- und Glückshormon Serotonin, einen wichtigen Neurotransmitter, herstellt. Nur bei einem hohen Serotoninspiegel können wir gut lernen, uns konzentrieren, sind ausgeglichener Stimmung und erfahren Lebensfreude. Abends wandelt der Körper nach Bedarf Serotonin in Melatonin um, das Schlafhormon, damit wir leichter einschlafen. Aus Tryptophan stellt der Körper auch den wichtigen Botenstoff Dopamin her, der uns hilft, bei Stress gelassen zu bleiben. Tryptophan hilft bei Ängsten und sogar bei Phobien. Tryptophan erhöht die Aufnahme von B-Vitaminen. Weitere gute Tryptophanquellen neben Chia sind Moringa, Sesam, Ananas, AFA-Algen und Papayas.

Hier stelle ich Ihnen in Kurzform die Wirkung der weiteren Aminosäuren vor, die in Chia zu finden sind. **Histidin** stärkt die Widerstandsfähigkeit des Organismus gegen Umweltgifte und Allergene. Es handelt sich um eine essenzielle Aminosäure, von der Kinder und stressanfällige Menschen einen Mehrbedarf haben. Histidin aktiviert die weißen Blutkörperchen und damit das Immunsystem und steigert die Nährstoffaufnahme. Diese Aminosäure leitet sogar Schwermetalle aus. **Isoleucin** ist Bestandteil des roten Blutfarbstoffs Hämoglobin und reguliert den Stoffwechsel. Daneben sorgt diese Aminosäure für die optimale Intelligenzentwicklung und die Aufrechterhaltung des Stickstoffgleichgewichts im Körper, stabilisiert den Blutzuckerspiegel und bildet Muskeln. **Leucin** steht für gesunden Knochen- und Muskelaufbau und senkt einen zu hohen Blutzuckerspiegel. Außerdem stimuliert diese Aminosäure die Gehirnfunktionen.

Lysin ist verantwortlich für die Einlagerung von Kalzium in die Knochen und die Bildung von Antikörpern. Außerdem wird durch Lysin die Kalziumaufnahme im Darm stimuliert. Es beugt Herpesinfektionen vor und hilft bei deren Heilung und reguliert das Tempo der Zellerneuerung. Diese Aminosäure wird auch für die Herstellung von Hormonen und Enzymen benötigt.

Lysinmangel kann zu Haarausfall, Migräne, Konzentrationsproblemen, Wachstumshemmungen, Müdigkeit und Blutarmut
führen. **Glycin**, eine einfache Aminosäure, ist wichtig für die Gehirnfunktion und hat einen beruhigenden Effekt, wie auch **Serin**,
eine Aminosäure, die sogar bei Phobien hilft. Glycin stärkt nicht
nur das Nervensystem, sondern ist auch wichtig für eine optimale
Energie- und Sauerstoffversorgung der Zellen sowie die Synthese von DNA, Hämoglobin und kollagenen Fasern. Ein Mangel an
dieser Aminosäure wird mit Demenz und Alzheimer in Verbindung gebracht. Serin ist wichtig für den Aufbau von Gehirnprote-
inen und der Zellmembrane und fördert die Bildung der fetthal-
tigen Schutzschicht um die Nervenfasern. Ein Mangel an Serin
ist daher offenbar Mit-Ursache bei der Entstehung von Multipler
Sklerose (MS).

Die schwefelhaltigen Aminosäuren **Methionin** und **Zystein**
fördern die Entgiftung des Organismus, zerstören freie Radikale und wirken antientzündlich. Zudem haben sie eine krebsvor-
beugende und –heilende Wirkung, indem sie in Verbindung mit
Omega-3-Fettsäuren die Sauerstoffversorgung von Krebszellen
verbessern, was die Tumorzellen, die in anaerobem Milieu gedeihen, nicht „mögen", weil dies ihr Wachstum massiv bremst. Außerdem stärkt Methionin das Gedächtnis, fördert das Wachstum
von Hautzellen und Nägeln, spaltet Nahrungsfette auf und entgiftet Schwermetalle. Methionin schützt vor UV- und vor radioakti-
ver Strahlung. Zystein wird auch als „Anti-Alterungs-Nährstoff"
bezeichnet. Diese Aminosäure wirkt als Antioxidans und zerstört
freie Radikale. Auch bei Lebensmittelallergien hilft sie. Sie harmonisiert die Funktion der Bauchspeicheldrüse und stabilisiert
damit den Blutzuckerspiegel.

Phenylalanin und **Tyrosin** stärken unser Nervensystem, weil
diese Aminosäuren zur Herstellung der Neurotransmitter Dopamin und Norepinephrin wichtig sind. Haben wir davon genug, erleben wir Glück, Lebensfreude und Optimismus. Tyrosin
zusammen mit Vitamin C wird benötigt, um das Stresshormon
Adrenalin zu produzieren.

Threonin ist notwendig für die Bildung von Kollagen und
Elastin, welche die Haut elastisch halten. Diese Aminosäure

unterstützt auch das Immunsystem, indem sie die Bildung von Antikörpern fördert. **Valin** stärkt die Energiereserven der Muskeln und den Muskelaufbau. **Alanin** reguliert den Blutzuckerspiegel und das Immunsystem. **Arginin** beugt Erektionsstörungen vor und fördert die Fruchtbarkeit des Mannes. Die Samenflüssigkeit besteht etwa zu 80 % aus Arginin. Außerdem ist diese Aminosäure wichtig für Kinder und Menschen unter Stressbelastung. Sie wird vom Körper in das Wachstumshormon HGH umgewandelt, das für die Knorpelbildung zuständig ist und Bandscheibenverschleiß und damit zusammenhängenden Rückenschmerzen vorbeugt. Arginin stärkt auch das Immunsystem, indem es die Bildung weißer Blutkörperchen stimuliert, welche Infektionen bekämpfen und Tumorwachstum begrenzen. Darüber hinaus entgiftet Arginin das Blut.

Aspartamsäure verhindert Erschöpfung und beugt Burn-out vor. **Glutaminsäure** verbessert das Gedächtnis und neutralisiert Schwermetalle und Schimmelpilze. Sie stellt, zusammen mit Glukose, einen der Hauptnährstoffe fürs Gehirn dar und wird für die DNA-Synthese benötigt. Glutaminsäure ist Bestandteil der Muttermilch und steigert die Intelligenz. Außerdem hilft diese Aminosäure, krankhaftes Verlangen nach Süßem zu reduzieren und wach und munter zu machen. **Prolin** stärkt den Herzmuskel und bekämpft Arteriosklerose. Diese Aminosäure verbessert das Lernvermögen, ist wichtig für eine gesunde Haut und stellt eine Vorstufe von Glutaminsäure dar. **Alanin** stärkt die Zellwände, das Muskelgewebe und das Immunsystem. **Phenylalanin** wird zur Bildung des Schilddrüsenhormons benötigt und harmonisiert den Stoffwechsel. Diese essenzielle Aminosäure sorgt für gute Stimmung, weil sie die Blut-Hirn-Schranke überwinden kann, macht klar und wach, fördert Vitalität, wirkt antidepressiv, hilft bei Gewichtsproblemen und Konzentrationsschwäche und steigert das Lern- und Erinnerungsvermögen. Phenylalanin wird zur Bildung von Adrenalin und Insulin benötigt.

Chia enthält, selten im Pflanzenreich, alle essenziellen und nicht-essenziellen Aminosäuren in ausgewogener Zusammensetzung und in einem stabilen, für den Menschen bioverfügbaren Zustand. Chia enthält besonders viele Aminosäuren-Peptide,

Vorstufen von Neurotransmittern wie Dopamin und Serotonin, die für präzise Informationsübermittlung im Gehirn und von dort zu den Organen sorgen. Wir brauchen einen hohen Serotonin- und Dopaminspiegel, um gut lernen zu können, Lebensfreude zu erfahren und auch ohne Grund fröhlich zu sein. Stressbelastung erhöht den Eiweißbedarf. Auch Sportler, Kranke, Geistesarbeiter, Schwangere, Kinder, Jugendliche und Veganer haben einen erhöhten Eiweißbedarf. Wir alle brauchen sämtliche essenziellen Aminosäuren in einer Mahlzeit. Die richtigen Aminosäuren helfen, Burn-out vorzubeugen. Chia ist als Eiweißquelle gegenüber Milchprodukten und Fleisch eindeutig den Vorzug zu geben, weil es für den Körper leichter verfügbar ist, den Organismus nicht mit den falschen Fetten, Säuren und Cholesterin belastet und auch nicht zu Allergien führt. Weitere hervorragende pflanzliche Eiweißquellen mit allen acht essenziellen Aminosäuren sind Afa-Algen, Gerstengrassaft und Moringa, weitere Buchthemen von mir, mit denen auch Vegetarier und Veganer „auf der sicheren Seite" sind, was ihre optimale Eiweißversorgung betrifft.

Aminosäurenverteilung in Chia in % des gesamten Proteingehalts:

Asparaginsäure	9,19	Isoleucin	4,17
Threonin	3,63	Leucin	6,89
Serin	5,24	Thyrosin	3,41
Glutaminsäure	17,94	Phenylalanin	4,83
Glycin	5,18	Lysin	4,71
Alanin	5,05	Histidin	2,81
Valin	5,31	Arginin	11,53
Zystein	2,02	Prolin	4,04
Methionin	2,75	Tryptophan	1,30

Tabelle: www.sachia.de

Ballaststoffe, der wichtige Gesundheitsfaktor

Ballast- oder Faserstoffe sind kein unnötiger „Ballast", wie der Name suggerieren könnte, sondern nützliche Stoffe, die unserer Gesundheit dienen. Unsere Vorfahren in der Steinzeit haben noch 60 g Ballaststoffe täglich verzehrt, wir durchschnittlich nur noch 15 g (Jugendliche) bis 18 g (Frauen) pro Tag, US-Amerikaner nur noch 9 – 12 g, und die Ärzte empfehlen dringend wenigstens 30 g. Wir sind immer noch genetisch an die Ernährungsweise der Steinzeit optimal angepasst. Die Gene ändern sich nur um 0,5 % innerhalb von einer Million Jahren. Die Deutsche Gesellschaft für Ernährung merkt denn auch in ihrem Ernährungsbericht 2012 an: „Die Zufuhr von Ballaststoffen liegt bei beiden Geschlechtern deutlich unter den Referenzwerten", also den als gesund empfohlenen Mengen (S. 83).

Wer in einer Bäckerei steht, stellt fest: Es überwiegen bei weitem raffinierte Weißmehlprodukte, denen die Randschicht vom Getreidekorn, die ballaststoffreiche Kleie, sowie der Keim selbst mit Vitamin E und wichtigen Fettsäuren fehlen. Eine Restaurantkritik im Hamburger Abendblatt beschrieb das übliche, hoch ausgemahlene Weißbrot auf den Tischen eines italienischen Lokals mit folgenden Worten: „Da stand es wieder, das Leichentuch Europas." Europas? Weißmehlprodukte erobern die Welt, auch die unterentwickelten Länder, wie ich als Entwicklungshelferin in Haiti, Thailand, Südafrika oder auf Märkten in Kenia feststellen musste.

Chia besteht zu ungefähr 39 % aus Kohlenhydraten, wovon etwa 34 % Faserstoffe sind. Damit sind kalorisch nur etwas 5 % verdauliche Kohlenhydrate vorhanden. Faser- oder Ballaststoffe, auch analoge Kohlenhydrate genannt, stellen die essbaren Teile von Pflanzen dar, die sich der Verdauung und Assimilation im Dünndarm widersetzen und vollständig oder teilweise im Dickdarm fermentiert werden. Zu den Faserstoffen gehören nicht-stärkehaltige Polysaccharide, Oligosaccharide, verwandte Pflanzenstoffe und Lignin, das ein Alkoholderivat darstellt. Die Strukturelemente von Pflanzenblättern und –stielen bestehen aus Faserstoffen (vgl. Cho, „Handbook of Dietary Fiber").

Ein Esslöffel Chiasamen, 12 g, enthalten rund 5 g Ballaststoffe. Dieselbe Menge an Ballaststoffen sind in zehn Scheiben Graubrot zu finden, einer Cantaloupe-Melone, zweieinhalb Bananen, drei großen Tomaten, drei Tassen Haferbrei oder acht Tassen Popcorn. Wer bisher Flohsamenschalen als Quelle für Faserstoffe zu sich genommen hat, kann stattdessen Chia nehmen und bekommt nicht nur Ballaststoffe, sondern auch Omega-3-Fettsäuren, Antioxidanzien und Eiweiß.

Gott sei Dank wird die Bedeutung von Ballaststoffen für eine gesunde Ernährung und Lebensweise immer mehr erkannt. Seit den 1970er-Jahren weiß man dank der Forschungen des britischen Mediziners Burkitt, dass die Menge an Ballaststoffen die Geschwindigkeit, mit der die Nahrungsmittel den Darm passieren, bestimmt. Man spricht von Darmpassage. Die Darmpassagezeit verringert sich durch die Zufuhr von Faserstoffen und es wird häufiger Stuhl abgesetzt. Ballaststoffreiche Ernährung beugt damit Obstipation oder Verstopfung vor und seinen Folgeerscheinungen wie Appendizitis (Entzündung des Blinddarmfortsatzes), Divertikulose (Ausstülpung der Darmwand) mit der Komplikation Divertikulitis und Colitis ulcerosa (chronisch-entzündliche Darmerkrankung). Die Hälfte der US-Amerikaner zwischen 46 und 80 Jahren und zwei Drittel der Amerikaner älter als 80 leiden unter Verstopfung. Bei uns nehmen etwa 60 % der über 60-jährigen Frauen regelmäßig Abführmittel ein. Älteren Indianer und welche, die sich nicht mehr bewegen konnten, lösten das Probleme mit einem Teelöffel Chiasamen in Wasser aufgelöst und getrunken, so der Indianerexperkte Doyle.

Ballaststoffe können chronischen Entzündungen im Darm und auch dem Entstehen von Dickdarmkrebs vorbeugen. Außerdem füttern sie unsere etwa 80 Mrd. Darmbakterien, welche als Helfer und Helfershelfer Nährstoffe abbauen und rund 1,5 kg unseres Körpergewichts ausmachen. Wir haben mehr Darmbakterien, z. B. Acidopholus oder Bifidus, als Zellen im Körper! Der größte Prozentsatz des Stuhls besteht nicht aus unverdauten Nahrungsresten, sondern aus abgestorbenen Darmbakterien.

Chia enthält sehr viele Ballaststoffe, sowohl wasserlösliche als auch nicht-wasserlösliche. Der Gesamtanteil von 34 % teilt sich auf in etwa 4 % lösliche Faserstoffe und rund 30 % unlösliche. Wasserlösliche Ballaststoffe sind hygroskopisch, d. h. sie absorbieren Flüssigkeiten, wenn sie damit in Kontakt kommen. Ein Beispiel ist das u. a. in Äpfeln und Erdbeeren vorhandene Pektin. Diese löslichen Ballaststoffe sind besonders hilfreich zum Senken des Cholesterinspiegels im Blut. Indem die Aufnahme von Cholesterin aus der Nahrung gedrosselt wird, reduzieren sie besonders das „böse" LDL-Cholsterin, eine Variante, die zur Verstopfung der Blutgefäße führen kann. Durch die Bindung von Cholesterin und Gallensäuren vermindern die Ballaststoffe nicht nur den Cholesterinspiegel, sondern schützen auch vor Dickdarmkrebs, weil bestimmte Gallensäuren, die bei der bakteriellen Umwandlung von Cholesterin und Gallensäuren entstehen, krebserzeugend wirken. Ballaststoffe können zudem die Konzentration von Östrogen senken, damit kann das Risiko, an Brustkrebs zu erkranken, verringert werden.

Wasserlösliche Ballaststoffe wie Pektin oder Speicher-Polysaccharide und Keber (Glukane) beugen einer Überzuckerung oder Hypoglykämie vor, die bei der Ernährung mit raffinierten Lebensmitteln üblich ist. Weil diese Ballaststoffe durch die Absorbierung von Flüssigkeit den Magen ausdehnen, vermindern sie das Tempo der Magenentleerung. Dadurch wird die Nahrung länger ausgewertet, die Absorption von Glukose verlangsamt und so das Ausschütten von Zucker in den Blutstrom und der Blutzucker- und Insulinanstieg nach Mahlzeiten reduziert. Sie verbessern auf diese Weise die Glukosetoleranz und erhöhen die Sensibilität für Insulin. Damit helfen sie, eine Entstehung der erworbenen Diabetes Typ II zu verhindern.

Nicht-wasserlösliche Ballaststoffe wie Zellulose, Lignin und Hemizellulosen binden sich an Flüssigkeiten. Sie reduzieren die Verweildauer des Darminhalts, erhöhen das Stuhlvolumen, verbessern die Darmentleerung, sorgen für einen gesunden pH-Wert von Dünn- und Dickdarm und verdünnen die Konzentration von krebserregenden Substanzen. Außerdem erhöhen unlösliche Ballaststoffe die Aufnahme von Glukose im Gewebe und stabilisieren damit den Blutzuckerspiegel nach kohlenhydrathaltigen Mahlzeiten. Indem sie die Insulinempfindlichkeit vergrößern, sorgen auch sie für eine Diabetesprophylaxe.

Ballastreiche Lebensmittel wie Chiasamen erhöhen die Aufnahme von bestimmten Mineralien wie Magnesium, Eisen, Kupfer und Mangan. Damit sorgen sie für ein Säure-Basen-Gleichgewicht. Die meisten Menschen leiden unter Azidose oder Übersäuerung. Auf diesem „sauren Boden" können alle möglichen Krankheiten gedeihen, von Diabetes über Rheuma bis zu Krebs. Von Naturheilärzten wird die Übersäuerung des Organismus, der Mineralstoff- oder Basenmangel, als Risikofaktor für viele Krankheiten betrachtet. Wer physisch „sauer", übersäuert, ist, ist auch psychisch „sauer", das heißt, er fühlt sich oft gereizt und überfordert und ist nervlich nicht belastbar.

Forscher erleben, dass Probanden, die mit Chia angereicherte Nahrungsmittel essen – wie z. B. Brot –, weniger Appetit und ein längeres Sättigungsgefühl nach Mahlzeiten aufweisen. So fand Professor Vladimir Vuksan von der Universität Toronto heraus, dass abhängig von der Chiamenge – bis 24 g – die Teilnehmer der Studie bis zu 63 % weniger Appetit hatten in Korrelation mit niedrigeren Blutzuckerwerten. Die Forscher führen dies neben anderen Inhaltsstoffen in Chia – darunter Antioxidanzien und Mineralien wie Kalzium und Magnesium – vor allem auf die Ballaststoffe zurück, welche die Verdauung verlangsamen und die Verdauungsorgane dazu bringen, klarere und längere Sättigungssignale ans Gehirn zu senden.

Chiasamen hat 1,6-mal so viele Ballaststoffe wie Gerste, 2,3-mal so viele wie Weizen, 2,6-mal so viele wie Hafer und 9,8-mal so viele wie Reis. Die löslichen Ballaststoffe sind beim Chia vor allem in der weichen Samenhülle enthalten, die das klare Gel bildet, wenn Chia mit Wasser in Berührung kommt. Diese Faserstoffe bleiben eng an den Samen gebunden, weil sie ein sehr hohes molekulares Gewicht haben, nämlich $1,5 \times 10^6$ Daltons. Leinsamen weisen zwar rund drei Mal so viele lösliche Ballaststoffe wie Chiasamen auf, 1 g Chia hat aber die Viskosität von 9 g Leinsamen. Die große Zähflüssigkeit von Chia fördert erwünschte Wirkungen im Stoffwechsel mehr, als das bei weniger zähflüssigen Ballaststoffen wie z. B. in Leinsamen oder Guarkenmehl der Fall ist.

Wie Chia Krankheiten vorbeugt und Krankheiten heilt

Chia, ein Herzschutzmittel

„In systematischen Auswertungen der Literatur wurde gezeigt, dass ein Austausch der gesättigten Fettsäuren durch ungesättigte Fettsäuren das Risiko für Herz-Kreislauf-Krankheiten signifikant reduziert."
– Deutsche Gesellschaft für Ernährung,
„12. Ernährungsbericht 2012" –

Krankheiten des Herz-Kreislauf-Systems sind bei uns für rund 40 % der Todesfälle verantwortlich und damit noch vor Krebs die Todesursache Nummer 1 in Industrieländern. In den USA starben 1995 1,4 Mio. daran, weltweit etwa 15 Mio. 5-mal mehr Frauen sterben an Herzinfarkt als an Brustkrebs! Zu den Herz-Kreislauf-Krankheiten zählen Herzinfarkt, Schlaganfall, Herzrhythmusstörungen, Angina Pectoris, Nervöses Herz, Rheumatisches Fieber, Bluthochdruck, Erkrankungen der Herzkranzgefäße, Venenerkrankungen und weitere Krankheiten, die mit dem Blutkreislauf zusammenhängen.

Wer meint, Bluthochdruck und verkalkte Gefäße seien nur ein Thema für Ältere oder Raucher, muss leider umdenken. DER SPIEGEL brachte in seiner Ausgabe 15/2013 einen Artikel mit dem Thema „Krank wie Opa": Inzwischen leiden hunderttausende Kinder in Deutschland an diesen Symptomen. Die Deutsche Hochdruckliga plant eine Taskforce für Kinder und Jugendliche. Die häufigsten Ursachen: Übergewicht und Bewegungsmangel. Jedes siebte Kind ist viel zu schwer und jedes vierte bewegt sich so gut wie gar nicht. Der Göttinger Kinderkardiologe Martin

Hulpke-Wette behandelt pro Quartal etwa 450 Kinder und Jugendliche mit Bluthochdruck. „Bei der Hälfte sehe ich im Ultraschall schon Gefäßschäden, insbesondere an der Halsschlagader", sagt er, „diese Kinder sind manchmal erst fünf Jahre alt." Einem 11-jährigen Patienten wurde eine Reha-Maßnahme bewilligt. Hulpke-Wettes Begründung: „Eine Minderung der Erwerbsfähigkeit liegt vor oder ist zu befürchten." Erst nach einem Jahr und vielen Diskussionen kam die Bewilligung. Für manche kommen solche Maßnahmen zu spät. Ein 25-jähriger kam wegen kaputter Nieren aufgrund von Bluthochdruck. Er kann keine Ausbildung mehr machen. Hulpke-Wette: „Der wollte Feuerwehrmann werden, jetzt hängt er an der Dialyse." Bei ihm war nie Blutdruck gemessen worden.

Raucher haben ein um 70 % erhöhtes Risiko für Herzerkrankungen im Vergleich mit Nichtrauchern. Risikofaktoren sind neben Rauchen hohe Blutfettwerte, hoher Blutdruck, Übergewicht, Diabetes, hohe Triglyzerinwerte im Blut, Bewegungsmangel, hohe Homocystinwerte und eine genetische Veranlagung. Wer drei dieser Risikofaktoren auf sich vereint, hat ein 6-fach erhöhtes Risiko, eine Herz-Kreislauf-Erkrankung zu bekommen. In den USA haben diese Krankheiten 1995 Kosten von 352 Mrd. Dollar verursacht, einschließlich der Kosten der verlorenen Produktivität durch Arbeitsausfälle und Frühverrentung. Hinter diesen Zahlen stehen zahlreiche menschliche Tragödien.

In den letzten beiden Jahrzehnten des 20. Jahrhunderts gab es eine explosionsartige Ausweitung der Forschungen, die einen engen Zusammenhang zwischen der Aufnahme von Omega-3-Fettsäuren und der menschlichen Gesundheit belegen. Es gibt eine Fülle von Forschungsergebnissen, die Omega-3-Fettsäuren einen Herzschutz-Effekt attestieren. Im Folgenden zeige ich auf, wie eine Ernährung mit vielen Omega-3-Fettsäuren – wie sie in Chiasamen vorliegen – in die verschiedenen Stadien vor Herzinfarkt und Schlaganfall heilend eingreift.

Blutdruck

Einer der wesentlichen Risikofaktoren für Herz-Kreislauf-Erkrankungen ist ein erhöhter Blutdruck. Je höher er ist, desto höher das

Potenzial, die Arterien zu verletzen, und desto höher das Risiko für Herzinfarkt oder Schlafanfall. Ein normaler Blutdruck beträgt 120 zu 80. 120 gibt den systolischen Blutdruck wieder, wenn der Herzmuskel sich zusammenzieht, und 80 ist der Druck, wenn das Herz sich zwischen zwei Schlägen ausruht. Ein Blutdruck höher als 140/90 wird als Bluthochdruck bezeichnet. Jemand, dessen diastolischer Druck mehr als 105 beträgt, hat das doppelte Risiko eines Herzinfarkts zu tragen und das vierfache Risiko eines Schlaganfalls.

In den hochzivilisierten Ländern ist etwa die Hälfte der Erwachsenen an Bluthochdruck erkrankt. Volkswirtschaftlich ist das eine Katastrophe, denn als Folgeerkrankungen können – meist plötzlich – Herzinfarkt, Hirnschlag, Embolie und Nierenversagen auftreten. Bluthochdruck erzeugt etwa die Hälfte der gesamten Krankheitskosten. Würde Bluthochdruck geheilt statt nur „dauerbehandelt", könnten die Krankenkassenbeiträge etwa um die Hälfte gesenkt werden. Durch die beträchtliche Senkung der Lohnnebenkosten wären wir international konkurrenzfähiger.

In der Schulmedizin gilt Bluthochdruck meist als „unheilbar". Die Standardtherapie bedeutet lebenslange Einnahme von insgesamt fünf Blutdrucksenkern mit zum Teil katastrophalen Nebenwirkungen wie Depressionen oder Impotenz. Lebensqualität und Leistungsfähigkeit sinken. Der Tagesumsatz dieser Medikamente beträgt etwa 75 Mio. €. Nur bei 52 % der mit Betablockern behandelten Patienten sinkt der Blutdruck, auch die anderen bekommen aber weiter diese Medikamente. Bei denjenigen, bei denen sie den Blutdruck senken, gilt dies nur für die Dauer der Medikamenteneinnahme. In einer mit 150 Patienten durchgeführten Blutdruckstudie vom Dezember 2010 konnten Dr. Johann Georg Schnitzer und Dr. Kurt Gruber überzeugend darlegen, dass nur durch eine Ernährungsumstellung trotz Weglassen der Medikamente bei fast 100 % niedrige Blutdruckwerte erzielt werden konnten, dass nur bei einem Patienten keine Normalisierung der Blutdruckwerte stattfand, wobei auch bei ihm der Blutdruck sank (vgl. www.dr-schnitzer.de). Wer fragt, warum die Wirkung einer gesunden Ernährung auf Bluthochdruckpatienten nicht mehr bekannt sei, dem kann ich entgegenhalten, dass Ärzte, Apotheker und die Pharmaindustrie von dieser Patientengruppe immens profitieren. Und, dass Ärzte in ihrer Ausbildung ein einziges Hauptseminar über Ernährung absolvieren müssen.

Omega-3-Fettsäuren können den Blutdruck senken. Nur 3 g EPA und DHA reduzieren den systolischen Druck um fünf Punkte und den diastolischen um drei Punkte. Das klingt erst einmal nicht so beeindruckend. Diese Werte würden aber mit einem Schlag die Zahl der Amerikaner, die unter Bluthochdruck leiden, um 40 % reduzieren! Alpha-Linolensäure, in Chia reichlich enthalten, kann ebenfalls den Blutdruck wirksam senken. Eine Erhöhung der Konzentration dieser Fettsäure um nur 1 % im Blut senkt den Blutdruck um 5 mm.

Wie ist die Wirkungsweise der Omega-3-Fettsäuren zur Senkung des Blutdrucks? Die Leber zerlegt Fette und Öle in die einzelnen Fettsäuren. Daraus bildet sie Eicosanoide, das sind hormonähnliche Substanzen. Omega-3-Fettsäuren werden zu Thromboxan A3 umgewandelt, das die Arterien entspannt, im Gegensatz zu Omega-6-Fettsäuren, aus denen Thromboxan A2 gebildet wird, was die Arterien verengt, so dass das Herz mehr Arbeit hat, das Blut durch die Arterien zu pumpen. Sie erinnern sich, dass das Verhältnis von Omega-6- zu Omega-3-Fettsäuren in Industrieländern vollkommen verschoben ist, von dem gesunden Verhältnis von 3 oder 4 zu 1 (Omega 6 zu Omega 3) zu etwa 15 zu 1, Tendenz steigend, in den USA sind es bereits 21 zu 1. Unsere Vorfahren in der Steinzeit haben zu gleichen Teilen Omega-3- und Omega-6-Fettsäuren zu sich genommen.

Arterielle Entzündungen

Omega-3-Fettsäuren reduzieren generell das Risiko für Entzündungen. Mittlerweile wird es für die Herzgesundheit als ebenso wichtig angesehen, Entzündungen in den Arterien zu reduzieren, wie die Konzentration des „bösen" LDL-Cholesterins zu verringern. Entzündungen entstehen oft durch Verletzungen an der Arterienwand. Der Körper reagiert darauf, indem er weiße Blutkörperchen und Blutplättchen zum Ort des Geschehens schickt. Hierdurch werden die Arterien verengt. Im renommierten „New

England Journal of Medicine" erschien 1997 eine Studie, wonach Menschen mit den höchsten Entzündungswerten 3-mal so häufig einen Herzinfarkt und doppelt so häufig einen Schlaganfall erleiden wie diejenigen mit niedrigen Werten. Daher wird auch Herzpatienten Aspirin verschrieben, zur Blutverdünnung und zur Eindämmung von Entzündungen. Allerdings hat Aspirin Nebenwirkungen wie die Entstehung von Magen-Schleimhaut-Entzündungen oder gar Magengeschwüren.

Sinnvoller wäre es, mit „herzfreundlichen" Lebensmitteln, die wie Chia viele Omega-3-Fettsäuren enthalten, gegenzusteuern. 1996 ergab eine wissenschaftliche Studie, dass Menschen, die regelmäßig fetten Fisch mit hoher Konzentration an Omega-3-Fettsäuren wie DHA und EPA essen, ihr Risiko, an Herzinfarkt oder Schlaganfall zu sterben, um 42 % verringern (vgl. Simopoulos, „The Omega Diet", S. 53). Bei traditionell lebenden Inuit, die viel fetten Kaltwasserfisch sowie Robben essen, sind Herzinfarkt und Schlaganfall so gut wie unbekannt. Omega-3-Fettsäuren schützen die Innenwände der Arterien, indem sie das Homocystinniveau senken und Entzündungen durch die Bildung bestimmter Prostaglandine verhüten.

Der Aufbau von lebensgefährlicher Plaque

Erst wenn mehr als 70 % des Durchmessers von Arterien verengt sind, bekommen wir gesundheitliche Probleme wie Angina Pectoris mit einem Gefühl der Enge und Atemnot. Studien zeigen, dass schon dreijährige Kinder Fettablagerungen in den Innenwänden der Arterien aufweisen können, eine Vorstufe von Arterienverkalkung. Ist die Ablagerung von Plaqueabfall zu groß, kann eine koronare Arterie blockiert werden. Die Plaque, welche mit der Zeit die Adern verstopft, besteht hauptsächlich aus oxidiertem Cholesterin. Ein Gesamtcholesterinwert von unter 200 gilt als normal. Steigt er auf 250, steigt damit das Risiko für Herzinfarkt und Schlaganfall um das Doppelte, steigt der Wert gar auf über 300, ist das Risiko vervierfacht, und bei 350 und darüber besteht das achtfache (!) Risiko. Der Gegenspieler von LDL, dem „bösen" Cholesterin, das sich in den Arterieninnenwänden ablagert, ist HDL, das überschüssiges LDL einsammelt und zur

Leber transportiert, wo es zu harmlosen Substanzen abgebaut wird. Je mehr HDL wir im Blut haben, desto weniger oxidiertes LDL-Cholesterin kann sich in den Arterien ansammeln.

Öle mit einfach ungesättigten Fettsäuren wie Olivenöl mit seiner vorherrschenden Ölsäure senken das LDL-Cholesterin, während sie das Niveau von HDL erhöhen. Transfettsäuren erhöhen im Gegensatz das LDL-Cholesterin, während sie gleichzeitig das „gute" Cholesterin HDL verringern. Menschen mit hohen Transfettsäurewerten im Blut erhöhen ihr Risiko eines Herzinfarkts um das Zweieinhalbfache, wie eine Studie in Boston ergab (vgl. Simopoulos, „The Omega Diet", S. 55). Omega-6-Öle senken zwar das LDL-Cholesterol, aber senken ebenfalls das herzschützende HDL-Cholesterol. Wer eine fettarme Ernährung verfolgt, tut ebenfalls seinem Herzen nichts Gutes, weil sowohl die LDL- als auch die HDL-Werte nach unten gehen und man damit „das Kind mit dem Bade ausschüttet".

Omega-6-Fettsäuren fördern im Übermaß konsumiert die Bildung von Thromboxanen, welche zu Blutplättchenbildung und erhöhtem Blutdruck beitragen. Die Bildung der Gegenspieler, Prostacycline, wird durch Omega-3-Fettsäuren begünstigt. Omega-3-Fettsäuren wirken daher gegen die Entstehung von Thrombosen und Bluthochdruck.

Die Blockade einer Herzarterie

Lebensgefährlich wird es, wenn eine Herzarterie so verstopft mit Plaque ist, dass der Blutstrom zum Herzen abgeschnürt wird. Für einen Herzinfarkt braucht nur noch ein Blutpfropf eine ohnehin verengte Arterie völlig blockieren. Dies passiert vor allem dann, wenn die Plaque dick ist, sie chronisch entzündet ist und vom Blutstrom nur durch dünnes Gewebe getrennt ist. Wenn die Plaque abbricht, gibt sie Trümmer ins Blut ab, wodurch der Bildung von Blutklümpchen oder der Zusammenballung von Blutplättchen Vorschub geleistet wird. Dieser Klumpen kann eine zum Herzen führende Arterie vollständig verstopfen und es vom Blut, das mit Sauerstoff angereichert ist, abschneiden. Ein potenziell tödlicher Herzinfarkt ist die Folge: lebenswichtiges Herzgewebe stirbt ab.

Schon in den 1970er-Jahren erbrachten Studien, dass nicht nur Aspirin, sondern auch Lebensmittel mit einem hohen Anteil an Omega-3-Fettsäuren dafür sorgen, dass Blutplättchen keine Herzarterien verstopfen. Die dänischen Forscher H. O. Bang und Jorn Dyerberg machten sich mit Schlittenhunden auf, um Inuit im nördlichen Grönland zu untersuchen, die sich damals noch traditionell mit viel fettem Fisch und Meeressäugetieren ernährten. Sie analysierten die Aufzeichnungen eines Krankenhauses mit einem Einzugsbereich von mehr als 2000 Eskimos über einen Zeitraum von zehn Jahren und stellten fest, dass es in dieser Zeit nicht einen einzigen Fall von Herzinfarkt gegeben hat. Die Forscher konnten beweisen, dass der Hauptgrund dafür die hohe Konzentration von Omega-3-Fettsäuren in ihrer Ernährung war, welche neben weiteren positiven gesundheitlichen Auswirkungen die Bildung von Blutplättchen verhindert und das Blut dünn hält. Sie schreiben: „Wir glauben, dass die Aufnahme von mehr Omega-3-Fettsäuren auf Dauer genauso effektiv in der Prophylaxe von Herz-Kreislauf-Erkrankungen ist wie Medikamente." Medikamente haben Nebenwirkungen, Omega-3-Fettsäuren nicht.

Omega-3-Fettsäuren wirken doppelt zur Verhütung eines Herzarterien-Verschlusses. Sie verhindern, dass Blutplättchen eine klebrige Oberfläche bilden, die sie leicht zusammenklumpen lässt. Außerdem reduzieren sie die Bildung von Fibrinogen. Das ist ein Eiweiß, das im Blut schwimmt und sich unter bestimmten Umständen mit Blutplättchen verwickelt, was in einem Thrombus resultiert. Menschen mit hohen Fibrinogenwerten haben ein um das fünffache erhöhtes Risiko, einen Herzinfarkt zu bekommen und eines frühzeitigen Todes zu sterben.

Chaotischer Herzschlag: Herzflimmern

Für das Herz ist ein Herzinfarkt natürlich ein Schock. Die Überlebensrate hängt sehr davon ab, wie das Herz darauf reagiert. Kommt es zu einer unkontrollierten schnellen Abfolge von Herzschlägen, auch Herzflimmern genannt, sind die Überlebenschancen minimal. Alle Organe werden dann nicht mehr mit frischem Blut versorgt. Das Gehirn kann von der Blutzufuhr nur vier Minuten abgeschnitten sein, sonst entwickelt es irreparable

Hirnschäden oder der Mensch stirbt z. B. durch Ausfall des Atem-zentrums.

Auch in diesem letzten Stadium des Herzinfarkts hilft eine Ernährung mit vielen Omega-3-Fettsäuren, durch die der Herz-schlag wieder stabilisiert wird. Zuerst zeigten Tierstudien in den 1980er-Jahren diesen Effekt. Die Vergleichsgruppe bekam nur 60 Minuten vor einem künstlich herbei geführten Herzinfarkt eine Infusion mit Omega-3-Fettsäuren. Bei sieben der acht Tiere hörte das Herzflimmern sofort auf und das achte Tier hatte einen milden Verlauf, der sein Leben nicht bedrohte. In der Vergleichs-gruppe entwickelten alle Tiere Arrhythmien, die sie getötet hät-ten, wäre das Experiment nicht abgebrochen worden.

Ich finde es beeindruckend, dass Omega-3-Fettsäuren alle sechs Stadien, die zu einem Herzinfarkt führen, blockieren. Da-mit kann eine Ernährung reich an Omega-3-Fettsäuren auch das Leben von Patienten im fortgeschrittenen Stadium einer Herz-Kreislauf-Erkrankung retten! Die so genannte „Lyon-Diet-Heart-Studie" belegt dies und auch die 2000 Probanden der so genannten „DART-Studie", Überlebende eines Herzinfarkts (s. Burr 2001). Die Männer, welche eine mit Omega-3-Fettsäuren angereicherte Diät bekamen, hatten eine um 29 % geringere Todesrate als die Patienten, die viele Omega-6-haltige Öle oder faserstoffreiche Le-bensmittel zu sich nahmen. In der „Lyon Diet Heart Studie" wie-sen die Forscher Renaud und de Lorgeril an 302 Überlebenden ei-nes Herzinfarkts nach, dass diejenigen, die eine Ernährung reich an Omega-3-Fettsäuren zu sich nahmen mit einem Verhältnis von Omega-6- zu Omega-3-Fettsäuren von 4 zu 1 wesentlich besse-re Überlebenschancen hatten. Nach zwei Jahren wurde die Stu-die aus ethischen Gründen abgebrochen. Die Patienten, welche die Omega-3-reiche modifizierte „Kreterdiät" bekamen, hatten ein um 76 % geringeres Risiko, an Herz-Kreislauf-Erkrankungen wie Herzinfarkt oder Schlaganfall zu sterben. Diese sensationel-len Ergebnisse sind so beeindruckend, dass sie in renommierten medizinischen Fachzeitschriften wie „The Lancet", „Journal oft he American College of Cardiology" oder „The American Journal of Clinical Nutrition" veröffentlicht wurden. Es handelt sich um die größte Verringerung der Sterblichkeitsrate infolge irgendeiner Diät für Herzpatienten, wie Artemis P. Simopoulos in ihrem Standardwerk „The Omega Diet" betont.

Die Deutsche Gesellschaft für Ernährung bewertet die Abnahme des Verbrauchs der Streichfette Margarine und Butter in Deutschlandals „positiv". Sie begrüßt auch das Sinken des Fettkonsums überhaupt, allerdings dürfte dadurch auch das Verhältnis von mehrfach ungesättigten zu gesättigten Fettsäuren „ungünstig beeinflusst werden." Durch die sorgfältige Auswertung der wissenschaftlichen Studien zum Thema wird durch gesättigte Fettsäuren das Risiko für Herz-Kreislauf-Krankheiten signifikant erhöht und durch ungesättigte Fettsäuren das Risiko „signifikant reduziert" (DGE, „12. Ernährungsbericht 2012", S. 38).

Wie Chia das Herz schützt

Udo Erasmus schreibt in seinem provokanten und gut recherchierten Buch „Fats that Heal, Fats that Kill", dass auch Antioxidanzien wie Vitamin E und Vitamin C wichtig sind zur Vorbeugung von Arteriosklerose, weil aggressive Sauerstoffverbindungen, sogenannte freie Radikale, zur Entstehung von Plaque und chronischen Entzündungen der Arterienwänden beitragen. Chia steckt voller Antioxidanzien wie Quercetin, Kaempferol, Chlorogensäure und Kaffeesäure, neben antioxidativ wirkenden Mineralien wie Magnesium und Zink, Vitamin A, Vitamin E, Vitamin C und den B-Vitaminen Thiamin, Riboflavin und Niacin.

Chiasamen enthalten rund 33 % Öl. Davon hat die Omega-3-Fettsäure Alpha-Linolensäure einen Anteil bis zu 63,4 % und Chia ist damit die reichhaltigste Quelle von Omega-3-Fettsäuren im Tier- und Pflanzenreich zusammen genommen. Das Verhältnis von Omega-3 zu Omega-6-Fettsäuren ist bei Chia 3 zu 1 und damit sogar noch etwas „besser" als beim dafür beworbenen Leinsamen. Viele sagen auch, dass Chia besser schmeckt als Leinsamen, was auch ich finde. Neben rund 20 g der Omega-3-Fettsäure Alpha-Linolensäure pro 100 g stellt Chia aufgrund seiner Fülle an Antioxidanzien ein wirksames Mittel für Herzschutz und Herzgesundheit auch im Alter da. Wichtig: Chia enthält kein Salz wie Lachs, Hering, Sardinen, Thunfisch und andere Fische, die als gute Omega-3-Quellen gelten. Salzkonsum erhöht den Blutdruck und

Salz sollte daher von Menschen mit Bluthochdruck nur in sehr begrenzter Menge verzehrt werden. Chia enthält im Gegensatz zu Fisch auch keinerlei Cholesterin.

Chiaöl enthält auch Beta-Sitosterin, ein Antioxidans und Pflanzensterin, das als Wunderwaffe zum Schutz des Herzens bezeichnet wird. Es senkt erhöhte LDL-Cholesterinwerte im Blut und steigert die Konzentration des „guten" HDL-Cholesterins. Als Gegenspieler zu LDL-Cholesterin verhindert Beta-Sitosterin dessen Aufnahme aus Lebensmitteln und verbessert die Blutfettwerte.

Mit Ölsäure enthält Chia noch einen weiteren Inhaltsstoff, der gegen hohe Cholesterinwerte wirkt. Die Aminosäure Arginin in Chia erweitert die Gefäße und senkt damit einen zu hohen Blutdruck. Flavonoide in Chia verdünnen das Blut und verhindern damit Infarkte. Die Mineralien Kalzium, Magnesium und Kalium stärken die Herzleistung und sorgen für einen regelmäßigen Herzschlag. Selen senkt das Herzinfarkt- und Schlaganfallrisiko. Die Faserstoffe in Chia binden im Darm Gallensäure, so dass sie ausgeschieden werden kann. Der Cholesterinspiegel sinkt, weil neue Gallensäure aus Cholesterin gebildet wird. Chia verhindert durch seine Antioxidanzien die Oxidation von Cholesterin und schützt damit die Arterien vor Ablagerungen.

Professor Vladimir Vuksan von der Universität Toronto veröffentlichte 2007 eine Studie in der Fachzeitschrift „Diabetes Care". 20 Diabetiker mit Diabetes II waren an der Studie beteiligt, die am St. Michael's Hospital in Toronto, Kanada, durchgeführt wurde. Die Patienten, welche täglich über zwölf Wochen 37 g Chiasamen bekamen, – die Vergleichsgruppe bekam stattdessen Weizenkleie – hatten um den Faktor 6,8 niedrigere Blutdruckwerte und das Niveau des C-reaktiven Proteinlevels (CRP) sank um 30 %. CRP ist ein Schlüsselwert für Entzündungen und das Risiko, eine Herz-Kreislauf-Erkrankung zu bekommen. Der Faktor, der die Gefahr der Zusammenballung von Blutplättchen anzeigt, sank in der Chiagruppe um 20 %. Die Konzentration von Alpha-Linolensäure und EPA-Fettsäuren im Blut verdoppelte sich bei den Patienten, die Chia einnahmen. Professor Vuksan zu diesem Ergebnis: „Die Resultate dieser Studie waren niedrigerer

Blutdruck, verringerte Entzündungsrate, und Chia machte das Blut der Probanden dünner. Es gibt nicht viele Studien in der Literatur, welche solche Resultate durch ein natürliches Lebensmittel bringen. Auch mit den stärksten medizinischen Kombinationspräparaten ist ein solch dramatisch sinkender Blutdruck nicht dokumentiert. Das war ziemlich spektakulär."

Die einzige weitere Studie, die einen Rückgang von CRP zeigte, wurde mit Statinen durchgeführt, einem Medikament mit gravierenden Nebenwirkungen. Vuksan schreibt: „Es gibt offenbar Inhaltsstoffe in Chia, die den Körper dazu bringen, besser zu funktionieren." Das nennt man in der natürlichen Heilkunde „Adaptogen", ein Heilmittel, das sämtliche körperlichen und damit auch seelischen Prozesse harmonisiert und optimiert. Nur eine Pflanze unter etwa 8000 Heilpflanzen gehört dazu. Wenn Ihnen an einem gesunden Herzen gelegen ist, kommen Sie an Omega-3-Fettsäuren und Antioxidanzien nicht vorbei. Dafür ist Chia eine hervorragende Quelle. Der Chiaforscher Dr. Wayne Coates empfiehlt für ein gesundes Herz, täglich zwei Teelöffel Chiasamen zu konsumieren.

Wie Chia bei Entzündungen hilft

„Der Wissende verhütet, der Unwissende leidet und zahlt."

– Marianne Niederer, „Ernährung, das Software-Prinzip" –

1982 wurde der Nobelpreis für die Erforschung wichtiger Gewebehormone, der so genannten Eicosanoide, vergeben. Diese Gewebehormone fordern Entzündungsbotenstoffe an oder aktivieren das Immunsystem. Der Körper stellt – entweder aus Omega-3- oder Omega-6-Fettsäuren– verschiedene Serien dieser Stoffe her, die als Gegenspieler auftreten und die jeweils notwendige gegensätzliche Aktivität ausführen. Sie sind dabei nur wenige Minuten aktiv und können daher auch nicht leicht erforscht werden. Für eine ausgewogene Produktion von Eicosanoiden muss das Verhältnis von Omega-6- zu Omega-3-Fetten ungefähr ausgeglichen sein. Bei vielen Menschen sind allerdings 20-mal so viele Omega-6-Fette im Körper vorhanden und dadurch können über die Jahre Krankheiten entstehen. Eicosanoide 2 aus Omega-6-Fetten sorgen für Blutgerinnung und Schließung von Wunden. Haben wir davon zu viele, verkleben Blutplättchen und die Gefahr eines Herzinfarkts steigt. Die Eicosanoide 2 fördern auch Entzündungen und bewegen Immunzellen zum Angriff. Bei daueraktivem Immunsystem aber kann es zu Autoimmunerkrankungen und Allergien kommen aufgrund einer „überschießenden" Immunreaktion. Die körpereigene Abwehr richtet sich dabei gegen eigene Körperzellen. Omega-3-Fette und die daraus gebildeten Gewebehormone 3 fahren als Gegenspieler ein chronisch aktiviertes Immunsystem schnell herunter.

Entzündungen können unbemerkt überall im Körper als eine Art Schwelbrand vor sich hinschlummern. Sie beschleunigen den Alterungsprozess und sind an viel mehr Krankheitsgeschehen beteiligt, als allgemein vermutet wird, nämlich z. B. an Herz-Kreislauf-Erkrankungen, Rheuma, Morbus Crohn, Colitis ulcerosa, Akne, Nahrungsmittelintoleranz, Magengeschwüren, Allergien, Autoimmunerkrankungen, Hautkrankheiten, Nervenerkrankungen wie Depressionen, Krebs und Diabetes mellitus. Bei den meisten Schmerzen stecken Entzündungen dahinter. Auch bei der Entstehung von Herzinfarkt und Schlaganfall spielen Entzündungen eine große Rolle, weil chronische Entzündungen in den Arterieninnenwänden die gefährliche Plaque erst entstehen lassen. Das Immunsystem verteidigt den Körper durch Entzündungen, isoliert die Infektion und attackiert damit eindringende Keime, und zerstörtes Gewebe wird abgestoßen. Normalerweise klingt die Entzündung nach der Abwehr der Eindringlinge wieder ab und die Heilung setzt ein. Manchmal dauert die Entzündung aber auch an und wird chronisch.

Wie schon beschrieben, ist unsere Ernährung extrem Omega-6-lastig. Wir nehmen zu viele Omega-6-Fettsäuren zu uns und zu wenige Omega-3-Fettsäuren. Omega-6-Fettsäuren fördern Entzündungen, sie sind sozusagen das Gaspedal und Omega-3-Fettsäuren bremsen den Entzündungsprozess, wenn er seine

Aufgaben erfüllt hat. Arachidonsäure, aus Omega-6-Fettsäuren gebildet, führt zur Bildung des Entzündungsförderers Leukotrien B4. Leukotriene werden in den weißen Blutkörperchen gebildet und wirken als Mediatoren entzündlicher und allergischer Erkrankungen. Omega-3-Fettsäuren verringern die Produktion der weißen Blutkörperchen, welche Bakterien bekämpfen. Diese Fettsäuren werden vom Körper in Leukotrien B5 umgewandelt, das zwar auch weiße Blutkörperchen anzieht, aber diesen Prozess um den Faktor 30 verlangsamt. Außerdem senden Omega-3-Fettsäuren eine Botschaft an die Gene, die Bildung eines Signalproteins namens Interleukin-1 zu verlangsamen. Interleukin-1 ist an der Entstehung zahlreicher Krankheiten wie Arteriosklerose, Rheumatoide Arthritis, Multiple Sklerose, Schuppenflechte, Allergien, Morbus Crohn, Colitis Ulcerosa und Aids beteiligt.

Es gibt entzündliche Prozesse, bei denen sich der Körper gegen das eigene Gewebe richtet. An diesem Prozess beteiligt sind in der Thymusdrüse ausgebildete T-Zellen, die fehlprogrammiert sind. Es gibt Untersuchungen, die belegen, dass Omega-3-Fettsäuren die Zerstörung dieser fehlgeleiteten Thymuszellen fördern. Bei Menschen mit Autoimmunerkrankungen funktioniert der normale und gesunde Mechanismus nicht, bei dem diese Zellen durch die Thymusdrüse selbst in einem eingebauten Filter wieder aus dem Verkehr gezogen werden. Das ist z. B. bei Rheumatoider Arthritis der Fall. Es handelt sich um eine chronische Entzündung der Gelenke, die mit der Zeit Gewebe, Knorpel und Knochen zerstört. Bei diesem Geschehen stellt das Immunsystem Antikörper her, die ein wichtiges Protein, IgG, angreifen. Dabei werden Immunkomplexe gebildet, die eine Überempfindlichkeitsreaktion auslösen und in chronischer Entzündung münden. Viele Studien mit Omega-3-Fettsäuren ergaben, dass Betroffene eine Erleichterung ihrer Symptome wie Morgensteifheit, Müdigkeit und Schmerz erlebten und auch die Zahl der betroffenen Gelenke abnahm. Etliche konnten ihre Medikamente, die nur symptomatisch wirken, komplett absetzen (vgl. Simopoulos, „The Omega Diet", S. 105).

Carolin Schnurr vom Walther-Straub-Institut an der Ludwig-Maximilians-Universität München fand in einer Langzeitstudie heraus, dass Patienten mit rheumatoider Arthritis, die

Lebensmittel mit reichlich Omega-6-Fettsäuren wie Fleisch, Wurst, Pflanzenmargarine und Sonnenblumenöl mieden und stattdessen möglichst Lebensmittel mit Omega-3-Fettsäuren konsumierten, weniger Schmerzen und Schwellungen hatten. Frank Thies konnte in einer Studie an der Universität Oxford 2001 einen Rückgang von Entzündungen und Entzündungsanzeigern wie E-Selectin im Blut beobachten, wenn die Probanden täglich Pflanzenöle zu sich nahmen, die hauptsächlich aus Omega-3-Fettsäuren bestanden.

Dass entzündliche Prozesse auch eine negative Auswirkung aufs Gehirn haben, dieses Wissen setzt sich erst langsam durch. Sie verursachen über die Bildung von freien Radikalen die Oxidation, also das Ranzigwerden, von ungesättigten Fettsäuren im Gehirn. Dadurch verlieren diese sensiblen Fette ihre Funktion. Wer einen zu hohen Omega-6-Fettsäure-Spiegel aufweist, ist in Gefahr, im Alter unter geistigem Verfall zu leiden. Neben vielen Omega-3-Fettsäuren, reichlich in Chiasamen enthalten, spielen daher auch Antioxidanzien eine große Rolle, um unser Gehirn vor dem Angriff freier Radikaler zu schützen. Chia stellt ein Füllhorn auch an Antioxidanzien dar. Entzündungen im Gehirn wirken wie ein langsam wirkendes Nervengift. Wahrscheinlich, so Professor Carol Greenwood (vgl. Interview mit ihm in Strunz und Jopp, S. 174 ff.), spielen Entzündungen eine Rolle bei der Entstehung der Alzheimererkrankung. Menschen, die Aspirin nehmen, was ja bekanntlich antientzündlich wirkt, haben ein niedrigeres Risiko für Alzheimer. Ungesättigte Omega-3-Fette wirken in dieselbe Richtung, aber ohne Nebenwirkungen. Professor Carol Greenwood: „EPA vermindert Entzündungsfaktoren, die zum Abbau von Nervenzellen führen können. Dieses Gebiet ist wichtiger, als wir bisher glauben." (ebd.) Gesättigte Fette, so eine Studie von Patricia Wainwright, verlangsamen das Wachstum der Dendriten, neuer Vernetzungen im Gehirn. Tiere, die mit gesättigten Fettsäuren gefüttert wurden, haben ein schlechteres Gedächtnis. Es spricht viel dafür, dass sich diese Ergebnisse auch auf den Menschen übertragen lassen.

Chiasamen, Powernahrung fürs Gehirn.

„Den Körper bei guter Gesundheit zu erhalten ist eine Pflicht, sonst sind wir nicht fähig, den Geist fest und klar zu halten."

– Gautama Buddha –

Unser Gehirn ist ein Wunder. Schon bei der Geburt haben wir 100 Mrd. Neuronen, das sind so viele, wie es Sterne in der Milchstraße gibt. 300.000 Nervenfasern vernetzen die verschiedenen Gehirnareale. Unser Gehirn erneuert sich ständig und kann, so die neueste Forschung, sich sogar im hohen Alter noch weiterentwickeln und erweitern. Das hat man festgestellt bei alten Menschen, die noch spät ein Musikinstrument lernen. Jedes Neuron kann bis zu 20.000 Verästelungen oder Synapsen bilden, um Erfahrungen neu zu verknüpfen. Dafür werden bestimmte Fette gebraucht, welche elektrische und chemische Impulse mit bis zu 300 km/h (!) weiterleiten. Optimal ernährt und beansprucht – auch alte Menschen können sich auf Neues einlassen und Neues lernen –, können sich bis zum Tod eines Menschen neue Synapsen bilden.

Es gibt eine Verbindung zwischen den Fettarten, die wir zu uns nehmen, der Intelligenz, mentalen Störungen und unserer Stimmung. Der Mensch ist, was er isst! Unser Gehirn ist eine Höchstleistungsmaschine. Es hat nur einen Anteil am Körpergewicht von 4 %, verbraucht aber rund 20 % der Nährstoffe, die wir aufnehmen. Die Nervenzellen im Gehirn bestehen hauptsächlich aus Fett, nämlich zu etwa 60 % der Trockenmasse. Die Konzentration der Omega-3-Fettsäure DHA ist in diesem Gehirnfett mit rund 30 % wesentlich größer als in Blutzellen. Hoch ungesättigte Fettsäuren wie DHA können besonders schnell Nervenimpulse weitergeben. Eine spezielle Wellenlänge im Gehirn, p300 genannt, spielt bei dieser schnellen Informationsübertragung eine wichtige Rolle. Diese Wellenlänge nimmt normalerweise mit zunehmendem Alter ab. Studien ergaben, dass DHA die p300-Wellenlänge, wichtig für schnelles Lernen und gutes Gedächtnis, deutlich steigert (vgl. Strunz und Jopp, S. 157).

DHA-Fettsäuren können entweder direkt über die Nahrung zugeführt werden oder werden vom Körper aus der Omega-3-Fettsäure Alpha-Linolensäure gebildet, deren konzentrierteste Quelle Chiasamen sind. Im Alter werden weniger DHA-Fettsäuren aus kürzeren Omega-3-Fetten gebildet. Nehmen wir zu wenige Omega-3-Fettsäuren zu uns, ist unsere Lern- und Gedächtnisleistung reduziert und wir können uns auch nicht mehr gut konzentrieren. Im Tierversuch schnitten Ratten, die ausreichend mit Alpha-Linolensäure gefüttert wurden, bei Intelligenztest zu 90 % erfolgreich ab im Gegensatz zu nur 60 % der Vergleichsgruppe. Bei einem Test, wie schnell sich die Tiere retten konnten, brauchten die mit Omega-3-Fettsäuren gefütterten Ratten nur 42 Sekunden, die nur mit Omega-6-Fettsäuren gefütterten Tiere 81 Sekunden, um sich auf eine sichere Plattform zu retten.

Omega-3-Fettsäuren legen die Grundlagen für die kognitive Entwicklung schon im Mutterleib. Die 2007 erschienen ALSPAC-Studie ergab, dass Kinder von Schwangeren mit einem Fischkonsum von mehr als 340 g die Woche oder einer entsprechenden Aufnahme anderer Omega-3-Fettsäuren, aus denen der Körper DHA produziert, ein signifikant niedrigeres Risiko für eine eingeschränkte Entwicklung aufwiesen, was verbale Intelligenz, soziale Entwicklung und Feinmotorik betrifft.

Menschliche Muttermilch enthält DHA-Fettsäuren, viele Flaschenmilchsorten für Babys nicht. Gestillte Babys haben auch als Erwachsene einen um durchschnittlich fünf Punkte höheren Intelligenzquotienten und können besser Sätze vervollständigen, sind besser in Mathematik und können Bilder besser einordnen. Frühgeborene, die ein Omega-3-haltiges Nahrungsergänzungsmittel bekamen, schnitten ein Jahr später in einem Intelligenztest für Babys besser ab. Diese Studie wurde an der Universität von Tennesse durchgeführt. Die Fettforscherin Artemis P. Simopoulos empfiehlt, Babys mindestens vier Monate lang zu stillen. Auch bei Schulkindern fand man heraus, dass die Schüler, welche die höchsten Omega-3-Level hatten, die wenigsten Lernprobleme aufwiesen. Auch bei Erwachsenen verbessern die beiden Omega-3-Fettsäuren EPA und DHA die Gehirnfunktionen.

Kann Chia Depression und Alzheimer verhüten?

Deprimiert Sie vielleicht Ihre Ernährung? Die Forscher Joseph Hibbeln und Norman Salem vom National Institute of Health in den USA haben den Zusammenhang zwischen dem Verzehr von Omega-3-Fettsäuren und dem Auftreten von depressiven Verstimmungen oder sogar Depressionen erforscht. Die traditionelle japanische Ernährung enthält 15-mal (!) mehr dieser Fettsäuren als die heutige US-amerikanische Ernährung. Wissenschaftliche Studien weisen nach, dass Japaner im Vergleich mit US-Amerikanern nur ein Zehntel der Rate von Depressionen aufweisen (vgl. Simopoulos, „The Omega Diet", S. 90). Bei älteren Menschen sind diese Unterschiede noch deutlicher. Etwa 44 % der älteren Amerikaner leiden unter Symptomen einer Depression, verglichen mit nur 2 % der Japaner in dieser Altersgruppe! Die geringste Quote von Depressiven in Japan findet sich in Fischerdörfern.

Auch die Schwere der Depression scheint von der Zusammensetzung der Fette, die man aufnimmt, abzuhängen. Bei australischen Patienten, die unter einer Depression litten, waren die Symptome umso schlimmer, je mehr Omega-6-Fettsäuren im Vergleich zu Omega-3-Fettsäuren im Blut nachweisbar waren (vgl. ebd., S. 91). In den USA, wie auch bei uns, hat seit dem Zweiten Weltkrieg der Konsum von Omega-6-Fettsäuren immer weiter zugenommen und der von Omega-3-Fettsäuren ist gesunken. Menschen in den USA, die nach 1945 geboren sind, sind 20-mal so häufig von dieser Krankheit betroffen wie diejenigen, die vor 1934 geboren wurden. Bereits etwa 500.000 Schulkinder in den USA bekommen Antidepressiva. In den USA hat sich die Selbstmordquote unter Teenagern seit 1960 verdreifacht und Selbstmord zur dritthäufigsten Todesursache in dieser Altersgruppe gemacht. Die Omega-6-Fettsäuren aus Fleisch und die Transfettsäuren in Junkfood hemmen die Bildung von DHA.

Auch bei uns ist die Häufigkeit von Depressionen in den letzten Jahrzehnten dramatisch gestiegen. Seelische Erkrankungen haben 2012 in Deutschland Rückenprobleme als Hauptkrankheitsursache und Hauptkostenfaktor bei der arbeitenden Bevölkerung abgelöst. Zwischen 40 und 50 % der Menschen mit einem Alkoholproblem haben Depressionen. Zu viel Alkohol reduziert die

Konzentration von DHA im Gehirn. Tierversuche ergaben, dass bereits kleine Mengen Alkohol die DHA-Menge im Gehirn vermindern. Wenn werdende Mütter Alkohol trinken, hat dies eine katastrophale Wirkung auf das Gehirn des Ungeborenen. Im Gehirn des Fötus bilden sich pro Minute etwa 250.000 Nervenzellen. In der sechsten Woche sind Körper und Gehirn des Fötus gleich groß. Schwangere, die Alkohol trinken, bringen häufig Kinder mit Nerven- und Gehirnschäden zur Welt.

Was auch interessant ist in diesem Zusammenhang: Omega-3-Fettsäuren können möglicherweise Demenz und Alzheimer verhindern. Ernst Schaefer von der Tufts University fand heraus, dass die DHA-Konzentration im Blut von 65-jährigen voraussagen lässt, ob sie später senil werden. Er ermittelte die DHA-Konzentration von 1137 älteren Erwachsenen. Diese Menschen wurden neun Jahre lang beobachtet. Jene, welche zu Beginn der Studie die niedrigsten DHA-Werte aufwiesen, hatten ein um 160 % größeres Risiko, an Demenz oder Alzheimer zu erkranken.

Dr. Tobias Hartmann vom Institut Neurobiologie und Neurodegeneration der Universität des Saarlandes fand heraus, „dass sich bei der Prävention der Alzheimer-Krankheit diätische Perspektiven insbesondere mit DHA eröffnen, basierend auf Zusammenhänge zwischen der Erkrankung und dem Fettstoffwechsel im Gehirn." („Ernährungsumschau" 8/07). Im Frühstadium der Krankheit entwickeln sich Gedächtnisschwund, Verwirrtheit und Konzentrationsschwäche und im Fortschreiten der Erkrankung folgen Verlust der Sprachfähigkeit, Orientierungsprobleme, Desorientierung und Wesensveränderungen. Im letzten Stadium sind die Patienten vollkommen hilfsbedürftig und bettlägerig.

Hartmann und seine Mitarbeiter wiesen nach, dass ein erhöhter Cholesterinwert im Gehirn die Bildung des Amyloid-Beta-Peptids fördert. Je höher der Cholesterinspiegel, desto mehr Amyloid wird produziert, um den Spiegel zu senken. DHA und EPA sorgen dafür, dass weniger Amyloid-Beta-Peptid gebildet wird. Hartmann erklärt: „DHA ist wahrscheinlich in seiner neuroprotektiven Wirkung allen anderen Maßnahmen um Größenordnungen überlegen. Wenn der Körper einmal DHA aufgenommen hat, lagert er es im Gehirn ein und wenn es irgendwie geht, wird er es nie wieder hergeben." (ebd.) Wir nehmen nur etwa ein Zehntel der empfohlenen Omega-3-Fettsäure-Menge zu uns. Ist das einer der Gründe für die Zunahme von Demenz und Alzheimererkrankungen auch schon bei Menschen mittleren Alters, welche die Familien und die Gesellschaft zu überfordern droht? Ich habe eine Freundin, deren Mann mit 42 Jahren an Demenz erkrankt ist und jetzt in einem Altersheim lebt.

Können Omega-3-Fettsäuren sogar Demenz heilen oder diese Krankheit wenigstens teilweise rückgängig machen? Es spricht einiges dafür. In Japan wurden DHA-Fettsäuren Demenzpatienten zwischen 57 und 94 Jahren über einen Zeitraum von sechs Monaten gegeben. Bei 70 % der Patienten konnten signifikante Symptomverbesserungen beobachtet werden, bei den anderen 30 % wurden leichte Verbesserungen festgestellt. Symptome wie Stimmung, Gangsicherheit und die Fähigkeit, sich an einer Unterhaltung zu beteiligten, verbesserten sich. Das Forscherteam kam zu dem Schluss: „Diese Ergebnisse legen nahe, dass DHA-reiches Öl nützlich für die Prophylaxe und Therapie von Alzheimer und Demenzerkrankungen ist." (Simopoulos, „The Omega Diet", S. 90)

Insgesamt kann man sagen, dass Omega-3-Fettsäuren, zu denen ALA, DHA und EPA gehören, wichtig sind für Konzentration, Gedächtnis, gute Laune, schnelles Denken und Kreativität. Sie sind reichlich in Chiasamen enthalten. Omega-3-Fettsäuren beugen Depressionen und Demenz vor und: Sie machen glücklich.

Warum Chia gut ist als Diabetesprophylaxe und für Diabetiker

„Chia kann sowohl bei Diabetes I als auch bei Diabetes II helfen, indem die Kohlenhydratverdauung verlangsamt wird."
– Dr. Wayne Coates, „Chia" –

Als ich dies schrieb – am 8. August 2013 –, hatte ich ein interessantes Erlebnis zum Thema. Ich joggte in Bahrenfeld durch einen Park. Zwei junge Türken, die an einem Tisch saßen, sprachen mich freundlich an. Sie hätten mich schon öfters beim Laufen beobachtet. Ich hätte eine so gute Figur. Sie fragten mich nach meinem Alter. Ich sagte es ihnen (59). „Was?", rief der eine. „Unsere Mutter ist erst 48. Sie hat Diabetes, und sie kann noch nicht mal mehr richtig gehen." Sie luden mich dann zu einem selbst gedrehten Joint ein, ich lehnte dankend ab mit dem Hinweis, ich werde high durch Meditation, Reiki und Laufen. Die türkische Esskultur mit ausgemahlenem Fladenbrot sowie extrem gezuckertem Tee und Süßigkeiten fördert geradezu die Entstehung der Zuckerkrankheit. Vollkornbrot ist unbekannt. Sportliche Betätigung von Frauen leider häufig auch.

Diabetes ist bei uns zu einer Volkskrankheit geworden. Etwa 6 Mio. Bundesdeutsche leiden an dieser Krankheit, so Professor Dr. med. Norbert Scherbaum vom Deutschen Diabeteszentrum Düsseldorf. Die Dunkelziffer wird auf 2 Mio. geschätzt, das heißt, viele wissen gar nicht, dass sie zuckerkrank sind. Jährlich erkranken in Deutschland allein etwa 350.000 Menschen neu an dieser Krankheit. Sollte der jetzige Trend anhalten, werden bei uns im Jahr 2050 jeder dritte Mann und knapp 40 % der Frauen zuckerkrank sein. Schon Zwölfjährige leiden unter dem erworbenen Diabetestyp II, früher als „Altersdiabetes" bezeichnet.

Diabetes war in Europa zum Ende der beiden Weltkriege und danach so gut wie unbekannt. Seither haben Risikofaktoren wie Übergewicht, Bewegungsmangel und der Konsum von zu viel Zucker und leeren Kohlenhydraten extrem zugenommen. Kohlenhydrate stimulieren Gene, die den Ausstoß freier Radikale nach oben treiben. Unser Stoffwechsel ist auf Bewegung angewiesen. Wenn wir unsere Muskeln nicht pro Woche mindestens zweieinhalb Stunden beanspruchen – WHO-Empfehlung–-, was knapp 60 % der Bundesdeutschen nicht tun, nehmen diese keinen Zucker aus dem Blut auf. Dadurch steigt der Glukosespiegel in den Gefäßen. Als Kompensation produziert die Bauchspeicheldrüse Insulin, und zwar so großzügig, dass mit der Zeit die Körperzellen gegen Insulin resistent werden. Professor Detlev Ganten, Autor des Buches „Die Steinzeit steckt uns in den Knochen", merkt an: „Dadurch gerät der Zuckerstoffwechsel ins Wanken. Die so entstehende Krankheit heißt Diabetes und breitet sich so rasant aus, dass Fachleute von einer Epidemie sprechen." Man kann also seinem Diabetes im wahrsten Sinne des Wortes „davonlaufen"!

Einfache, leere Kohlenhydrate wie Industriezucker und Produkte aus Auszugsmehl schädigen die Insulin produzierenden Zellen der Bauchspeicheldrüse und fördern so die Entstehung von Diabetes. Fastfood und Industriekost verschlechtern mit der Zeit die Zellfunktionen. Durch Bewegung kann man überschüssige Fett- und Zuckermoleküle verbrauchen. Durch gesunde, natürliche Vitalstoffe auf der Basis der ganzen Pflanze wie in Chiasamen lässt sich der Stoffwechsel verbessern.

Begrenzt man bei Versuchsratten nicht das Nahrungsangebot, nehmen die Tiere zu und entwickeln eine Insulinresistenz, eine verbreitete Stoffwechselstörung, die oft zu Diabetes führt. Bei psychologischen und Intelligenztests schnitten diese Tiere schlechter ab als die Tiere der Vergleichsgruppe, deren Nahrungsaufnahme begrenzt wurde. Außerdem zeigten die Tiere der ersten Gruppe mehr selbstzerstörerisches Verhalten und waren weniger gewillt, Neues zu erkunden. Die englischen Forscher Cleave und Campell stellten die „Regel der 20 Jahre" auf, die besagt, dass ein Kranker vor dem tatsächlichen Ausbruch des Diabetes etwa 20 Jahre lang falsche Ernährungsangewohnheiten mit raffinierten Kohlenhydraten hatte. Kommt noch Bewegungsmangel – 56 % der Deutschen treiben keinen Sport, die durchschnittlich zu Fuß zurück gelegte Stecke beträgt nur noch 800 m pro Tag – hinzu, wird der Ausbruch der Krankheit beschleunigt.

Diabetes verkürzt die Lebenserwartung. Wenn ein Mann mit 40 Jahren an Diabetes erkrankt, verringert sich seine Lebenserwartung um etwa zwölf Jahre, die einer Frau sogar um rund 14 Jahre. Das Leiden von Millionen verursacht auch enorme volkswirtschaftliche Kosten aufgrund der Behandlungskosten, Krankschreibungen und Frühverrentungen.

Diabetes ist eine Erkrankung, bei der alle Organe betroffen sind. Durch einen zu hohen Zuckergehalt im Blut kommt es zu Spätschäden wie Arteriosklerose mit erhöhtem Risiko für Herzinfarkt, Schlaganfall und Nierenversagen, schlechter Wundheilung, Erblindung infolge mangelnder Durchblutung der Netzhaut und sogar verminderter Intelligenzleistung. In den USA ist

Diabetes die dritthäufigste Todesursache nach Krebs und Herz-Kreislauf-Krankheiten. Das Risiko, einen Herzinfarkt zu bekommen, ist bei männlichen Diabetikern um den Faktor vier erhöht, bei Diabetikerinnen steigt das Risiko sogar um das Siebenfache. Jedes Jahr wird allein in Deutschland etwa 46.000 Diabetikern ein Fuß amputiert. Es hat sich ein Gangrän oder eine Nekrose gebildet, Gewebe ist abgestorben, weil die Wundheilung gestört ist und das Schmerzempfinden wegen der mangelnden Übertragung von Nervenimpulsen von den Extremitäten zum Gehirn gestört ist. Meine Großmutter mütterlicherseits war Diabetikerin und ist mit 84 Jahren kurz nach einer Fußamputation gestorben. Sie hatte mir vorher gesagt, dass sie nicht im Rollstuhl leben wolle.

Noch immer wird Diabetikern eine Kohlenhydratzufuhr von 50 % empfohlen und sogar Zucker ist nicht völlig tabu. Nach den Empfehlungen der Deutschen Gesellschaft für Ernährung (DGE) dürfen 10 % der Kohlenhydrate aus Zucker bestehen – das sind mehr als zwölf Stück Würfelzucker. Welche katastrophalen gesundheitlichen Auswirkungen Zucker nicht nur auf den Blutzuckerspiegel, sondern auch aufs Immunsystem hat, habe ich in meinem Bestseller „Stevia – sündhaft süß und urgesund" ausführlich beschrieben. Statt Zucker sollten Diabetiker unbedingt Stevia zum Süßen nehmen, weil dieses paraguayische Süßkraut den Blutzuckerspiegel nicht beeinflusst und keinerlei Kalorien hat. Dagegen ist Fruktose (Fruchtzucker) von gesundheitsbewussten Menschen zu meiden. Fruktose ist wesentlich billiger als Saccharose (Haushaltszucker) und wird daher immer mehr Nahrungsmitteln zugesetzt. Werden im Labor Tiere mit Diabetes für Experimente gebraucht, genügt es, gesunde Tiere zwei Wochen lang zu 50 % ihres Kalorienkonsums mit Fruktose zu füttern, damit sie an Diabetes II erkranken. Zu behaupten, dass „Fruktose gut für Diabetiker sei, weil es keine Glukose ist", ist kriminell. Isolierter Fruchtzucker, nicht der in Obst und Gemüse, löst aktiv Diabetes aus und fördert auch die Entstehung von Bauchspeicheldrüsenkrebs. Fruktose ist in Diabetikereis und -schokolade enthalten. Frische Früchte enthalten zwar auch Fruchtzucker, dieser wird aber langsam verstoffwechselt und braucht kein Insulin zur Verstoffwechslung.

Es ist in meinen Augen gesundheitsgefährdend, Diabetikern eine hohe Kohlenhydratzufuhr zu empfehlen. H. S. Jürgens fand 2007 heraus, dass eine Ernährung ohne Kohlenhydrate die Insulin produzierenden Zellen vor dem Absterben schützt. Daher sollten Ernährungsbewusste und Diabetiker bei der Auswahl ihrer Lebensmittel auf den glykämischen Index achten, der möglichst niedrig sein sollte.

Diabetikern wird empfohlen, Vollwertkost mit vielen Faserstoffen zu essen, also Obst, Gemüse und Vollkornprodukte. Unsere Vorfahren haben täglich 60 g Ballaststoffe zu sich genommen, wir durchschnittlich nur noch 15 g (Jugendliche) bis 18 g (Frauen), die US-Amerikaner sogar nur noch 12 g, und Ärzte und Ernährungsexperten empfehlen ein Minimum von 30 g. Chiasamen sind ideal auch für Diabetiker und zur Diabetesprophylaxe, weil sie extrem viele Ballaststoffe enthalten, welche verhindern, dass es zu einer „Zuckerschaukel" kommt, nämlich der abwechselnden Unter- und Überzuckerung und „Jipper" nach Süßem. Faserstoffe stabilisieren den Blutzuckerspiegel über Stunden, weil die Rate, in der Zucker vom Verdauungstrakt aufgenommen wird, verlangsamt wird. Chia ist besonders wertvoll in diesem Zusammenhang, weil es 4 bis 5 % lösliche Faserstoffe enthält mit einem hohen Molekulargewicht von $1,5 \times 10^6$ Daltons. Die hohe Viskosität von Chiafaserstoffen, wenn mit Flüssigkeit zusammengebracht, führt zu den gewünschten Auswirkungen auf den Stoffwechsel, weshalb es Zeit wäre, dass die Lebensmittelindustrie Chia entdeckt und Lebensmittel damit anreichert, wie es z. B. in Kalifornien Praxis ist.

Zink, in Chia enthalten, ist ein wichtiges Mineral für Diabetiker. In Studien wurde bei fast allen Diabetikern ein Zinkmangel diagnostiziert. Wenn Zink fehlt, können die Betazellen, die Teile der Langerhans'schen Inseln sind, ihre Aufgabe nicht mehr optimal erfüllen. Sie befinden sich in der Bauchspeicheldrüse und stellen das Insulin her. Zinkmangel kann Mitursache für die Entstehung von Diabetes sein. Zinkzufuhr kann bei bestehendem Diabetes die Insulinproduktion ankurbeln. Häufig stellt man bei Diabetikern auch einen Mangel an B-Vitaminen fest, da diese bei der Verwertung von Kohlenhydraten verbraucht werden und für die Regulierung des Blutzuckerspiegels sorgen. Bei Defiziten an B-Vitaminen büßt die Bauchspeicheldrüse an Leistungskraft ein. Vitamin B1 und B3, in Chia enthalten, haben eine Schlüsselfunktion im Zuckerstoffwechsel inne. Vitamin B1 ist Bestandteil des Glukosetoleranzfaktors GTF und kontrolliert dadurch den Blutzuckerspiegel.

Ein Vitamin-E-Mangel trägt ebenfalls zur Entwicklung von Diabetes bei. Chiasamen sind eine außerordentlich gute Quelle von Vitamin E. Dieser „Lebensstoff" kann den Insulinbedarf reduzieren und die Verklumpung oder „Geldrollenbildung" von Blutplättchen, ein Symptom von Diabetes, vermindern.

Diabetiker leiden oft unter einem „funktionellen" Mangel an essenziellen Fettsäuren, weil hohe Blutzuckerwerte dafür sorgen, dass essenzielle Fettsäuren, die im Fettgewebe gespeichert sind, dem Körper nicht zur Verfügung stehen. Nehmen Diabetiker mehr Omega-3-Fettsäuren zu sich, sparen sie Insulin, was zeigt, dass die Effektivität von Insulin durch diese Fettsäuren erhöht wird. Wenn Kinder ausreichend Omega-3-Fettsäuren zu sich nehmen, sinkt ihr Diabetesrisiko um unglaubliche 55 %.

Diabetiker sollten sich für einen moderaten Fettkonsum entscheiden mit einfach ungesättigten Fettsäuren wie in Olivenöl und Omega-3-Fettsäuren wie in Kaltwasserfischen, Chiasamen oder Leinöl. Je höher der Konsum an Omega-6-Fettsäuren im Vergleich zu Omega-3-Fettsäuren, desto höher das Risiko, an Diabetes zu erkranken. Auch der Konsum von gesättigten und Transfettsäuren ist ein Risikofaktor für die Entwicklung von Diabetes. Transfettsäuren führen zur Bildung größerer Fettzellen, die weniger Insulinrezeptoren besitzen und größere Mengen Fett speichern können und damit das Risiko für Übergewicht steigen lassen. Transfettsäuren sind in Kanada und Kalifornien verboten, hier bei uns noch nicht einmal kennzeichnungspflichtig. Tabellen über ihre Konzentration in Nahrungsmitteln finden sich im Internet. Besonders gefährlich sind Frittiertes und hoch erhitzte pflanzliche Öle.

Wenn Labormäuse eine Diät mit einem hohen Anteil von gesättigten Fettsäuren oder Omega-6-Ölen bekommen, werden sie insulinresistent. Fügt man ihrem Futter Omega-3-Fettsäuren zu, normalisiert sich ihr Stoffwechsel wieder, auch, wenn sie andere Fette zu sich nehmen (vgl. Simoupoulos, „The Omega Diet", S. 80). Bei gleicher Kalorienmenge blieben Mäuse, die Omega-3-reiche Öle ins Futter bekamen, schlank, die mit Sojaöl gefütterten wurden übergewichtig. Der Unterschied war so groß wie zwischen einem Mann, der 75 kg wiegt, im Vergleich zu einem mit 112 kg Gewicht. Übergewicht ist ein Risikofaktor für Diabetes.

Die Israelis nehmen mehr Omega-6-Fettsäuren zu sich als irgendein anderes Volk weltweit. Obwohl sie weniger Fett und weniger Kalorien als die US-Amerikaner konsumieren, sind ihre Übergewicht- und Diabetesquoten höher. Dieses Phänomen heißt in Fachkreisen „das jüdische Paradox". Lebensmittel mit einer hohen Konzentration von Omega-3-Fettsäuren wie Chiasamen und Chiaöl sind hier eine Lösung. Omega-3-Fettsäuren wie Alpha-Linolensäure, DHA und EPA halten die Zellmembranen geschmeidig. Geschmeidige und weiche Membrane haben eine höhere Anzahl von Insulinrezeptoren und auch sensiblere Rezeptoren, was die Sensitivität für Insulin heraufsetzt.

Der Konsum von raffinierten Kohlenhydraten ist ein weiterer Meilenstein auf dem Weg zur Entwicklung dieser gefährlichen Stoffwechselerkrankung, weil sie einen hohen glykämischen Index haben und auf die Dauer die Bauchspeicheldrüse überfordern. Eine „Omega-Ernährung", entwickelt von der Fettforscherin Artemis P. Simopoulos, brachte beeindruckende Ergebnisse. Die Diät bestand aus 35 % Fett, sie war niedrig an gesättigten Fetten und Transfettsäuren sowie an Omega-6-Fettsäuren, aber reich an ungesättigten und Omega-3-Fettsäuren. Das Verhältnis von Omega-6- zu Omega-3-Fettsäuren war 4 zu 1. 48 Personen wurden in zwei Gruppen aufgeteilt. Die Vergleichsgruppe ernährte sich fettarm mit dem Schwerpunkt auf Kohlenhydraten. Nach einem Jahr hatte sich der Gesundheitszustand der Vergleichsgruppe verschlechtert, und auch ihre Insulinresistenz war größer geworden. Die Mitglieder der „Omega-Diät-Gruppe" hatten ihre Insulinresistenz verbessert, sie hatten einen niedrigeren Blutdruck, der „gute" Cholesterinwert HDL war angestiegen und die Blutfettwerte hatten sich verbessert (vgl. Simopoulos, S. 84).

2010 führten Vuksan, Jenkins, Dias und andere eine interessante Studie an der Universität von Toronto durch. Gesunde Erwachsene bekamen Brot, in dem kein oder verschiedene Konzentrationen von Chiasamen verbacken waren, die Höchstdosis war 24 g Chia täglich. Abhängig von der Dosis sank der Blutzuckerspiegel nach Mahlzeiten bei der Höchstdosis durchschnittlich um 41 %. Auch Übergewicht ist ein großer Risikofaktor für Diabetes. Der Appetit der Chiakonsumenten sank um bis zu 63 %. Je niedriger der Blutzuckerspiegel war, desto geringer auch der Appetit. Die Forscher erklären dies damit, dass die Nahrung länger im Magen bleibt und dadurch längerfristigere und deutlichere Sättigungssignale das Gehirn erreichen. Professor Vuksan und seine Kollegen machen die hohe Konzentration von Ballaststoffen, Kalzium, Magnesium und Antioxidanzien für diesen Effekt verantwortlich.

Wenigstens zum Teil sind die günstigen Wirkungen von Chia auf die Blutzuckerwerte und den Appetit, so die Wissenschaftler in ihrem Resümee, auch verantwortlich für den Rückgang eines zu hohen Blutdrucks, verringertes Zusammenkleben von Blutplättchen und geringere Entzündungswerte.

Auch die Antioxidanzien in Chia können den Blutzucker günstig beeinflussen. Oxidativer Stress führt zur Beeinträchtigung und später zum Verlust der Insulin produzierenden Zellen und beschleunigt dadurch den Verlauf des Diabetes. Antioxidanzien vermindern oxidative Schäden durch freie Radikale. Jede Zelle wird rund 10.000 (!) Mal täglich von aggressiven Sauerstoffradikalen attackiert, die versuchen, ein Elektron zu „stehlen". Freie Radikale spielen eine große Rolle bei der Entstehung von Diabetes Mellitus. Einige Forscher sehen Diabetes als Synonym für oxidativen Stress. Oxidativer Stress ist sowohl Ursache als auch Folge der Erkrankung. Im Gegensatz zu weiteren guten Omega-3-Quellen wie Leinöl oder Fischöl ist Chia ein Füllhorn an Antioxidanzien wie Polyphenolen, Flavanolen, Provitamin A, Vitamin E, Vitamin C, B-Vitaminen, Selen, Zink und Magnesium. Das Lebensmittel mit dem größten antioxidativen Potenzial, dem höchsten so genannten ORAC-Wert, ist mit 75.000 Moringa aus Teneriffa, das unverdientermaßen noch einen Geheimtipp darstellt. Vielleicht wird mein Buch über dieses weitere Superlebensmittel dies ändern. Chia hat einen ORAC-Wert von bis zu 8400, das ist wesentlich höher als bei unserem heimischen „Antioxidanzien-Star", der Blaubeere (2230–6550 ORAC). Chia kann wohl allein keinen Diabetes heilen. Aber Chia kann den Patienten helfen, ihre Insulinresistenz zu verbessern und, wenn nötig, ihr Gewicht zu reduzieren, und schenkt Energie für Ausdauersport. Gesunde Ernährung und Bewegung: Das sind die Schlüssel, dem Diabetes, diesem Fluch der Industrieländer, zu entkommen. Eine bestimmte Chiasorte, Salba, bekam sogar ein medizinisches Patent (Nr. 60-274.256) als natürliche Hilfe durch Lebensmittel für das erfolgreiche Management von Diabetes und anderen Stoffwechselerkrankungen, aufgrund der erwiesenen Wirkungen zur Senkung des Blutzuckerspiegels generell und nach kohlenhydrathaltigen Mahlzeiten.

Wie kann Chia Krebs vorbeugen und bei Krebs helfen?

„Der Einfluss der Nahrung auf die momentanen Krebsarten in westlichen Ländern wird auf 40 bis 60 Prozent geschätzt."
– Dr. Las Dragsted, Epidemologe bei der „National Food Agency" in Dänemark –

Krebs ist eine Geißel der Menschheit geworden, vor allem der Menschen in den Industrienationen. Einer von drei Männern im Alter von 60 bis 79 Jahren bekommt irgendwann einen bösartigen, metastasierenden Tumor. Noch vor 100 Jahren starb in Deutschland nur jeder 100. Mensch an Krebs, heute ist es fast jeder Dritte, der an dieser „schleichenden Pest" stirbt. Dr. Udo Erasmus weist darauf hin, dass in der gleichen Zeit der Konsum von Fetten aus Pflanzen extrem zunahm, und sieht eine enge Korrelation zwischen Krebserkrankungen und dem wachsenden Verzehr von raffinierten Ölen und Transfettsäuren. Transfettsäuren, die in vielen

Fertigprodukten und in Frittiertem vorkommen, behindern die gesunde Funktion essenzieller, mehrfach ungesättigter Fettsäuren, welche nachweislich Krebs verhüten können.

Ungesättigte Fettsäuren sind in der Krebsprophylaxe und -therapie so erfolgreich, weil sie Sauerstoff in unser System bringen. Ein Mangel an Sauerstoff ist der Schlüsselfaktor für die Entstehung von degenerativen Erkrankungen wie Krebs (vgl. Udo Erasmus, S. 123). Menschen mit der geringsten Rate an degenerativen Erkrankungen – wie Japaner, Hottentotten, Maoris und britische Veganer – weisen die höchste Konzentration an Alpha-Linolensäure auf, die in Chia reichlich vorhanden ist (vgl. ebd., S. 157). Die Weltgesundheitsorganisation (WHO) registriert jährlich 10 Mio. neue Krebsfälle. In den USA hat Krebs bereits Herz-Kreislauf-Erkrankungen als Todesursache Nummer 1 überholt. Es ist nur eine Frage der Zeit, wann diese Entwicklung auch bei uns eintritt.

Die Kreta-Diät ist weltberühmt. Menschen auf der Insel Kreta haben im Vergleich mit anderen Europäern nur ein Viertel der Herzinfarktrate und nur die Hälfte der Krebsrate. Woran liegt dies? Sie essen viel Obst, Gemüse und Brot, nehmen viel Olivenöl zu sich und viel Alpha-Linolensäure, wie es in grünem Blattgemüse und bestimmten Nüssen enthalten ist. Das Blut der Kreter hat einen hohen Omega-3-Gehalt, viel höher als bei Menschen in anderen europäischen Ländern. Die Omega-3-Fette kommen aus wilden Pflanzen wie Portulak und grünem Blattgemüse. Sie sind konzentriert auch in Eiern, Milchprodukten und Fleisch von Tieren enthalten, die nicht im Stall mit Kraftfutter gemästet werden, sondern frei herumlaufen und Wildpflanzen fressen. Würden wir in der Steinzeit leben, fänden wir in den meisten Lebensmitteln, die wir sammelten oder jagten, Omega-3-Fette vor: in wilden Pflanzen, grünen Blättern, Nüssen, Wildtieren, Eiern von Wildvögeln und Fischen. Heute sind diese Fettsäuren in unserer Industriekost Mangelware geworden.

Krebs ist ein multikausales Geschehen, die Psyche spielt immer auch eine Rolle und chronische Stressbelastung, weil wir eine Einheit sind aus Körper, Seele und Geist. Daher will ich auf keinen Fall den Eindruck erwecken, Chia sei ein neues Wundermittel für Krebspatienten, die ja leider in ihrer Verzweiflung oft nach jedem Strohhalm greifen. Insgesamt würde ich Krebspatienten eine gesunde Lebensweise empfehlen mit viel frischem Obst und Gemüse möglichst aus Bioanbau mit ihren Phytochemikalien wie Ellagsäure, Catechinen und Lycopen, viel Bewegung an frischer Luft, der Umgang nur mit Menschen, die einem wohlgesonnen sind, und wenig chronischer Stress oder eine Möglichkeit, ihn abzubauen, wie das authentische Reiki oder Meditation. Ja, und ich empfehle „Superlebensmittel" wie Chia, Moringa, Papaya, AFA-Algen oder Gerstengrassaft, weil sie natürliche Stoffe wie Salvestrole, Enzyme, Farbstoffe und weitere Antioxidanzien enthalten, welche die Krebszellen zur Apoptose, einer Art Selbstmord oder Harakiri, bewegen können. Um Krebs vorzubeugen, würde ich alle diese Strategien einsetzen. Krebs ist nach Herz-Kreislauf-Erkrankungen die Haupttodesursache in den Industrieländern geworden.

Antioxidanzien sind ein großartiger Zellschutz. Eine Zelle wird rund 10.000-mal pro Tag von freien Radikalen wegen eines Elektrons „angepumpt". Ob die Zelle mit dem Elektron „herausrücken" muss, hängt von ihrem Schutz ab. Der Zellschutz ist Aufgabe der Antioxidanzien, welche die Zellwände beschützen. Chiasamen haben mehr Antioxidanzien als Blaubeeren, die für ihren Reichtum an Antioxidanzien bekannt sind. Antioxidanzien können freie Radikale binden und so vor Krebs schützen. Viele Forscher sehen den Hauptrisikofaktor für die Entwicklung von Krebs in den Schäden durch freie Radikale, die sich mit der Zeit ansammeln.

Soll die Akkumulierung von Oxidationsschäden, die zu Krebs führen, verlangsamt werden, muss der Antioxidanzienspiegel im Körper unbedingt verbessert werden. Zellen erneuern sich ständig. Bei der Zellteilung wird die DNA mitkopiert. Dabei können Fehler entstehen und Lücken. Fehler vervielfachen sich unter oxidativem Stress. Man könnte es so betrachten: Krebs ist eine Krankheit angehäufter DNA-Schäden, die altern. Freie Sauerstoffradikale attackieren die Zellen von Gewebe und Organen. Dabei schießt die Mutationsrate und damit die Krebsrate in die Höhe, weil die zellulären „Gehirne" oder die Replikationssoftware DNA verstümmelt werden.

Die gute Nachricht: Nur etwa 40 % der Lebenserwartung wird durch unsere genetische Veranlagung bestimmt. Den restlichen Anteil bestimmen wir selbst durch die Wahl der Nahrung, Bewegung und Umwelt. Der Chiaforscher Wayne Coates schreibt in seinem Buch „Chia": „Ein oder zwei Teelöffel Chia jeden Tag können Ihnen helfen, Zellmutationen zu verhüten und das Wachstum von mutierten Zellen zu verlangsamen, was konventionelle Krebstherapien wesentlich erfolgreicher macht." (Coates, „Chia",S. 129)

Antioxidanzien sind außerdem wichtig für ein fittes Immunsystem. Ist das Immunsystem gesund, kann es über Natürliche Killerzellen (NKZ) oder große Fresszellen (Makrophagen) anormale Proteinstrukturen an der Oberfläche karzinogener Zellen auffinden und zerstören. Auch T-Lymphozyten gehören zum körpereigenen Immunsystem und sind speziell dafür ausgebildet, Krebszellen zu suchen und zu töten.

Zu den zellschützenden und damit krebsvorbeugenden Antioxidanzien in Chia zählen Betacarotin, eine Vorstufe des Vitamins A, sowie die Vitamine E und C. Das auch Provitamin A genannte Betacarotin verhindert Sonnenbrand und schützt vor den schädlichen Auswirkungen krebsauslösender Stoffe. Betacarotine aus Pflanzen werden bis zu 10-mal besser resorbiert als synthetisch hergestelltes Betacarotin. Chia enthält auch die B-Vitamine Thiamin (B1), Riboflavin (B2) und Niacin (B3). Riboflavin wird für die Bildung von Antikörpern benötigt. Thiamin ist wichtig für die Energieproduktion in den Zellen. Niacin repariert durch das daraus gebildete Coenzym NAD DNA-Schäden, ein wesentlicher Risikofaktor bei der Entstehung von Krebs. In einer groß angelegten Fall-Kontroll-Studie wurde festgestellt, dass eine gesteigerte Aufnahme von Niacin, ca. 6 g pro Tag, zusammen mit antioxidativen Nährstoffen eine um 40 % niedrigere Häufigkeit von Mund-, Kehlkopf- und Speiseröhrenkrebs zur Folge hatte.

In Chiasamen sind etwa 29 mg Vitamin E pro 100 g enthalten, und damit rund 3-mal so viel wie in der gleichen Menge Weizenkeime. Vitamin E stabilisiert Fettsäuren und gilt als kraftvolles Antioxidans. Es kann bei der Vorbeugung oder Bekämpfung von Krebs helfen, indem es die DNA in den Zellen vor Schäden schützt, die dazu führen können, dass die Zelle entartet und zur Krebszelle wird. Vitamin E sorgt auch für eine Verlangsamung der Wachstumsrate von Krebszellen, ähnlich wie Omega-3-Fettsäuren. Gleichzeitig unterstützt Vitamin E das Immunsystem bei der Bekämpfung des Krebses, indem mehr Antikörper wie Natürliche Killerzellen (NKZ) und große Fresszellen (Makrophagen) gebildet werden. Hoch dosiertes Vitamin E in Kapselform bringt leider nicht die erwünschten Ergebnisse, es fehlen die erforderlichen Mengen der benötigten Begleitstoffe, das „Team" fehlt, das nur in ganzen Lebensmitteln wie Chiasamen vorkommt. Sehr viel Vitamin E enthalten auch kalt gepresstes Weizenkeimöl, Olivenöl, Sesamöl sowie rotes Palmöl und nicht raffiniertes Kokosöl.

Chiaöl enthält zudem Beta-Sitosterin, ein kraftvolles Antioxidans und Pflanzensterin. Beta-Sitosterin wirkt vorbeugend bei Prostataproblemen und Krebsarten wie Prostatakrebs und Dickdarmkrebs. Darüber hinaus stärkt es das Immunsystem.

Dr. Walter Troll, Professor für Umweltmedizin an der New York University, machte schon 1969 die Entdeckung, dass bestimmte Inhaltsstoffe von Samen und Nüssen, die auch in Chia vorhandenen, so genannten Protease-Inhibitoren, die Entwicklung von Krebs blockieren können, indem sie das Wachstum von Onkogenen stören. Es handelt sich dabei um Gene, die normale Zellen bewegen können, sich krebsartig zu verändern (vgl. Scheer S. 55). Protease-Inhibitoren gehören zu den kraftvollsten Antioxidanzien und helfen besonders, Brust- und Dickdarmkrebs zu verhüten. Wie körpereigene Chirurgen reparieren sie Schäden an der Erbsubstanz DNA. Vor allem aber, so Dr. Troll, „halten sie bösartige Zellen davon ab, sich zu vervielfältigen und auszustreuen." (ebd.) Protease-Inhibitoren wirken bei allen Krebsarten bis auf Magenkrebs. Eine besonders starke Wirkung scheinen sie auf Krebsarten auszuüben, die mit Hormonen in Verbindung stehen und von denen oft Übergewichtige betroffen sind.

Die Ballaststoffe in Chia sorgen für eine zügige Darmpassage und beugen damit Dickdarmkrebs vor. Der Durchschnittsdeutsche nimmt nur rund 18 g Ballaststoffe pro Tag zu sich, Ärzte und Ernährungswissenschaftler empfehlen 30 g und unsere Vorfahren in der Steinzeit aßen etwa 60 g. Die zu den Ballaststoffen zählenden langkettigen Zuckermoleküle, Polysaccharide, binden große Mengen Wasser im Darm und quellen dabei auf. Sie bilden im Darm die Hauptquelle an fermentierbarem Ballast, der unsere Verdauung in Gang hält und dadurch Dickdarmkrebs vorbeugt. Die schleimbildenden Polysaccharide, Pektine genannt, binden Toxine sowie pathogene Keime und beugen damit Krebs vor. Polysaccharide aktivieren zudem die Tätigkeit der Makrophagen, der großen Fresszellen, die Gifte entsorgen und an der Vernichtung von Krebszellen beteiligt sind. Sie regen die Produktion von Interleukin an, einem Botenstoff des Immunsystems, der es zu erhöhter Aktivität anspornt. Auch die B-Lymphozyten, welche Antikörper produzieren, werden von Polysacchariden aktiviert.

Die Pionierin der – vor allem gegen Krebs eingesetzten – Leinöltherapie ist die Apothekerin Johanna Budwig. Damit heilte sie nachweislich auch Krebspatienten, die von Ärzten schon aufgegeben waren. Ihre Johanna-Budwig-Öle findet man heute in jedem Reformhaus. Verantwortlich für ihre spektakulären Heilerfolge machte Dr. Budwig die Omega-3-Fettsäuren in Leinöl. Chiasamen sind eine noch konzentriertere Quelle von Alpha-Linolensäure. Sowohl in Chiasamen als auch in Leinöl ist diese Fettsäure vorhanden, die in Fetten sonst kaum vorkommt, sehr wohl aber in Herz, Niere, Leber, Gehirn und Nerven. Dr. Budwig war die erste, die Alpha-Linolensäure isolierte. Sie kannte Chia nicht. Der Vorteil von Chia: Chiasamen enthalten so viele Antioxidanzien, dass sie die empfindlichen und reaktionsfreudigen Omega-3-Fettsäuren vor dem Ranzigwerden schützen. Außerdem finden sich in Chia im Gegensatz zum Leinöl keinerlei gesundheitlich bedenkliche Stoffe (siehe Kapitel zum Leinöl-Chiaöl-Vergleich).

In ihrem Buch schreibt Dr. Budwig: „Das Krebsproblem steht in Verbindung mit der Verwendung ungesunder künstlicher Nahrungsfette." Sie legte sich mit der Margarineindustrie an. Heute gibt es Margarinesorten im Reformhaus und im Bioladen, die mit Omega-3-haltigen Fettsäuren z. B. aus Leinöl angereichert sind. Viele Krebsärzte arbeiten heute mit der Budwig-Therapie. So sagt Dr. Friedrich Douwes, Krebsspezialist an der St.-Georg-Klinik in Bad Aibling in Oberbayern: „Das Müsli (Hauptbestandteile: Leinöl und Quark) sollte auf den Tisch eines jeden Tumorpatienten

gehören." (zitiert nach Grimm S. 79). Francoise Wilhelmi de To-
ledo, die Chefärztin der Buchinger-Klinik am Bodensee, betont:
„Die Fette haben eine unglaubliche Bedeutung, weil sie Vorstufen
sind für bestimmte Stoffe im Immunsystem, ganz spezielle Prostaglandine." (Ebd.)

Es gibt zahlreiche Studien, wonach Omega-6-Fettsäuren das
Tumorwachstum und die Aggressivität des Tumors fördern, und
Omega-3-Fettsäuren das Tumorwachstum bremsen und eine
Metastasierung verhindern (vgl. Simopoulos S. 67 ff. u. Erasmus
S. 273). Ein Beispiel: 2007 beschäftigten sich Forscher an der Uni-
versidad Nacional de Córdoba in Argentinien mit der Wirkung
von Fettsäuren auf Brustkrebspatientinnen. Omega-3-Fettsäuren
waren in der Lage, Tumore zum Schrumpfen zu bringen und die
Metastasierung zu verhüten, so der Bericht in der Juliausgabe
2007 von „Journal of Prostaglandins, Leukotrienes and Essential
Fatty Acids". Laut „Ernährungsbericht 2012" der DGE nehmen
die Bundesdeutschen etwa das Zehnfache an Omega-6- wie an
Omega-3-Fettsäuren zu sich. Eine Nahrungsergänzung mit Ome-
ga-3-Fettsäuren konnte das Risiko für Dickdarmkrebs senken.
Bei einer Gruppe von Patienten mit präkanzerösen Dickdarm-
polypen wurde das Zellwachstum innerhalb von nur zwei Wochen gestoppt. Im Beobachtungszeitraum von zwölf Monaten
tauchten keine neuen Polypen auf (vgl. Simopoulous S. 67 ff.).
Udo Erasmus rät seinen Lesern, das Verhältnis von Omega-6- zu
Omega-3-Fettsäuren auszugleichen, das heißt, Omega-3-fettsäu-
rehaltige Lebensmittel wie Chia und Leinsamen zu essen und
Omega-3-Öle zusichzunehmen.

Wie wirken sich Omega-3-Fettsäuren aufs Krebsgeschehen
aus? Krebszellen werden mit der von ihnen benötigten Omega-
6-Fettsäure Linolsäure unterversorgt, wenn diese verstärkt mit
Omega-3-Fettsäuren konkurrieren muss. Omega-3- und Omega-
6-Fettsäuren stehen auch im Wettbewerb mit bestimmten Enzymen, die wichtig sind für die Entstehung von Stoffwechselpro-
dukten, welche eine Krebserkrankung begünstigen. Werden wir
ausreichend mit Alpha-Linolensäure versorgt, werden diese Me-
taboliten nicht mehr in genügendem Maße hergestellt. Außerdem
machen Omega-3-Fettsäuren die Krebszelle angreifbarer für die

Attacken von freien Radikalen, indem sie eine höhere Sättigung der Zellmembran verhindern. Wenn die Krebszelle dann ausreichend von freien Radikalen attackiert wird, stirbt sie. Omega-6-Fettsäuren, besonders Linolsäure, so neuere Erkenntnisse, verändern ein Gen, das automatischen Zelltod bewirkt, und vereiteln so die Sterblichkeit der Krebszelle. Omega-3-Fettsäuren hingegen fördern die Selbstzerstörung der Krebszelle, indem sie die Rate erhöhen, mit der sich die Krebszellen selbst aus dem Verkehr ziehen und verlangsamen damit das Tempo des Tumorwachstums.

Studien belegen, dass Omega-3-Fettsäuren auch die Wahrscheinlichkeit der Metastasierung reduzieren. Die meisten Patienten sterben nicht am Primärtumor, sondern an Tochtergeschwulsten. Brustkrebspatientinnen, welche eine sehr niedrige Konzentration an Alpha-Linolensäure im Fettgewebe aufwiesen, waren 5-mal so häufig von einer Metastasierung betroffen wie Patientinnen, welche davon genug hatten. An der dreijährigen Studie waren 120 an Brustkrebs erkrankte Frauen beteiligt. Die Konzentration von Omega-3-Fettsäuren war ein zuverlässigerer Risikofaktor für Metastasierung als alle anderen traditionellen Faktoren (vgl. Simopoulos S. 68). Die Deutsche Gesellschaft für Ernährung propagiert langkettige Omega-3-Fettsäuren zur Prävention von Krebskrankheiten (vgl. Deutsche Gesellschaft für Ernährung, „12. Ernährungsbericht 2012", S. 322). Der Konsum von gesättigten Fettsäuren, Ausnahme mittelkettige Fettsäuren in Tropenfrüchten, lasse das Krebsrisiko steigen.

Wie schaffen es die Omega-3-Fettsäuren, die Ausbreitung des Krebses durch Tochtergeschwulste zu verhindern? Damit sich eine Krebszelle vom Ursprungstumor woanders hinbewegen und eine entfernte Kolonie bilden kann, muss sie sich an Gewebe anhaften und durch feste Membranen hindurchwandern, die Blutgewebe und Organe umgeben. Omega-3-Fettsäuren erschweren es der Krebszelle, sich an diese Membrane anzuheften, indem sie den Ausdruck von Molekülen an der Zelloberfläche blockieren, so genannte Adhäsionsmoleküle, welche die notwenigen Ausstülpungen zum Andocken zur Verfügung stellen. Wenn Krebszellen es trotzdem schaffen, sich an die Membrane anzudocken, können Omega-3-Fettsäuren auch noch ein Enzym namens Collagenase blockieren, das nötig ist, um die festen Membrane aufzulösen und der Krebszelle zu erlauben, diese schwer zu überwindende Barriere zu passieren. (vgl. Simopoulos S. 68).

Fettforscher wie Artemis P. Simopoulos, weltweit anerkannte Expertin auf dem Gebiet der essenziellen Fettsäuren und Ernährungsberaterin für das „Office of Consumer Affairs" am Weißen Haus in Washington, sagen: „Es gibt ständig weiter wachsende wissenschaftliche Belege, dass die Anreicherung der Ernährung mit Omega-3-Fettsäuren einer der Schlüssel ist, um Krebserkrankungen vorzubeugen." (Simopoulos S. 69) Sie ist aber skeptisch, was Heilung von Krebs betrifft: „Es ist eher unwahrscheinlich, dass allein Omega-3-Fettsäuren Krebs in einem fortgeschrittenen Stadium heilen können."

Allerdings kann Alpha-Linolensäure erfolgreich begleitend zu anderen Krebstherapien eingesetzt werden. Weil diese Fettsäure entzündungshemmend wirkt (siehe Kapitel „Wie Chia bei Entzündungen hilft", S. 101), waren Patienten, die Omega-3-Fettsäuren zu sich nahmen, nach einer Operation nur halb so häufig wie die Vergleichsgruppe von einer postoperativen Infektion betroffen. Sehr gute Ergebnisse werden auch erzielt mit der Kombination von Chemotherapie und Alpha-Linolensäure. Die Nebenwirkungen infolge der Giftigkeit einer solchen Therapie konnten beträchtlich gemindert werden. Im Tierversuch starben 50 % der Mäuse, die Chemotherapie und Maisöl bekamen. In der Gruppe, die mit Chemotherapie behandelt wurde und Omega-3-Fettsäuren bekam, überlebten 95 % der Mäuse. Bestrahlung und einige Arten der Chemotherapie töten Krebszellen ab durch einen Sturm freier Radikaler, welche die Membrane der Krebszelle angreifen. Ist die Membran ausreichend geschädigt, zerstört sich die Zelle selbst. Omega-3-Fettsäuren machen die Zellmembran verwundbarer gegenüber dem Angriff freier Radikaler und verstärken damit sowohl den Effekt von Strahlen- als auch den von Chemotherapie.

Krebspatienten leiden oft unter dramatischen Gewichtsverlusten. Dies betrifft rund die Hälfte derjenigen, die Krebs haben. Gewichtsverlust ist für 10 bis 25 % der Todesursachen bei Krebspatienten verantwortlich. Krebspatienten ohne Gewichtsverlust haben eine um das Doppelte erhöhte Lebenserwartung.

Omega-3-Fettsäuren wurden Patienten gegeben, die durchschnittlich 3 kg im Monat an Gewicht abnahmen. Drei Monate später nahmen sie mehr als 0,25 kg im Monat zu (vgl. Simopolous S. 73)!

Zusammengefasst kann man sagen, dass Omega-3-Fettsäuren, reichlich in Chia enthalten, die Wachstumsrate von präkanzerösen Zellen reduzieren, die Entstehung neuer Tumore behindern, das Tumorwachstum verlangsamen, die Ausbreitung des Krebses verhindern, Gewichtsverlust stoppen und die Wirkungen von Chemo- und Strahlentherapie intensivieren und ihre Nebenwirkungen mindern.

Es gibt ein Buch darüber, dass „Krebszellen keine Himbeeren mögen". Ich ergänze: Krebszellen sind von Chiasamen auch nicht begeistert. Wer Krebs vorbeugen will, eine Krebserkrankung auf natürlichem Wege behandeln will oder nach einer biologischen Unterstützung sucht bei einer konventionellen Krebstherapie, sollte Chiasamen in seine Ernährung integrieren. Ich empfehle außerdem weitere Super-Lebensmittel wie AFA-Algen, Gerstengrassaft, Ananas, Papaya und Moringa. Wir können uns hierbei in Erinnerung rufen: Erst die komplexe Mischung von Phytochemikalien in ganzen Nahrungsmitteln liefern beste Resultate auch zur Krebstherapie und -prophylaxe.

Chia, die Powerpflanze für Burn-out-Prophylaxe

Man spricht von psychosomatischen Erkrankungen, wenn psychische Probleme mit der Zeit auch zu körperlichen Krankheiten führen. Umgekehrt beeinträchtigen auch Nährstoffdefizite die Psyche und bringen sie durcheinander. Du bist, was Du isst. Nur 4 % unseres Körpergewichts entfallen auf unser Gehirn, es verbraucht aber 20 % der Vitalstoffe. Ist es unterversorgt, merken wir das durch Konzentrationsschwäche, Antriebslosigkeit, Erschöpfung, Depression, schlechte Laune, Ängstlichkeit und Reizbarkeit. Wir können dann mit Stresssituationen im Leben schlecht umgehen und fühlen uns leicht überfordert. Oft steht in meinen Augen ein Vitalstoffdefizit hinter einem psychischen Problem.

Nährstoffempfehlungen bei Angststörungen sind Vitamin B3 zur Dämpfung der Angst, Vitamin B6 zur Erhöhung des Serotoninspiegels im Gehirn, Vitamin B1 zum Ausgleich des Milchsäurespiegels – Milchsäure kann bei anfälligen Menschen Angst verstärken –, Kalzium und Magnesium zur Entspannung der Nerven und Tryptophan, ein Botenstoff, der den Serotoninspiegel im Gehirn erhöht und beruhigend wirkt. Diese Nährstoffe finden sich allesamt in Chia.

Krankheit, Stress, Psychopharmaka, viele andere Medikamente und Alkohol sind Vitalstoffräuber. Burn-out ist in aller Munde. „Muss bald ganz Deutschland auf die Couch?", fragte Maybrit Illner im Herbst 2011 ihre Talkshowgäste. Was bisher zu kurz kam in der Diskussion über die Ursachen von Burn-out: Gesundheit fängt in der Zelle an. Ist die Zelle mit Nährstoffen unterversorgt, kann das Gehirn nicht mehr optimal arbeiten und ist leicht überfordert. Ich lade Sie ein, das Krankheitsbild Burn-out, das von der Symptomatik her eng verwandt ist mit der Depression, aus der „Psychoecke" herauszuholen. Zu den häufigen Symptomen zählen Erschöpfung, Schlafprobleme, Unruhe, Gereiztheit, depressive Verstimmungen, Kopfschmerzen, Antriebslosigkeit, Infektanfälligkeit sowie eine innere Distanz zu der Tätigkeit, die man ausübt. Hinzu können Panikattacken, Herzprobleme und Magen-Darm-Beschwerden wie Durchfall oder Entzündungen kommen.

Wie kann Chia als Burn-out-Prophylaxe wirken? Bei Stress werden vor allem Cortison, unser wichtigstes Stresshormon, sowie die Neurotransmitter Adrenalin, Noradrenalin und Dopamin ausgeschüttet. Die Grundbausteine von Dopamin, Noradrenalin und Adrenalin sind die Aminosäuren Phenylalanin und Thyroxin. Für die einzelnen Produktionsschritte sind eine Reihe von Mikronährstoffen, vor allem Vitamin B6, Magnesium, Folsäure, Vitamin C und Kupfer, erforderlich. Alle diese Stoffe finden wir in Chia.

Um funktionieren zu können, brauchen die Zellen Energie in Form von ATP, Adenosintriphosphat. Diese Energie muss täglich aus der Nahrung aufgenommen werden, denn sie lässt sich nicht speichern. ATP wird in den Mitochondrien, den Kraftwerken der Zellen, erzeugt. Wenn die Mitochondrien zu wenig Energie bereitstellen, spricht man von mitochondrialer Dysfunktion. Beim

Verbrauch von ATP entstehen freie Radikale, deren Zerstörungskraft sogar bis zum Zusammenbruch des Energiestoffwechsels führen kann. Freie Radikale werden im Organismus vermehrt durch chronische Arbeitsüberlastung und Dauerstress gebildet. Der Körper schützt sich mit Antioxidanzien wie Vitamin C, Selen, Vitamin E, Betacarotin, B-Vitaminen, Magnesium, Zink, Mangan, schwefelhaltigen Aminosäuren, durch Polyphenole, Pflanzensterine wie Beta-Sitosterin und Glutathion, eine Eiweißverbindung aus verschiedenen Aminosäuren. Alle diese essenziellen Mikronährstoffe finden wir in Chia und auch in Moringa.

Neben der Zufuhr dieser antioxidativen Powernährstoffe sind auch ausreichende Entspannungszeiten, Tiefenentspannungsmethoden wie Meditation oder das authentische Reiki, Bewegung, Sonnenlicht und erholsamer Schlaf wichtig zur Regeneration. Eine Dauerbelastung ohne ausreichende Schutzsysteme führt zu Energiedefiziten, da die Funktion der Mitochondrien nachlässt und ihre Struktur im Extremfall zerstört wird. Man kann Burnout auch als direkte Folge einer Erschöpfung der Zellkraftwerke betrachten.

Die Vitalstoffe in Chia bieten eine Burn-out-Prophylaxe, weil die Nährstoffdichte unserer Lebensmittel rapide abgenommen hat. Von 1985 bis 2002 hat sich der Kalziumgehalt in Brokkoli um 73 % verringert, der Gehalt an Vitamin B6 in Bohnen ist um 77 % und der in Bananen sogar um 95 % zurückgegangen, der Folsäuregehalt in Bananen nahm um 79 % ab, der Vitamin-C-Gehalt in Erdbeeren um 87 % und in Äpfeln um 60 %. Daher sind wir auf natürliche „Nährstoffkonzentrate" oder Superlebensmittel wie Chiasamen mit beispielloser Vitalstoffdichte angewiesen, die ein Füllhorn an Schutzstoffen liefern.

Magnesium, in Chia vorhanden, ist das Mineral der Gelassenheit. Es spielt eine wichtige Rolle im Energiestoffwechsel der Mitochondrien, weil alle energieabhängigen Stoffwechselvorgänge Magnesium benötigen. Magnesium ist außerdem beteiligt an der Aktivierung der B-Vitamine. Ein Magnesiummangel hat daher oft einen Mangel an diesen Nervenvitaminen zur Folge. Magnesium verringert die Freisetzung von Stresshormonen wie Cortison und dämpft damit die Reaktion des Organismus auf Stress. Symptome eines Magnesiummangels sind Konzentrations- und Gedächtnis-schwäche, verringerte Stressresistenz, Impulsivität, Nervosität, innere Unruhe, Kopfschmerzen und Schlafstörungen. Auch Zink, ebenfalls in Chia enthalten, ist wichtig zur Burn-out-Prophylaxe. Ein Zinkmangel macht sich durch Erschöpfung, chronische Mü-digkeit, Antriebsschwäche, geringe Stressresistenz, mangelnde Konzentration, depressive Verstimmungen und eine hohe Infekt-anfälligkeit bemerkbar.

Ich zähle jetzt weitere Vitalstoffe auf, die in dem Superlebens-mittel Chia enthalten sind und die uns vor Burn-out schützen können. Mangan aktiviert viele Enzyme, die als Antioxidanzi-en wirken. Damit schützt es die Membran der Mitochondrien vor der Zerstörung durch freie Radikale. Mangan ist außerdem wichtig für die Herstellung von Dopamin, einem Botenstoff, und Melanin, dem Schlafhormon. Selen gilt als Stimmungsaufheller. Selenmangel macht sich durch Lustlosigkeit, Müdigkeit, Abge-schlagenheit und Konzentrationsschwäche bemerkbar. Folsäure bzw. wasserlösliche B-Vitamine oder Folate sind unentbehrlich für die DNA-Synthese und damit für alle Zellteilungsvorgänge. Vitamin B1 ist ein wahres Universalgenie. Es ist an der Bereit-stellung verschiedener Brennstoffe für die Mitochondrien be-teiligt. Außerdem sorgt es für die Reizübertragung zwischen den Nervenzellen und für den Neurotransmitterstoffwechsel. Ein Vitamin-B1-Mangel macht sich durch depressive Verstim-mungen, Ängste, Vergesslichkeit, Müdigkeit, Gedächtnis- und Konzentrationsschwäche sowie Verwirrtheit bemerkbar. Vita-min B2 ist beteiligt an der mitochondrialen Atmungskette und schützt die Mitochondrien vor oxidativem Stress. Mangelsymp-tome sind Antriebsschwäche und Depressionen. Vitamin B3 ist an der DNA-Reparatur beteiligt und schützt ebenfalls die Mito-chondrien vor dem Angriff freier Radikaler. Vitamin B3 kann vom Körper aus L-Tryptophan unter Mitwirkung von Vitamin B2 und B6 hergestellt werden, allesamt in Chia enthalten. Bei einem Vitamin-B3-Mangel machen sich in unseren Zellen Gifte breit und das beeinträchtigt die Energieerzeugung. Die Auswir-kungen können Leistungsschwäche, Erschöpfung, Psychosen, Halluzinationen und Verwirrtheit sein.

Vitamin B6 wird auch als Nervenvitamin bezeichnet, weil es unentbehrlich ist für die Neurotransmittersynthese und den Aminosäurestoffwechsel. Ein Mangel kann sich durch die typischen Burn-out-Symptome wie Leistungsschwäche, neurologische Ausfallerscheinungen, Schlafstörungen und Reizbarkeit äußern. Vitamin C stärkt nicht nur das Immunsystem, sondern schützt auch vor Stress, indem es an der Synthese der Botenstoffe Noradrenalin und Serotonin beteiligt ist. Bei Stress wächst der Bedarf an Vitamin C. Ein Mangel an diesem Vitamin kann sich durch Antriebslosigkeit, Müdigkeit, Schwäche, depressive Verstimmungen und Stimmungsschwankungen zeigen. Vitamin E hütet die Zellmembran vor dem Angriff freier Radikaler und schützt die Lipide darin vor Oxidation. Wenn Fette oder Lipide in den Zellmembranen ranzig werden, sinkt die Energiegewinnung in den Mitochondrien. Neurologische oder sensorische Störungen können die Folge eines Vitamin-E-Mangels sein.

Quercetin gehört zu den wasserlöslichen sekundären Pflanzeninhaltsstoffen aus der Gruppe der Polyphenole. Quercetin unterstützt die Neubildung von Mitochondrien. Daher wird dieser Stoff auch in der Burn-out-Therapie eingesetzt. Chia ist eine sehr gute Quelle von Quercetin. Die Omega-3-Fettsäuren in Chia, einmalig hoch konzentriert im Pflanzenreich, werden zu einem Teil zu EPA- und DHA-Fettsäuren umgewandelt. Diese Fettsäuren sorgen für schnelle Informationsübertragung im Gehirn, steigern die Lern- und Konzentrationsfähigkeit, wirken stimmungsaufhellend, beugen Depressionen vor, verbessern die Intelligenz und machen glücklich. Auch der geistige Verfall im Alter wird verlangsamt. DHA ist besonders in den Synapsen des Gehirns hoch konzentriert enthalten. Besonders ältere Menschen, Vegetarier und Veganer, Schwangere, Babys, Jugendliche, Menschen mit einem Alkoholproblem und Menschen mit chronischem Stress haben einen erhöhten DHA-Bedarf aus der Nahrung.

Chia enthält alle diese Stoffe, die zur Burn-out-Prophylaxe beitragen, in hoher Konzentration, ausgewogener Zusammensetzung und bester Bioverfügbarkeit. Bei der Behandlung des Burn-out-Syndroms arbeiten bereits viele Heilpraktiker und Naturheilärzte mit Nahrungsergänzungsmitteln auf Basis der erwähnten Mikronährstoffe zur schnellen Regeneration des Zellstoffwechsels. Mit Chia sind wir auf der sicheren Seite, was unsere Vitalstoffversorgung zur Verhinderung von Burn-out betrifft. Wir sollten natürlich auch sonst auf unsere Ernährung achten und uns vollwertig und möglichst aus Bioanbau ernähren, für die notwendigen Ruhepausen und für Bewegung an frischer Luft sorgen. Durch Messung des ATP-Umsatzes hat Dr. Ulrich Strunz herausgefunden, dass ein Läufer, der täglich joggt, sechsmal mehr Kraftwerke in den Zellen und damit etwa sechsmal mehr Zellenergie hat als ein Nichtläufer. Durch Laufen und andere Ausdauersportarten werden außerdem vermehrt Serotonin, das Kreativitätshormon ACTH und Endorphine, also Glückshormone, freigesetzt. Wir können also auch dem Burn-out davonlaufen. Eine gute Vitalstoffversorgung ist allerdings immer die Grundlage für die Bestversorgung unserer Höchstleistungsmaschine Gehirn, die sonst ins Stottern kommt und ihren Dienst versagt. Chia, das Powerfood der Azteken, ist ein Geschenk der Natur auch für den modernen Menschen und seine Herausforderungen.

Heilwirkungen von Chia von A bis Z

Seit dem Zweiten Weltkrieg ist der Konsum von Omega-3-Fettsäuren in den USA um 80 % zurückgegangen, bei uns hat er sich halbiert. Der Fleisch- und Zuckerkonsum ist dramatisch gestiegen und ballaststoffreiches Gemüse kommt nur noch selten auf den Teller. Auch die Menge an Antioxidanzien, welche durchschnittlich konsumiert werden, ist nur noch halb so hoch, wie für ein fittes Immunsystem nötig. Omega-3-Fettsäuren, Ballaststoffe, Antioxidanzien: All dies – und noch viel mehr – steckt in den kleinen, unscheinbaren Chiasamen.

Chiasamen sind derart reich an Vitalstoffen, die unserer Nahrung im Allgemeinen fehlen, wie Omega-3-Fettsäuren und Ballaststoffen, dass sie den Körper befähigen, seine Selbstheilungskräfte zu aktivieren. Die Körperfunktionen werden gestärkt. Über diese indirekte Heilwirkung hinaus verbessern und intensivieren Chiasamen den Geschmack von Lebensmitteln wie Pudding,

Saucen und Smoothies. Wir können mit Chiasamen die Hälfte der Fette beim Backen und Kochen durch Chiagel ersetzen und damit Kalorien sparen und etwas für die Gesundheit tun. Außerdem hilft Chia, Geld zu sparen. Wie das? Mit Chia können wir auf teure Diätshakes und Lightprodukte verzichten. Eine Chiamenge von etwa vier Teelöffeln täglich kostet weniger als 1 € pro Tag. Wir brauchen weniger zu essen, weil unser Körper mit Chia das bekommt, was er braucht, und Chia Magen und Darm für lange Zeit füllt.

Abnehmen

An Gewicht abnehmen und sein Idealgewicht halten ohne zu hungern? Diesen Traum zu verwirklichen ist mit Chia möglich. Wenn Chia mit Flüssigkeiten, wie z.B. Wasser, in Kontakt kommt, wird ein Gel gebildet, welches das Volumen und das Gewicht des Samens vergrößert. Weil dieses Gel aus Wasser besteht, hat es keine Kalorien. Der Magen „denkt", er ist voll. Weil der Magen die löslichen Ballaststoffe wegnehmen muss, um an das Wasser heran zu kommen, bleibt das Chiagel länger im Magen und sendet ständig „Ich bin voll-Signale" ans Gehirn. In einem Extra-Kapitel, wie man mit Chia sein Idealgewicht erreicht und mühelos hält (s. S. 157), habe ich die drei bewährten Methoden, mit Chia abzunehmen, beschrieben. Auch die Omega-3-Fettsäuren in Chia helfen beim Gewichtsmanagement. Das „USA Weekend Magazine" veröffentlichte eine Studie, wonach Übergewichtige, die Omega-3-Fettsäuren zu sich nahmen, pro Monat 1 kg mehr an Gewicht verloren als eine Kontrollgruppe, welche die gleiche kalorienreduzierte Diät zu sich nahm.

Mäuse, die mit Omega-3-Fettsäuren angereichertes Futter bekamen, waren bei gleicher Kalorienzahl nach wenigen Wochen 25 % schlanker als die Mäuse, die stattdessen Omega-6-Fettsäuren ins Futter bekamen. Die Art, wie der Körper Omega-3-Fettsäuren nutzt, schränkt offenbar den Aufbau von Fettgewebe stark ein. Omega-3-Fettsäuren kurbeln den Stoffwechsel an und werden nicht als Körperfett gespeichert, sondern entweder gleich zur schnellen Energiegewinnung verbraucht oder z.B. in Zellmembrane eingebaut.

Chia ist die reichste Omega-3-Fettquelle überhaupt. Auch wer kein Vegetarier ist, sollte auf Meerwasserfisch, eine weitere Omega-3-Fettquelle, verzichten aufgrund der möglichen Schwermetallbelastung und Überfischung der Meere. Chia enthält verglichen mit Lachs das Vierfache an Omega-3-Fettsäuren. Allerdings findet sich in Chia nur eine bestimmte Omega-3-Fettsäure: Alpha-Linolensäure (ALA). Da deren Umwandlung in DHA, eine andere vom Körper benötigte Omega-3-Fettsäure, bei einigen Personen gestört sein kann – abhängig z. B. vom Zustand der Darmflora und vom Alter –, empfiehlt sich mit DHA aus Algen angereichertes Chiaöl. Wenn dies nicht erhältlich ist, nehmen Sie andere mit DHA optimierte Omega-3-Öle wie Udo's Choice (Internet) oder Johanna-Budwig-Öle (Reformhaus).

ADS/ADHS

Immer mehr Kinder und Jugendliche, aber auch Erwachsene, leiden unter einer verringerten Aufmerksamkeitsspanne, können sich schlecht konzentrieren, sind hyperaktiv oder impulsiv. ADS heißt „Aufmerksamkeitsdefizitsyndrom", bei ADHS kommt noch Hyperaktivität dazu. Die Behandlung mit dem Psychopharmakon Ritalin ist problematisch, weil es sich um keine Ursachentherapie handelt und die Nebenwirkungen gravierend sein können. (Siehe auch mein Buch „Hyperaktivität – warum Ritalin keine Lösung ist".) Forscher fanden einen Zusammenhang zwischen der Menge der Omega-3-Fettsäuren EPA und DHA im Blut von Jungen und ihrer Fähigkeit sich zu konzentrieren. Je niedriger der Spiegel dieser Fettsäuren, desto verhaltensauffälliger waren sie. An der Purdue University in den USA wurden Kindern Omega-3-Fettsäuren verabreicht und die Symptome wie Ängstlichkeit, Wutausbrüche und Schlafprobleme konnten gelindert werden.

Chia ist eine hervorragende Quelle für diese Fettsäuren und enthält auch noch jede Menge Antioxidanzien, die die Lipide in den Zellmembranen der Nervenzellen vor Oxidation und dem Angriff freier Radikaler schützen. Dr. Jack Bukowski, Professor an der „Harvard Medical School", sagt: „Chia bietet unzählige Gesundheitsvorteile für Kinder."

Allergien

Chia hilft Allergien vorzubeugen und zu heilen. Ein japanisches Forscherteam fütterte Mäuse mit einer Kost, die reich an Alpha-Linolensäure war. Bei den Mäusen, die viel von dieser auch in Chia stark vertretenen Omega-3-Fettsäure gefressen hatten, war die Immunantwort wesentlich geringer als bei der Vergleichsgruppe. Das Immunglobulin E, Indikator für allergische Reaktionen, sank. Aufgrund der Alpha-Linolensäure starben weitaus weniger Tiere an einem allergischen Schock. Allergien sind ein Zeichen eines hyperaktiven oder missgeleiteten Immunsystems. Indem Omega-3-Fettsäuren und Antioxidanzien in Chia das Immunsystem stärken, lässt die Neigung zu Allergien nach. Viele allergische Reaktionen entstehen durch eine Überzahl der aus Omega-6-Fettsäuren gebildeten Eicosanoide, entzündungsfördernde Prostaglandine. Hier sorgt Chia für Balance.

Alzheimer

In Deutschland leiden etwa 2 Mio. Menschen unter Demenz, davon geschätzte 700.000 unter Alzheimer. DHA-Fettsäuren schützen das Gehirn vor Alzheimer. Aus der Omega-3-Fettsäure Alpha-Linolensäure stellt der Körper diese Fettsäuren her. DHA ist der Hauptfettbestandteil, welcher die Neuronen im Gehirn umgibt. Studien an Menschen mit Alzheimer ergaben, dass der Mangel an DHA signifikant größer als in der Kontrollgruppe war. Die Teilnehmer mit den geringsten DHA-Werten hatten bei Studien ein um 160 % höheres Risiko, senil zu werden. Autopsien von Betroffenen zeigen, dass Alzheimer oft mit Entzündungen im Gehirn einhergeht. Auch hier hilft Alpha-Linolensäure in Chia.

Anti-Aging

Die Antioxidanzien in Chia beugen Alterungsprozessen vor. Sie helfen auch dabei, dass Chiasamen für zwei Jahre bei Zimmertemperatur frisch bleiben und sogar Mehl aus Chiasamen, das in den USA, Australien und vielen anderen Ländern zu kaufen ist, lange Zeit genießbar bleibt. Durch seine Konzentration von Antioxidanzien unterscheidet sich Chia von Sesam oder Leinsamen, die leicht verderblich sind. Antioxidanzien sind die Gegenspieler von freien Radikalen, aggressiven und reaktionsfreudigen Sauerstoffatomen, welche für Alterungsprozesse und chronische Erkrankungen wie Rheuma, Diabetes, Entzündungen, Faltenbildung, Altersflecken und Krebs verantwortlich gemacht werden. Sie können den Schäden durch freie Radikale vorbeugen, indem sie gesund bleiben durch Chia, das antioxidative Power-Haus von Mutter Natur. Auch die Omega-3-Fettsäuren in Chia bremsen Alterungsprozesse ab, indem sie die Arterienwände geschmeidig halten, das Gehirn jung, und chronische Entzündungsprozesse als Ursache vieler im Alter auftretender Krankheiten verhindern.

Arthritis

Rheumatoide Arthritis ist eine Autoimmunerkrankung, bei der durch eine chronische Entzündung Gewebe von Knochen und Knorpeln zerstört wird. Der Körper stellt Antikörper her, welche ein wichtiges Eiweiß namens IgG angreifen. Omega-3-Fettsäuren wie in Chiasamen lindern die Symptome wie Morgensteifheit, Müdigkeit, Schmerzen und die Anzahl der entzündeten Gelenke. Patienten, die Omega-3-reiche Lebensmittel zu sich nahmen, konnten oft ihre Medikamente absetzen. Auch Umschläge aus Chiamehl mit Wasser helfen, ähnlich wie Leinsamenumschläge, die schon von Hildegard von Bingen äußerlich bei Gelenkentzündungen verwendet wurden.

Asthma

Omega-3-Fettsäuren, wie in Chia reichlich vorhanden, können die Symptome von Asthma verringern. Diese Fette blockieren die Produktion einer entzündungsfördernden Substanz namens Leukotrien B4, ähnlich wie Steroide, aber ohne Nebenwirkungen. Omega-3-Fettsäuren fördern die Produktion des Leukotriens LTB5, eines Gegenspielers von B4. Je mehr LTB5 gebildet wird, desto schwächer ist der Asthmaanfall. In einer Jahresstudie, in der Asthmatiker Omega-3-Fettsäuren bekamen, hatten diese Patienten am Ende des Jahres eine größere Lungenkapazität als die Vergleichsgruppe, die nur ein Placebo bekam. Wer Asthma hat, sollte vermehrt entzündungshemmende Omega-3-Fettsäuren zu sich nehmen.

Augen

Chia unterstützt eine gute Sehkraft auch im Alter. In der Retina findet sich die Omega-3-Fettsäure DHA hoch konzentriert. Die Membrane werden so in die Lage versetzt, Bilder in Lichtgeschwindigkeit in elektrische Signale umzuwandeln, um sie zum Gehirn zu schicken. Omega-3-Fettsäuren beugen Glaukombildung und AMD, altersbedingter Makulardegeneration, vor, weil sie das Blut flüssig und die Arterien frei halten.

Blutzuckerstabilisierung

Schwankender Blutzucker aufgrund von leeren Kohlenhydraten wie Weißmehlprodukten und Süßigkeiten ist ein Problem, unter dem viele leiden. Bei einer Unterzuckerung kommt es zu Schwindel, Konzentrationsproblemen und Antriebsschwäche. Es kann dabei auch zu Aufmerksamkeitsproblemen kommen oder zu mangelnder Impulskontrolle. Wenn wir unseren Blutzuckerspiegel ins Gleichgewicht bringen, beugen wir nicht nur diesen Problemen, sondern auch noch der Entwicklung von Diabetes II vor. Chia ist eine große Hilfe. Durch seine einzigartige Kombination von löslichen und unlöslichen Ballaststoffen verlangsamt es im Körper die Umwandlung von Kohlenhydraten in Zucker. Wenn Sie Chia als Bestandteil einer Mahlzeit zu sich nehmen, sorgen sie für ein gleichmäßiges Energieniveau und beugen so Erschöpfung vor.

Depressionen

Eine Studie in Israel ergab, dass bei mehr als der Hälfte der Patienten mit Depressionen, welche bis dahin auf keine Behandlung angesprochen hatten, durch Nahrungsergänzung mit Omega-3-Fettsäuren die Depression in weniger als drei Wochen verschwand. In „Archives of General Psychiatry" wurden Ergebnisse einer britischen Studie veröffentlicht, laut derer mit Omega-3-Fettsäuren alle Symptome einer Depression gebessert werden konnten: Traurigkeit, Antriebslosigkeit, Ängste, Schlaflosigkeit, Selbstmordneigung und das Nachlassen der Libido. Je mehr Omega-3-Fettsäuren Menschen zu sich nahmen, desto geringer ist ihre Tendenz, deprimiert zu sein und desto positiver ihre Einstellung zum Leben.

Interessant ist, dass in Japan, Singapur und Malaysia – Ländern mit einem hohen Verzehr von Omega-3-haltigen Lebensmitteln – die postnatale Depression 3- bis 20-mal seltener als in Deutschland, Frankreich und den USA auftritt. Jede zehnte junge Mutter bei uns leidet an „Babyblues", einer postnatalen Depression. Die oft mageren Vorräte an Omega-3-Fettsäuren werden über die Plazenta ans Ungeborene und beim Stillen ans Baby weitergegeben und für die Mutter entsteht ein eklatanter Mangel.

Diabetes

Chia hilft, Diabetes vorzubeugen und den Bedarf an Insulin bei insulinpflichtigen Diabetikern zu verringern. Die Faserstoffe verlangsamen die Verdauung der Kohlenhydrate, der Blutzuckerspiegel wird dadurch stabilisiert. Eine der Ursachen von Diabetes ist oxidativer Stress. Hier hilft Chia mit seiner Fülle an Antioxidanzien. Die Effektivität von Insulin wird durch Alpha-Linolensäure erhöht. Omega-3-Fettsäuren lassen die Zellmembrane elastischer und damit rezeptiver gegenüber Insulin werden. So tragen sie dazu bei, Insulin zu sparen. Übergewicht ist einer der Risikofaktoren für Diabetes. Chia hilft beim Gewichtsmanagement, weil es sich um eine „Vitalstoffbombe" mit langem Sättigungseffekt handelt, was vor allem an den Ballaststoffen liegt. Chia hilft Begleiterscheinungen von Diabetes wie hohen Blutdruck, hohe Blutfettwerte und einen hohen LDL-Cholesterinspiegel zu senken. Weil Chia energetisiert und Übergewicht reduziert, sind Chiakonsumenten eher motiviert, sich sportlich zu betätigen. Man kann z. B. seinem Diabetes „davonlaufen".

Divertikulitis

Mehr als 60 % der Männer über 60, bei Frauen etwas weniger, leiden unter Ausstülpungen der Darmwand, Divertikeln, die sich leicht entzünden können, das nennt man Divertikulitis. Diese Krankheit kann zu Darmverschluss führen. Ursache sind eine ballaststoffarme Ernährung, Verstopfung und ein Mangel an Bewegung. Chia ist die Lösung! Jedes Samenkorn ist von einer Hülle löslicher Ballaststoffe umgeben, die bei Kontakt mit Flüssigkeit geleeartig wird. Die äußerste Schicht besteht aus unlöslichen Faserstoffen. Weil der Magensaft unlösliche Ballaststoffe nicht aufbrechen kann, hilft Chia, Essen sanft durchs Verdauungssystem zu schleusen und trägt dabei kaum Kalorien bei. Die Ballaststoffe in Chia sorgen für eine gute Verdauung und beugen somit Divertikeln vor. Wer allerdings schon eine akute Divertikulitis hat, sollte auf ballaststoffreiche Nahrung wie Chia verzichten, weil Faserstoffe sich an diesen Ausstülpungen festsetzen könnten.

Energie

Mit Chia können Sie sich den ganzen Tag voller Energie und Tatendrang fühlen. Es stellt eine der wenigen pflanzlichen Quellen für komplettes Eiweiß dar und erhöht somit Ihr Energieniveau. Die Ballaststoffe in Chia verhindern, dass der Blutzuckerspiegel übermäßig schwankt und es zu einer Unterzuckerung kommt. Seine beispiellose Nährstoffdichte sorgt mit Antioxidanzien, Vitaminen, Fettsäuren, Proteinen und Mineralstoffen für kontinuierlich bereitgestellte Energiezufuhr.

Entzündungen

Omega-3-Fettsäuren und Antioxidanzien in Chia bremsen überschießende Entzündungsprozesse ab, wie z. B. bei Rheuma oder Arthritis. Sie reduzieren die Bildung von weißen Blutkörperchen, welche maßgeblich an Entzündungsprozessen beteiligt sind. Außerdem senden Omega-3-Fettsäuren eine Botschaft an die Gene, die Produktion eines Signalproteins zu reduzieren, welches an der Entstehung und Chronifizierung von Entzündungsprozessen beteiligt ist. Der heute übliche Überschuss von Omega-6-Fettsäuren im Körper löst Oxidationsprozesse und praktisch überall im Körper entzündliche Reaktionen aus.

Gehirn

Wir brauchen ein stabiles und gesundes Nervensystem, sonst sind Ängste, Stress, Aufmerksamkeitsstörung, Stimmungsschwankungen oder Verhaltensstörungen die Folge. Omega-3-Fettsäuren bilden wichtige Bestandteile der Membrane von Nervenzellen. Sie machen die Membrane der Gehirnzellen flexibler und erleichtern die Nervenübertragung. Dadurch wird die Stimmung verbessert, das Gedächtnis und auch die weiteren Gehirnfunktionen. 2010 wurde an der McGill University in Montreal eine Untersuchung durchgeführt. Die Symptome von Depressionen, unter denen die Patienten litten, konnten durch Omega-3-Nahrungsergänzungen wesentlich gebessert werden. Die Probanden konnten sich leichter fokussieren und wurden ruhiger. Tryptophan, eine Aminosäure in Chia, wird vom Körper in die Botenstoffe und Wohlfühlhormone Serotonin und Melatonin umgewandelt. Die B-Vitamine aus Chia beruhigen die Nerven.

Gewicht *siehe Abnehmen*

Hautprobleme *siehe Schönheit*

Heißhungerattacken

Heißhungerattacken sind eine Gefahr für ein gesundes Gewicht und überfordern unseren Körper, der gestresst ist von einem „Zuviel" an Nahrung in zu kurzer Zeit. Oft steckt ein Defizit an Vitalstoffen wie Mineralien oder Vitaminen dahinter. Wenn Sie einen Kalziummangel haben, „schreit" Ihr Körper vielleicht nach Käse und Eiscreme, weil er „weiß", dass diese Lebensmittel Kalzium enthalten. Leider führen wir uns mit diesen Lebensmittel zu viele ungesunde Fette, Säuren und zu viel tierisches Eiweiß zu, die unseren Organismus belastet. Eine viel bessere Idee ist es, Chiasamen übers Essen zu streuen, über Salate, Suppen, Eintöpfe oder gedünstetes Gemüse. Chia enthält mehr Kalzium als Vollmilch, und außerdem wichtige Spurenelemente wie Magnesium und Bor, welche für die Absorption von Kalzium zuständig sind. Auch durch die Fettsäuren, Antioxidanzien und Vitamine in Chia helfen wir, Heißhungerattacken vorzubeugen, weil der Körper endlich die Vitalstoffe bekommt, die er benötigt, und nicht dauernd nach „mehr" ruft, weil er nicht das bekommt, was er wirklich braucht. Wir erinnern uns: Die Krieger und Boten der Azteken liefen Langstrecke nur mit Chia und die Ultramarathonläufer der Tarahumarandianer, welche Chiasamen in einem Stoffsäckchen mit sich führen, schrieben und schreiben Sportgeschichte.

Herz-Kreislauf-Erkrankungen

Chia hilft auf vielfältige Weise dem Herzen. Die darin konzentriert vorkommenden Omega-3-Fettsäuren senken einen zu hohen Blutdruck und beugen damit Herzinfarkt und Schlaganfall vor. Herzerkrankungen sind in den Industrieländern Todesursache Nummer 1. Da Alpha-Linolensäure sowie die daraus gebildeten DHA- und EPA-Fettsäuren aus der Omega-3-Familie Entzündungen hemmen und entzündliche Prozesse in den Arterieninnenwänden Ursache für Arteriosklerose sein können, beugt Chia Arteriosklerose vor. Omega-3-Fettsäuren senken die Blutfettwerte, erhöhen den Spiegel des „guten" Cholesterins HDL und senken den des „schlechten" Cholesterins LDL. Omega-3-Fettsäuren helfen auch bei Herz-Rhythmus-Störungen und beugen dem gefährlichen Herzflimmern vor.

Immunsystem

Chia stärkt das Immunsystem. Das liegt an der DHA-Fettsäure, welche der Körper aus der Omega-3-Fettsäure Alpha-Linolensäure herstellt. Chiasamen enthalten von dieser wichtigen Fettsäure mehr als jede andere Samen- oder Getreidesorte. Auch die Antioxidanzien in Chia sind wichtig zur Bildung von Antikörpern. Entzündungsprozesse und Autoimmunerkrankungen werden mit einem hyperaktiven, überschießenden Immunsystem in Verbindung gebracht. Thymuszellen, die sich gegen körpereigenes Gewebe richten, werden durch Omega-3-Fettsäuren zerstört.

Die Protease-Inhibitoren in Chia sind in der Lage, Viren daran zu hindern, in gesunde Zellen einzudringen. Viele Forscher glauben, dass diese Antioxidanzien wirksamer sind als Anti-Viren-Mittel, mit denen beträchtliche Nebenwirkungen verbunden sind (vgl. Scheer S. 60 – 64).

Krebs

Wie können Chiasamen Krebserkrankungen vorbeugen und vielleicht sogar in der Krebstherapie eine Rolle spielen? 1971 wurde in den USA der „Krieg gegen den Krebs" unter Präsident Nixon ausgerufen und von 1971 bis 1993 wurden 30 Mrd. US-$ für diesen Kampf ausgegeben. Das Ergebnis ist niederschmetternd. Die

Häufigkeit von Krebs stieg um 18 %, die Todesrate um 6 %. Bei uns ist Krebs nach Herz-Kreislauf-Erkrankungen die zweithäufigste Todesursache. Obst und Gemüse bilden einen guten Schutz gegen die meisten Krebssorten. In meinem Buch über Moringa habe ich die Stoffe in diesem „Wunderbaum" beschrieben, die zu einer Apoptose, einem Harakiri der Krebszellen führen. Auch Chiasamen helfen. Sie enthalten jede Menge Ballaststoffe, die für eine zügige Darmpassage sorgen und Entzündungen vorbeugen, die entarten und zur Bildung von Krebsgeschwulsten führen können. Omega-6-Fettsäuren fördern, Omega-3-Fettsäuren bremsen Tumorwachstum. Die Omega-3-Fettsäuren in Chia machen Krebszellen verwundbarer für den Angriff freier Radikaler. Ist der Angriff von freien Radikalen auf die Krebszelle zu stark, stirbt sie.

Neuere Forschungen ergaben, dass Omega-3-Fettsäuren spezielle „Straßensperren" bilden können, die es den Krebszellen erschweren, von einem Primärtumor aus auszuwandern und woanders im Körper neue Kolonien zu bilden. Durch Omega-3-Fettsäuren sinkt so die Gefahr der Streuung von Krebszellen und der Metastasenbildung. Brustkrebs z. B. streut 5-mal so häufig bei Frauen, die einen niedrigeren Wert von Alpha-Linolensäure im Gewebe aufweisen.

Lupus

Lupus erythematosus oder Lupus ist eine Immunerkrankung, die auch innere Organe wie Gehirn oder Nieren befallen kann und damit potenziell lebensgefährlich ist. Im Tierversuch brachten Omega-3-Fettsäuren erstaunliche Ergebnisse. 85 % der erkrankten Mäuse, die damit gefüttert wurden, waren nach 19 Monaten noch am Leben, in der Vergleichsgruppe, die Rinderfett, eine Omega-6-Fettsäure, bekamen, waren es nur 2 %. Studien am Menschen erbrachten ähnliche Ergebnisse. 82 % der Lupuspatienten, die Omega-3-Fettsäuren zu sich nahmen, verbesserten ihre Symptomatik beträchtlich. In Indien erregte eine Studie Aufsehen, bei der alle Patienten mit Lupus in Remission gingen und mindestens drei Jahre beschwerdefrei waren. Sie waren in der Lage, alle Medikamente abzusetzen.

Menstruationsbeschwerden

Mehr als 80 % der Frauen in Deutschland leiden zumindest gelegentlich unter Menstruationsbeschwerden wie Krämpfen und Schmerzen. Die Ursache ist eine Überproduktion eines entzündungsfördernden Stoffes namens Prostaglandin E2 oder PGE2. Omega-3-Fettsäuren stoppen die Aktivität von PGE2. Dies ist der Grund, warum Frauen, die regelmäßig Fisch essen, weniger Menstruationsbeschwerden haben. Auch die Omega-3-Fettsäuren in Chia lindern Schmerzen, die im Zusammenhang mit der Menses auftreten. (Siehe auch Stichwort „PMS", S. 142.)

Morbus Crohn

Morbus Crohn gehört zu den chronischen Darmentzündungen, und gilt für die Schulmedizin als unheilbar. Ich kenne einen 40-jährigen Patienten, der wegen dieser Krankheit eine Frührente bezieht. Er hat bis zu 17 Durchfälle am Tag. Die Symptome sind Schmerzen, Krämpfe, Gewichtsverlust, Eisenmangel, Depressionen, Kopfschmerzen, Fieber und Blutungen. In schweren Fällen müssen Teile des Darms operativ entfernt werden. Die Krankheit tritt in Schüben auf. In einer Studie, welche ein Jahr lang lief, gab man der einen Gruppe der Patienten Omega-3-Nahrungsergänzungen. Von dieser hatten 59 % keinen erneuten Schub während der Studiendauer im Vergleich zu 26 % in der Gruppe, die Placebos bekam. Wenn man bedenkt, dass meist junge Menschen zwischen 20 und 40 an Morbus Crohn erkranken und oft über Jahrzehnte kortisonhaltige Medikamente nehmen müssen, ist es ermutigend zu wissen, dass Omega-3-Fettsäuren die Dosis reduzieren können und diese Mittel oft überflüssig machen. Proben von Darmgewebe, das sich regeneriert hatte, ergaben, dass sich die Anzahl von entzündungsfördernden Omega-6-Leukotrienen signifikant reduziert hatte aufgrund der zugeführten Omega-3-Fettsäuren.

Osteoporose

Osteoporose tritt besonders bei Frauen nach der Menopause auf (siehe auch „Wechseljahrsbeschwerden"). Durch die hormonelle Umstellung wird weniger Kalzium in den Knochen eingelagert. Die Knochen werden porös und können brechen. Ist die

Wirbelsäule betroffen, können Wirbel einbrechen und die Frauen bekommen einen „Witwenbuckel", die Wirbelsäule verkürzt sich und verkrümmt. Man kann mit Sport dagegen an arbeiten, weil besonders Krafttraining an Geräten die Knochen anregt, mehr Kalzium einzubauen. Ich praktiziere Kieser-Training, entwickelt von Werner Kieser, und konnte meine Osteoporosewerte und meine Körperlänge dadurch stabilisieren. Die Antioxidanzien und Omega-3-Fettsäuren in Chia können auch Osteoporose vorbeugen und die Knochendichte stabilisieren. Studien mit Versuchstieren ergaben, dass das Knochenwachstum und die Knochendichte durch den Austausch von Omega-6- mit Omega-3-Fettsäuren signifikant anstiegen. Antioxidanzien, vor allem Vitamin E, schützen die Knochensubstanz vor dem Angriff freier Radikaler, aggressiver Sauerstoffverbindungen. Omega-3-Fettsäuren reduzieren die Bildung von Prostaglandinen PGE2 und Interleukinen, welche Entzündungsprozesse und die Abnahme der Knochensubstanz begünstigen. Menschen, die viele Omega-3-Fettsäuren und wenige Omega-6-Fettsäuren zu sich nehmen, haben ein geringes Risiko, an Osteoporose zu erkranken, selbst wenn sie weniger als die optimale Menge an Kalzium zu sich nehmen.

Prämenstruelles Syndrom (PMS)

Omega-3-Fettsäuren, reichlich in Chia enthalten, verringern die Symptome von PMS wie Krämpfe, Nervosität, das schmerzhafte Anschwellen der Brüste, Blähungen und Weinanfälle. Als die Indianerstämme der südlichen USA viel Chiasamen aßen, gab es unter den Frauen kaum Fälle mit PMS. (Siehe auch Stichwort „Menstruationsbeschwerden", S. 141.)

Schlafprobleme

Chia hilft auch bei Schlafproblemen. Chiasamen sind reich an Tryptophan, eine Aminosäure, die abends nach Bedarf in Serotonin und danach in Melatonin, das Schlafhormon, umgewandelt wird. Chiasamen enthalten eine doppelt so hohe Konzentration von Tryptophan wie Truthahnfleisch, das für seinen hohen Tryptophangehalt bekannt ist. Daher ist es empfehlenswert, Chia dem Abendessen zuzufügen.

Schönheit

Chia macht schön. Von innen und von außen! Essen Sie Chia-samen, Chiagel und nehmen Sie für Ihren Salat Chiaöl. Schönheit kommt nämlich von innen. Die Haut wird geschmeidig, weich und strahlend, wie von innen gepolstert. Die Erneuerung der Hautzellen wird gefördert. Dafür sind die Omega-3-Fettsäuren, die Faserstoffe und das Vitamin E in Chia verantwortlich plus die zahlreichen Antioxidanzien. Diese schützen die Haut vor Umwelteinflüssen sowie Viren, Bakterien, Pilzen und Parasiten. Mitesser, die entstehen, wenn gehärtete Fett mit Luft reagieren, verschwinden mit der Zeit. Für ein schönes Hautbild bitte Zucker meiden, den der Körper in gesättigte Fettsäuren umwandelt, was zu glänzender und grobporiger Haut führt, besonders störend an Kinn, Nase und Stirn.

Auch äußerlich ist Chia ein Schönheitsmittel. Öle auf Paraffin-bzw. Erdölbasis werden von der Haut nicht aufgenommen, sie bilden lediglich einen Film. Auch gesättigte Fettsäuren werden nur schlecht absorbiert. Am besten nimmt die Haut Öle auf, die wie Chiaöl Omega-3-Fettsäuren enthalten. Bei Chia ist der Vorteil, dass diese Pflanze gleich die Antioxidanzien mitliefert, so dass es keine Gefahr für Oxidation bzw. Ranzigwerden gibt. Auch trockene Haut wird feuchter und geschmeidiger durch die mehrfach ungesättigte Alpha-Linolensäure in Chia. In Chia findet sich auch Gamma-Linolensäure, die sich günstig auf Ekzeme auswirkt. Viele Erwachsene können Linolsäure nicht mehr in Gamma-Linolensäure umwandeln.

Sie können für die Haut eine Avocado-Maske machen aus dem Fleisch einer halben Avocado, einem Teelöffel Chiamehl und einem Tropfen Rosenöl (Apotheke). Alles gut vermischen und 20 Minuten einwirken lassen und mit warmem Wasser abwaschen. Sie können Chiagel in Ihre Lieblings-Gesichts-Maske einrühren. Ich habe immer eine Aloe Vera auf der Fensterbank, im Sommer auch draußen. Ich mische einen Teelöffel Aloegel mit einem Teelöffel Chiamehl für eine Gesichtsmaske. Eine gute Creme für sanfte Bräunung, das Rezept stammt von Dr. Udo Erasmus, besteht zu gleichen Teilen aus Kokosnuss-, Mandel- und Chiaöl sowie Aloe-Vera-Gel. Statt Mandelöl kann man auch Walnussöl nehmen. Alles im Mixer homogenisieren. Diese Lotion schützt die Haut vor Sonnenbrand und verhilft zu einer sanft gebräunten Hautfarbe.

Chia ist innerlich und äußerlich nicht nur gut für eine schöne Haut, sondern auch für schöne, starke Nägel und glänzendes, dickes Haar. Trockene Haare oder Haarspitzen kann man mit Chiaöl massieren. Das lässt man über Nacht oder mindestens eine Stunde einwirken, danach gründlich ausspülen. Eine Maske für die Nägel besteht aus einem Teelöffel Honig, einem Teelöffel Chiamehl und einem Teelöffel Zitronensaft. Vermischen, auf die Nägel und das Nagelbett auftragen und mindestens zehn Minuten einwirken lassen und dann ausspülen.

Schuppenflechte (Psoriasis)

Schuppenflechte (oder Psoriasis) ist eine chronische Hautentzündung, wobei die Haut mit roten Flecken oder Beulen übersät ist und sich schuppt. Betroffene leiden unter Schmerzen und Jucken. Die Ursache ist ein unkontrolliertes Wachstum von Hautzellen. Sie wandern in nur vier Tagen an die Hautoberfläche statt sonst in 28 Tagen. Patienten werden mit UVB-Licht bestrahlt, aber ihr Risiko, an Melanom, einem gefährlichen Hautkrebs, zu erkranken, ist um den Faktor neun erhöht. Omega-3-Fettsäuren z. B. aus Chiasamen oder Chiaöl bringen zwar keine dauerhafte Heilung zuwege, lindern aber deutlich die Symptome. In einer Doppelblindstudie hatten die Probanden, die Omega-3-Fettsäuren zu sich nahmen, weniger Juckreiz, weniger Hautschuppen, weniger Rötungen, und die betroffenen Hautstellen waren kleiner.

Auch äußerliche Anwendung zeigte Erfolg in einer kleinen Studie: Bei acht von elf Patienten konnten „deutliche Verbesserungen" erzielt werden. Die Justus-Liebig-Universität Gießen veröffentlichte 2012 eine Studienauswertung, wonach die Infusion von Omega-3-Fettsäuren einen deutlichen Rückgang der Schuppenflechte zur Folge hatte. In Japan wurde eine Studie durchgeführt mit dem Ergebnis, dass bei sechs von sieben Patienten, die Omega-3-Fettsäuren bekamen, sich die Symptome wesentlich verbesserten und die Omega-6-Eicosanoide, verantwortlich für Entzündungen, beträchtlich zurückgingen.

Stimmung

Das Gehirn, vor allem die Membrane der Nervenzellen, bestehen zu zwei Dritteln aus Fettsäuren. Essen wir zu viele gesättigte Fettsäuren, werden unsere Gehirnzellen „steif". Bei Omega-3-Fettsäuren verläuft die Kommunikation zwischen den Gehirnzellen am Besten. Es gibt Studien, die belegen, dass feindseliges und aggressives Verhalten sich verschlimmert, je mehr Omega-6- und je weniger Omega-3-Fettsäuren Menschen zu sich nehmen. Dr. Harumi Okyama wies nach, dass, je weniger DHA Studenten im Blut hatten, desto mehr neigten sie zu Aggressionen.

DHA wird vom Körper aus der Omega-3-Fettsäure Alpha-Linolensäure gebildet, zudem findet man diese Fettsäure konzentriert in Kaltwasserfischen und bestimmten Algen. Auch hinter Stimmungsschwankungen und Depressionen kann ein Defizit an Omega-3-Fettsäuren stecken. Bekommen Laborratten keine Omega-3-Fettsäuren mehr, die auch bei ihnen „essenziell" sind – der Körper kann sie nicht selbst herstellen –, verändert sich ihr Verhalten innerhalb von wenigen Wochen völlig. Sie lernen nicht mehr, neue Aufgaben zu bewältigen, geraten in Stresssituationen in Panik und ihr Lustempfinden ist stark reduziert.

Wechlesjahrsbeschwerden

In Japan kennen Frauen, die sich traditionell ernähren, kaum Wechseljahrsbeschwerden. Der Grund: Sojaprodukte und Meeresalgen sorgen für das ideale Verhältnis von Omega-6- zu Omega-3-Fettsäuren von 3 zu 1. Werden Omega-3-Präparate verabreicht, wird die Produktion von Scheidenflüssigkeit erhöht und es kommt zu weniger Symptomen wie Hitzewallungen und Depressionen.

Wichtig für genügend Östrogen im Blut auch in den Wechseljahren und danach ist eine ausreichende Versorgung mit Bor. In Studien, in denen Frauen in den Wechseljahren genügend Bor bekamen, verdoppelte sich bei den meisten der Östrogenspiegel. Ein ausreichend hoher Östrogenspiegel wird mit starken, harten Knochen und Zähnen in Verbindung gebracht (siehe auch „Osteoporose").

Wundheilung

Linol- und Alpha-Linolensäure in Chia helfen von innen heraus bei der Wundheilung, wie eine Studie mit Dr. Ralph Holman zeigte. Dabei war Chiaöl sogar weit effektiver als Fischöl. Diese Anwendung war schon bei den Azteken und Maya beliebt. Hildegard von Bingen kannte Chia nicht. Sie empfahl mit Leinöl getränkte Tücher als Wundauflage zur schnelleren Heilung. Leinöl enthält fast so viel Alpha-Linolensäure wie Chiaöl.

Chia for Life –
wie Chia unser Leben bereichert

Chia für Ausdauer- und Extremsportler und das Geheimnis der Tarahumaraläufer

„Die Tarahumara sind ein sagenumwobener Stamm steinzeitlicher Superathleten. Sie sind möglicherweise das gesündeste und gelassenste Volk auf Erden – und die größten Läufer aller Zeiten."
– Christopher McDougall, „Born to run" –

Gerade – es ist der 15. September 2013 – habe ich von meinem Sohn eine SMS bekommen. Er hatte mit Freunden in Hamburg-Rahlstedt Fußball gespielt. Seine SMS lautet: „Liebe Mama, Fußball spielen hat richtig gut getan. Viel geschwitzt, und wir haben gewonnen. 4 gegen 3. Hab vorher Naturjoghurt mit Leinöl, Moringa und Chiasamen gegessen. War voll gut!"

Erst einmal: Bewegung ist wichtig für unsere Gesundheit. Unsere hauptsächlich sitzende Lebensweise fordert ihren Tribut. In einer Langzeitstudie, im „American Journal of Epidemiology" veröffentlicht, wurden die Gesundheit und die Sterblichkeitsrate von 123 216 Erwachsenen über 14 Jahre hinweg untersucht. Das Ergebnis ist erschreckend. Die Männer, die sechs Stunden am Tag und mehr einer sitzenden Tätigkeit nachgingen, hatten eine um 17 % erhöhte Sterblichkeitsrate als die, welche weniger als drei Stunden täglich saßen. Bei Frauen war das Sterblichkeitsrisiko sogar um 34 % erhöht. Dieses vergrößerte Risiko, früher als notwendig zu sterben, bestand unabhängig davon, ob die Teilnehmer der Studie rauchten, übergewichtig waren und – das schockierte Scott Jurek –, es hatte auch keinerlei Einfluss, wie viel sie sich sportlich betätigten.

Wir sind „Lauftiere", zum Laufen geboren. Die Menschen der Steinzeit legten täglich schnellen Schrittes einen Halbmarathon zurück – 20 bis 30 km! Aufgrund unserer Ausdauer konnten wir wilde Tiere zur Strecke bringen. Durch unsere Fähigkeit, schnell und lange zu laufen, überlebten wir und besiedelten den Globus. Wir liefen, um etwas zu essen zu bekommen und nicht selbst gefressen zu werden. Wir liefen um unser Leben, Laufen war unser Leben. Wir sind, genetisch betrachtet, alle Langstreckenläufer. Es ist daher völlig natürlich, das Laufen zu lieben.

Tarahumara: ein Volk, das läuft

Chia ist ein Hit auf amerikanischen Marathonmessen. Warum? Im Buch „Born to run" des Extrem-Ultramarathonläufers Scott Jurek wird der mexikanische Tarahumarastamm vorgestellt und euphorisch für seine Ausdauer bejubelt. Selbst 90-jährige laufen noch Langstrecke. Die Tarahumaraindianer haben bei ihren Langstreckenläufen Chiasamen in einem Stoffbeutelchen bei sich wie die Boten und Krieger der alten Azteken. Da Chiasamen bis zum Zwölffachen seines Gewichts an Flüssigkeit bindet, reicht ein Teelöffel voll in der Wangentasche, der durch Spucke immer weiter aufquillt, als Powerration für viele Kilometer. Ich habe es selbst ausprobiert.

Wer sind die Tarahumaraindianer? Es sind wohl die einzigen *indígenas,* welche nie unterworfen wurden, auch nicht von den Azteken. Im Laufe ihrer Geschichte lieferten sie sich Schlachten mit Spaniern, Mexikanern und Apachen. Ihre Bevölkerungszahl beträgt etwa 100.000 und ihr Stammesgebiet umfasst ungefähr 50.000 km² im Südwesten von Chihuahua, einem Bundesstaat im Norden Mexikos. Sie selbst bezeichnen sich als *rarámiri,* das heißt: „Die, die schnell rennen" oder „Volk mit den leichten Füßen", und haben dabei Sandalen aus Lederbändern an, die Sohlen bestehen oft aus Stücken ausrangierter Autoreifen. Traditionell betreiben die Tarahumaraindianer eine Hetzjagd auf Hirsche oder Rehe, die sie im Dauerlauf die Berge hochjagen, bis diese erschöpft niedersinken und getötet werden können. Oft laufen die Tarahumara „einfach so" 170 km oder länger durch die rauen Schluchten der Sierra Tarahumara, das Gebiet heißt offiziell

Sierra Madre Occidental. Die Berge der Sierra zwangen sie seit alters her zu ausgedehnten Fußmärschen.

Allerdings leben heute 90 % der Tarahumara in Städten, und das moderne Mexiko bedroht diese indigene Kultur. Japanische Instantnudeln, Kartoffelchips und Coca-Cola erobern die Läden und verdrängen die traditionelle Vollwerternährung. Viele Tarahumara leiden heute unter Bluthochdruck und Diabetes. Die Abholzung und Ausdünnung ihrer Wälder aufgrund des Holzbedarfs für Kupferminen führt zu langen Trockenperioden und damit zu Hungersnöten und Mangelernährung sowie hoher Säuglingssterblichkeit. Der Bau von Straßen hat zur Folge, dass die Tarahumara nach und nach ihre Ausdauer beim Gehen und Laufen über große Distanzen verlieren.

Die Tarahumaraindianer entwickelten sogar Langlaufstrecken von 320 km, die am Stück zurückgelegt wurden über zwei Tage, für die Kommunikation unter den entlegenen Dörfern, zum Transport von Waren, zum Jagen oder auch zum Spiel und für zeremonielle Zwecke. Oft kicken Mannschaften von Männern dabei einen Ball aus Holz vor sich her und die Frauen treiben Reifen mit einem Stock an. Diese Rennen dauern zwischen einigen Stunden und mehreren Tagen ohne Unterbrechung. Ein Tarahumarameisterläufer soll einmal 700 km ohne Pause gelaufen sein, was ungefähr einer Laufstrecke entspricht, die von Berlin bis Brüssel reicht. Andere Tarahumaraläufer brachten 480 km am Stück hinter sich, das sind fast zwölf Marathons nacheinander. Der amerikanische Physiologe Dr. Dale Groom schrieb im „American Heart Journal": „Seit der Zeit der antiken Spartaner hat vielleicht kein anderes Volk mehr einen solchen Grad der körperlichen Ertüchtigung erreicht."

Weltbekannt für seine Erfolge bei Ultamarathons wurde durch den Megabestseller „Born to Run" der Tarahumaraindio Arnulfo Quimare, der sogar den US-Profi und Weltrekordhalter Scott Jurek besiegte. Cirildo Chacarito ist ein weiterer Tarahumararenner, der den „Colorado Trail 100 Ultramarathon" 1994, gesponsert von Nike, gewann und den 100-Meilen-Lauf in San Gabriel, Kalifornien, im Jahr 1997. Beobachter waren erstaunt, dass die indianischen Läufer Sandalen aus Lederbändern trugen mit Gummi aus Autoreifen als Sohle. Für die 160 km lange

Strecke über mehr als 3000 Höhenmetern benötigte Cirildo Chacarito 1994 fantastische 19 Stunden und 37 Minuten und 3 Sekunden. Über eine halbe Stunde war der 52-jährige schneller als seine schnellsten Konkurrenten, die zum Teil halb so alt waren wie er. Als alleinige Energiezufuhr nutzte er Chiasamen.

Chia kann bis zum Zwölffachen seines Gewichtes an Wasser aufnehmen. Die Faserstoffe verhindern den schnellen Abbau der Kohlenhydrate durch die Verdauungsenzyme des Magens und harmonisieren damit den Blutzuckerspiegel. Wasser, verpackt in Chiasamen, bleibt länger im Magen-Darm-Trakt; es muss also nicht ständig getrunken werden und störende Toilettengänge während des Laufens werden seltener. Die Aminosäure Leucin in Chia sorgt für eine größere Muskel-Protein-Synthese und damit für eine bessere Regenerationskraft. Das Protein und die Fettsäuren in Chia schenken Energie für Stunden. Das Chiagel schützt die Gelenke und Muskeln und verhindert Krämpfe. Die Tarahumara essen Chiasamen roh. Oft rösten sie sie aber auch, mahlen das Ganze zu einem Mehl und verrühren es mit Wasser und fabrizieren so ihr eigenes „Sportgel", das sie täglich konsumieren, besonders aber vor dem Laufen.

Auch Scott Jurek setzte in seinem Buch „Eat and Run" den Tarahumaraläufern ein Denkmal. Statt Fernseh zu schauen oder Videospiele zu spielen, wie es viele amerikanische Kinder tun, laufen immer noch viele Tarahumarakinder und essen gesunde Vollwertkost hauptsächlich auf Pflanzenbasis. Und: Sie essen Chia. Ben Hian, einer der besten 100-Meilen-Läufer der USA: „Diese Männer sind erst ab 100 Meilen eingelaufen, sie schwitzen nicht und scheinen die Berge hinaufzufliegen." Scott Jurek hat beobachtet, dass die Tarahumaraläufer auf Wettkämpfen neben Chiasamen Vollkorntortillas mit Bohnen mit sich führen oder *pinole,* geröstetes Maismehl mit Wasser angemischt. „Alles, was sie essen, ist vollwertig und rein. Sie laufen und essen, wie ihre Vorfahren gelaufen sind und gegessen haben." Christopher McDougall beschreibt in „Born to run" *chia fresca* als „selbstgebrauten Red Bull". *Chia fresca* heißt „kühles Chia" und besteht aus in Wasser aufgelösten Chiasamen, etwas Zucker und einem Schuss Limettensaft. „Der Nährwert eines Teelöffels voll Chia entspricht einem Smoothie, der aus Lachs, Spinat und menschlichem Wachstumshormon besteht." (McDougall S. 63) Auch die Hopiindianer ernährten sich bei ihren heroischen Läufen von Arizona bis zum Pazifischen Ozean hauptsächlich von Chia. Als Scott Jurek nach seiner Niederlage von 2006 den berühmten Tarahumaraläufer Arnulfo auf einem 50-Meilen-Rennen durch die Sierra besiegte, spendete er das Preisgeld von 750 US-$ und 500 kg Mais, von denen ein Tarahumaradorf ein Jahr leben kann, an den Verlierer, der um sein Leben und das seines Dorfes gelaufen war.

Wer dem Tarahumaralaufstil nahe kommen will, mit dem auch die kenianischen und äthiopischen Langstreckenläufer ins Ziel zu fliegen scheinen, liest am besten das Buch von Danny Dreyer „ChiRunning", schaut sich die gleichnamige DVD an oder besucht einen ChiRunning-Kurs „Leichtlaufen", z. B. bei Purna-Samarpan. Seitdem ich auf diese Art laufe, habe ich keine Knieprobleme mehr, meine Ausdauer ist gewachsen und ich schaffe Hügel und Berge ohne Keuchen.

Christopher McDougall, selbst Langstreckenläufer, philosophiert in „Born to run" über das Geheimnis der besten und glücklichsten Läufer der Welt: „Die Tahahumaraindianer lächelten beim Laufen aus reiner Freude an der Bewegung, wie Delfine, die durch die Wellen schossen. Für sie ist Laufen eine Form des Gebets ... Wie wäre das, wenn man jahrzehntelang laufen könnte und niemals verletzt wäre ... Woche für Woche Hunderte von Kilometern zurücklegen und jeden einzelnen genießen könnte ... und erleben könnte, wie der Ruhepuls sinkt und aller Stress und Ärger entschwindet, während die eigenen Kräfte zunehmen? Man stelle sich vor, wie Verbrechen, Cholesterinspiegel und Gier allmählich abnähmen, wenn eine Fußläufernation schließlich ihren Rhythmus wiederfände." (S. 139) Das Buch mit seinen 400 Seiten habe ich in einem Rutsch durchgelesen, so fasziniert war ich von diesem „vergessenen Volk" und so wunderbar nimmt einen McDougall mit auf die Reise zum Lüften ihrer Geheimnisse.

Chia macht auch hier Leistungssportlern Beine

Chia bildet mit Wasser zusammen ein hydrophiles Kolloid und absorbiert jede Menge Wasser. Es wird zu einer gallertartigen

Masse im Magen, welche langsam Energie abgibt. Das ist wichtig beim Laufen. Chia schenkt Energie und Ausdauer. Die Verdauung der Kohlenhydrate wird verlangsamt und damit die Umwandlung von Stärke in Zucker, weil sich zwischen Inhaltsstoffen und Verdauungsenzymen eine Barriere aus Gel bildet. Einer Über- und der darauffolgenden Unterzuckerung und damit Leistungsabfall werden vorgebeugt. Chia hilft, Müdigkeit und Erschöpfung zu vermeiden und verhütet auch die Dehydrierung des Organismus. Das ist wichtig für Athleten und Ausdauersportler, aber auch für Menschen, die in trockenen und heißen Gebieten wohnen und arbeiten. Der angenehme Nebeneffekt bei Rennen: Man braucht weniger zu trinken und daher auch weniger Toilettenpausen.

Sind die üblichen Sportdrinks besser oder Chiagel? 2011 führte das „Department of Kinesiology" der Universität von Alabama einen Versuch durch. Versuchspersonen, alles Langstreckenläufer, bekamen alternativ einen Chiadrink oder einen kohlenhydratreichen „Gatorade"-Drink. Beide Gruppen nahmen die gleiche Kalorienmenge zu sich. Alle Teilnehmer nahmen an einem 1-Stunden-Lauf auf dem Laufband teil sowie danach an einem 10-Kilometer-Lauf im Freien. Das Ergebnis: Der Chiasportdrink war genauso effektiv wie der Gatorade-Drink, was die Leistung betraf.

Wayne Coates, der wegen seiner Chiaforschung über zwei Jahrzehnte auch in den USA „Mr. Chia" genannt wird und Autor mehrerer Bücher darüber ist, läuft seit 1984 Marathons und Ultramarathons. Seit er Chia konsumiert, hat er jeden Ultramarathon zu Ende gelaufen und ständig seine Zeiten verbessert. Er läuft jetzt sogar 100-Meilen-Rennen und Rennen, die 32 Stunden dauern. Sein Trick: Er füllt mehrere Filmdosen mit Chiasamen und verstaut sie in seiner Lauftasche. Immer wieder leert er eine halbe Filmdose in den Mund und hat keine Stimmungsschwankungen mehr und keinen Leistungsabfall. „Ich bin mit und ohne Chia gelaufen und weiß daher, warum Athleten so darauf schwören." (Wayne Coates, „Chia", S. 6).

Chia wird auch bei uns als „geheimes leistungssteigerndes Produkt für Sportler" angepriesen, z. B. von der Firma „Chiamind". Der Inhaber Hans-Peter Dannenberg hat den Ironman auf Hawaii in den Jahren 1987, 1988 und 2009 absolviert. Ausdauersportler wie Marathonläufer, Ultramarathonläufer, Triathleten und Radrennfahrer haben Chiasamen für Leistungssteigerung und Ausdauer entdeckt, erst in den USA, jetzt auch hier. Hans-Peter Dannenberg stellte 2006 als einer der ersten Chiakonsumenten in Deutschland fest: Das Grundnahrungsmittel der mexikanischen Tarahumaraindianer half auch ihm. „Das Training lief gut. Es machte Spaß, und es gab nach einer Weile kaum noch körperliche Durchhänger. Ich fühlte mich fit. Und das Gewicht (20 Kilo Übergewicht!) ging ebenfalls in die Knie."

Als sein Chiavorrat aus den USA aufgebraucht war, stellten sich nach kurzer Zeit wieder Abgeschlagenheit und Unzufriedenheit ein. Er machte einen deutschen Händler ausfindig, der Chiasamen vertrieb. „Und siehe da. Das Gewicht ging abwärts, die Leistungsfähigkeit nahm abermals zu, und ich war mir nun sicher: Das kommt von den Chiasamen. Mit nur einem einzigen 500-Milliliter-Gel-Shake, etwa drei Esslöffel in Wasser, konnte ich bis zum frühen Nachmittag ohne Hungerattacken auskommen und war auch noch in der Lage, ausgiebig zu trainieren." Nach einem halben Jahr war das Gewicht im Lot und die Leistungsfähigkeit ebenfalls. Die Marathonzeit von ursprünglich 4 Stunden und 9 Minuten verbesserte sich 2011 auf stolze 3 Stunden 15 Minuten. Den Ironman Triathlon auf Hawaii verkraftete Hans-Peter Dannenbergs Körper problemlos. Mittlerweile ist sein Gewicht von knapp 100 kg auf ideale 80 kg gesunken und er gewann den 6-Stunden-Lauf in Bokel. Seit diesen Erfolgen isst er nichts mehr aus dem Chemielabor und hat seinen eigenen Internetshop. Er sieht an Chia besonders positiv: keine Belastung des Magen-Darm-Traktes, Gewichtsreduktion ohne Jojo-Effekt, keine Leistungseinbußen trotz Gewichtsreduktion, keine Mangelerscheinungen auch bei Hochleistung und keine weiteren dubiosen und teuren Nahrungsergänzungsmittel mehr. Seit er Chiasamen konsumiert, hatte er keine Erkältung mehr trotz bis zu 15 Stunden Training im Winter und ständig kranker Kinder.

Hier habe ich einige **Erfahrungsberichte von Sportlern,** die Chia essen, zusammengefasst. Natürlich profitieren nicht nur Extremsportler von Chiasamen aufgrund der hohen Konzentration von Omega-3- und Omega-6-Fettsäuren, Aminosäuren, Vitaminen, Ballaststoffen und Antioxidanzien, sondern alle, die auch nur moderaten Ausdauersport betreiben. Diese Berichte habe ich von der Website http://chiamind.de. Weitere Erlebnisse von Athleten, die Chia essen, finden Sie im Kapitel mit Erfahrungsberichten (S. 172). Sonja Schoch ist Ultramarathonläuferin und hat den schwersten und höchstgelegensten Ultraberglauf, den Swissalpine K 78 in der Schweiz, bewältigt. Chiagel tut sie in alles, ins Müsli, Salatdressing, zum Andicken von Saucen oder nur mal mit Orangensaft oder als leckerer Cocktail angemischt mit Limonensaft und Rohrzucker.

Marco Sengstock bezeichnet sich ebenfalls als „Chiathlet". Endlich konnte er dank Chia 5 kg abnehmen, das Idealgewicht ist wichtig für Triathleten. Abends setzt er Haferflocken und Chia mit Wasser an und schneidet morgens nur noch Obst dazu. Zum Mittagessen isst er oft einen 500-g-Naturjoghurt mit Chiasamen, dazu Banane oder Apfel. Chia hilft ihm, schneller zu regenerieren. Den Ironman in Wales 2011 konnte er unter den ersten 100 abschließen, beim Ostsee-Ironman 2008 belegte er den 8. Platz.

Ein weiterer „Chiatlet" ist Steffen Wittman. Dank Chia und Maca stieg seine Formkurve an und er war ein Jahr lang absolut verletzungsfrei. In den Jahren zuvor hatte er mehrmals die „Big 5" der Laufverletzungen durchlitten. Seit 2011 verbackt er Chia in Brot zusammen mit Maca, aber auch in Quarkauflauf und Pfannkuchenteig und es ist Bestandteil seines Sportlermüslis. Er sicherte sich den Titel der bayerischen Marathonmeisterschaften 2011 in Würzburg und absolvierte in den acht Wochen vorher 1100 km Training.

„Chiathlet" Klaus Schillinger konnte dank Chia sein Gewicht nachhaltig innerhalb von nur 6 Wochen um 3,2 kg senken, „trotz Kuchen und Keksen". Sein Körperfettgehalt sank von 9 auf 7 %. Er lief seinen ersten Halbmarathon in 1 Stunde 44 Minuten und ist über die Chiariegel begeistert: „Die Energieriegel sind besonders saftig und auch während des Wettkampfs leicht einzunehmen, ohne den Magen-Darm-Trakt zu belasten." Anja Kern verbesserte ihre sportliche und geistige Stärke und gewann damit den olympischen Triathlon auf Fuerteventura. Andreas Schnellbach schaffte den Bienwald-Marathon in Kandel in 2 Stunden 55 Minuten. „Ich verfüge über nie gekannte Reserven dank Chia, physisch wie psychisch."

Der Radrennsportler Lars Eytz empfiehlt fürs Chiagel die „Camelbak podium"-Trinkflasche mit großer Öffnung, weil sonst alle ihm bekannten Trinkflaschen verstopfen. Er macht die Erfahrung, dass der Blutzuckerspiegel stabil bleibt. „Alle 15 Minuten drücke ich eine Ladung in den Mund. Das reicht dann so für etwa 4 Stunden. Die Chiasamen helfen mir, ‚erholter' vom Rad zu steigen."

Ob Leistungs- oder Freizeitsportler, ob Profi oder Amateur: Chia erhöht die Ausdauer sowie geistige und körperliche Leistungsfähigkeit. Nur ein Fünftel der Bundesbürger bewegen sich wöchentlich mindestens zweieinhalb Stunden sportlich, wie von der WHO (Weltgesundheitsorganisation) als Minimum für die Gesundheit empfohlen. Vielleicht werden es mit Chia mehr. Wer sich körperlich bewegt, bleibt eher geistig fit und beweglich, kommt mit Stressbelastungen besser klar und ist ausgeglichener und glücklicher, wie zahlreiche Untersuchungen bestätigen. „Back to the roots": Das Laufen über lange Strecken steckt uns in den Genen. Körper und Geist belohnen uns mit Glücksgefühlen, wenn wir uns daran erinnern, dass wir dafür geboren sind. Das brauchen Sie mir nicht zu glauben: Probieren Sie es einfach aus!

Chia zum Abnehmen und für ein dauerhaftes Idealgewicht

Chia ist eine Möglichkeit, ohne Hungergefühl Gewicht zu verlieren und sein Idealgewicht zu halten. Übergewicht und sogar Fettsucht sind leider auch bei uns ein Thema. Sie beeinträchtigen die Funktion der Organe und ebenso die Stimmung. Bereits 53 % der Frauen und 67 % der Männer sind nach dem jüngsten Gesundheitsmonitoring des Robert-Koch-Instituts übergewichtig („Ein Viertel der Erwachsenen ist deutlich zu dick" und „So gesund ist Deutschland", Artikel im „Hamburger Abendblatt" vom 28. Mai 2013 sowie vom 8. August 2013). Die Deutsche Gesellschaft für

Ernährung (DGE) schreibt in ihrem jüngsten, dem 12., Ernährungsbericht für 2012, dass bereits 2009 laut Mikrozensus 60 % der Männer und 43 % der Frauen übergewichtig waren. Allerdings gibt die DGE zu, dass bei der Befragung Frauen wie Männer ihr Körpergewicht systematisch im Mittel um ca. 4 kg unterschätzen und ihre Körperlänge um bis zu 4,5 cm überschätzen. Eigene objektive Erhebungen hat die DGE nicht durchgeführt. Normalgewichtige Männer sind in Deutschland bereits ab der Altersgruppe 30 bis 35 Jahre in der Minderheit, während dies für Frauen erst ab dem 55. Lebensjahr zutrifft (vgl. ebd., S. 124). Ich finde diese Zahlen erschreckend, weil Übergewicht nicht nur die Entstehung vieler Krankheiten begünstigt, sondern auch zu einer verkürzten Lebenserwartung und -qualität führt. Bereits zwischen 8,4 und 11,9 % der Einschulkinder in Deutschland, je nach Bundesland, sind laut DGE in Deutschland übergewichtig.

Als adipös oder fettsüchtig gelten Menschen, deren Bodymass-Index höher als 30 ist. Fettsüchtige haben ein besonders hohes Risiko für Herz-Kreislauf- und Stoffwechselerkrankungen sowie die Entwicklung bösartiger Geschwüre. Knapp 24 % der Frauen in Deutschland sind adipös und 23 % der Männer. Besonders stark wächst der Anteil der Adipösen bei den jungen Männern. Bereits jeder fünfte Mann zwischen 30 und 39 Jahren hat einen Body-Mass-Index über 30. Nur ein Fünftel der Deutschen bewegt sich zweieinhalb Stunden in der Woche sportlich, wie von der Weltgesundheitsorganisation WHO empfohlen. Adipositas ist ab dem Alter von 30 Jahren in unteren Bildungsgruppen im Vergleich zu oberen Bildungsgruppen stärker verbreitet. Mir ist klar, dass ich dieses Buch für den „falschen" Personenkreis schreibe und diejenigen, die am meisten von Gesundheitsproblemen betroffen sind, oft keine Gesundheitsbücher wie dieses lesen.

Schon Babys kommen übergewichtig zur Welt. Die Anzahl der Fettzellen wird bereits in der Kindheit festgelegt und auch als Erwachsener fällt es dann schwer, schlank zu werden und zu bleiben, wenn wir zu viele Fettzellen gebildet haben. Programme wie „Moby Dick" für Kinder und Jugendliche, entwickelt, um neue Essgewohnheiten und sportliche Aktivitäten im Alltag zu etablieren, haben nur begrenzt Erfolg. Es gibt natürlich auch den gefährlichen Schlankheits- und Diätenwahn unter weiblichen Teenagern, geprägt durch solche Fernsehsendungen wie „Germany's next Topmodel" und die Bademodenwerbung mit sehr schlanken Models, an denen man nicht vorbeischauen kann. Ein sehr schlanker Körper wird als Statussymbol betrachtet und junge Männer, die solche Sendungen ebenfalls sehen, sind stolz, eine superschlanke Freundin zu haben. Viele junge Mädchen sind mangelernährt, weil sie nur noch Salatblätter und Gurken knabbern und um Vollkornprodukte und Fette, auch gesunde, einen großen Bogen machen. Wir brauchen aber Fette für eine optimale Versorgung des Gehirns, weil es sonst zu Stimmungsschwankungen, Depressionen und Konzentrationsschwäche kommt. Die Wände der Nervenzellen im Gehirn bestehen hauptsächlich aus Lipiden, das sind Fette, und Nervenzellen müssen ständig repariert und auch neu gebildet werden.

Für den Fettforscher Udo Erasmus, Autor des Bestsellers „Fats that Heal, Fats that Kill", und viele andere Wissenschaftler hat Übergewicht auch zu tun mit der Aufnahme der falschen Fette. Ein verlangsamter Stoffwechsel, zu viel Fettablagerung in den Fettdepots und eine zu niedrige Konzentration an essenziellen Fettsäuren im Gewebe gehen Hand in Hand. Raffinierter Zucker und Kohlenhydrate mit vielen Kalorien, aber zu wenigen Ballaststoffen werden zu gesättigten „harten" Fetten umgewandelt. Alles Raffinierte – Zucker, Kohlenhydrate, Öle – hat seine Vitamine und Mineralstoffe für die eigene Verstoffwechslung eingebüßt.

Die in Chia vorhandenen Omega-3-Fettsäuren, welche den Stoffwechsel befeuern, können für die Gewichtsabnahme genutzt werden. Vielleicht sind die Weight Watchers bei dieser Aussage erstaunt: Aber es gibt tatsächlich ein Fett, das Fett schneller zum Schmelzen bringt! Dies geschieht auf drei Wegen: Omega-3-Fettsäuren führen zur Bildung von bestimmten Prostaglandinen des Typs 3, welche den Nieren helfen, überschüssiges Wasser, das im Gewebe gespeichert ist, auszuschwemmen. Darüber hinaus erhöhen Omega-3-Fettsäuren die Stoffwechselrate, verbessern die Versorgung mit Sauerstoff – wichtig zum Verbrennen – und die Energieproduktion über die Mitochondrien, die Kraftwerke in unseren Zellen. Drei Teelöffel Chiaöl oder drei Teelöffel

Chiasamen täglich machen einen Unterschied! Zum Dritten steigt unser Bedürfnis, uns sportlich zu betätigen, durch die Erhöhung unseres Energieniveaus. Dr. Erasmus berichtet von einer Frau, die 40 kg Übergewicht verlor, indem sie drei Teelöffel Leinöl täglich zu sich nahm. Der Konsum dieses Omega-3-reichen Öls war für sie der Schlüssel, der fehlte. Es gibt Untersuchungen, wonach etwa 10 % der Übergewichtigen viel zu viel essen. Die anderen 90 % der Übergewichtigen nehmen Nahrungsmittel zu sich, denen wesentliche Vitalstoffe fehlen, und bewegen sich zu wenig.

Für mich gehört zum Gewichtsmanagement auch, sich täglich mindestens 20 Minuten zu bewegen. Finden Sie dafür eine Sportart heraus, die Ihnen liegt. Ich mache täglich die Fünf „Tibeter", über die ich auch ein Buch zum Selbstlernen geschrieben habe. Diese einfachen Yogaübungen dehnen die Wirbelsäule, aktivieren die Drüsen und bauen Muskeln auf. Fast jeden Tag jogge ich zwischen 5 und 12 km. Anfang 2013 habe ich meinen ersten Halbmarathon gelaufen, inspiriert von meinem damaligen Partner, der Marathons und Ultramarathons läuft, und zwar durchschnittlich einen Marathon pro Woche. Als ich im Frühjahr 2013 wegen einer Knieverletzung für ein paar Wochen aufhören musste mit Joggen, nahm ich gleich 4 kg zu, und als ich wieder laufen konnte, sind diese zusätzlichen Kilos wie Butter in der Sonne geschmolzen. Kein Wunder, kurbelt Ausdauertraining doch den Stoffwechsel für 24 Stunden an! Zwei Mal die Woche gehe ich dann noch für 35 Minuten zum Kiesertraining, nach dem Motto „ein gesunder Rücken kennt keinen Schmerz". Ab dem 25. Lebensjahr verlieren wir pro Jahrzehnt rund 4 % unserer Muskelmasse, und dem beuge ich vor mit effektivem Gerätetraining. Werner Kieser hat mehrere Bücher zum Thema geschrieben und mittlerweile in Deutschland allein rund 270.000 Mitglieder. Fast alle seine Geräte hat Werner Kieser selbst entwickelt, die Trainerdichte ist enorm, und jedes Trainingszentrum wird von einem Arzt betreut, der auch den Trainingsplan mitentwickelt. Das ist einzigartig. Meine Tochter findet meine Oberarme „zu männlich", sonst hat sich aber noch niemand darüber beschwert. Ich merke, dass ich viel mehr Kraft als früher habe und sich auch meine Haltung verbessert hat sowie meine Osteoporosewerte. Muskelmasse verbrennt bei ihrem

Stoffwechselprozess doppelt so viele Kalorien wie Bindegewebe oder Körperfett.

Wer kennt das nicht, der schon mal eine Diät gemacht hat? Man fühlt sich schlapp, schwindelig, hungrig und seelisch labil. Durch den Jo-Jo-Effekt hat man sein altes Gewicht danach schnell wieder erreicht, weil der Körper aus Angst vor einer neuen „Hungersnot" die Kalorien noch besser verwertet und sich einen Vorrat an Körperfett zulegt. Deswegen bringen Diäten nichts, auch wenn fast alle Frauenzeitschriften damit ihre Auflagen ankurbeln. Ist eine Diät auf dem Titelblatt, steigen die Verkaufszahlen. Wenn die Diäten wirksam wären zum Gewichtsmanagement und die Menschen dadurch dauerhaft rank und schlank blieben, hätte niemand mehr eine nötig. An einer dauerhaften Ernährungsumstellung, so erklären Ökotrophologen und andere Fachleute, kommt daher niemand vorbei.

Ernährungsgewohnheiten sitzen tief. Bestimmtes Essen, das fett, süß oder salzig schmeckt, vermittelt uns ein Wohlgefühl, weil Fett, Süßes und Salziges früher rar waren und wir durch Belohnungszentren im Gehirn dazu verführt wurden, dabei reichlich zuzulangen. Wissenschaftler haben herausgefunden, dass Lebensmittel mit diesen Geschmacksnoten tatsächlich süchtig machen. Viele Menschen „verhungern an vollen Töpfen", sie essen zu viele Kohlenhydrate mit zu wenigen Vitalstoffen. Das Ergebnis: Weil der Körper nie das bekommt, was er braucht, will er ständig mehr. Übergewicht ist die Folge.

Chia, die Lösung für Übergewicht?

Hier nun kommt Chia ins Spiel. Es handelt sich um eine der Pflanzen mit der höchsten Nährstoffdichte. Chia enthält 8-mal so viel Omega-3-Fettsäuren wie Blaubeeren, mehr Faserstoffe als Flohsamenschalen, 15-mal so viel Magnesium wie Brokkoli, 4- bis 6-mal so viel Kalzium wie Vollmilch und 3- bis 6-mal so viel Eisen wie Spinat, um nur ein paar Beispiele zu nennen. Chiasamen stellen ein Füllhorn an Vitalstoffen dar: eine komplette Proteinquelle, eine einzigartige Quelle für Omega-3-Fettsäuren, B-Vitamine, Kalzium und Antioxidanzien. Das ist eine **beispiellose Nährstoffdichte**. Chiasamen enthalten nur sehr wenige Kalorien. Wenn Sie also Chia in ihre Ernährung aufnehmen, fühlen Sie sich gut, sind schneller satt, Ihr Blutzuckerspiegel bleibt ausgeglichen, Sie sind mit kleineren Mahlzeiten zufrieden, brauchen keine Snacks mehr zwischendurch und fühlen sich gesünder, glücklicher und energievoller. Heißhungerattacken weisen auf eine vitalstoffarme Ernährung hin. Wer genügend Vitalstoffe zu sich nimmt, kennt sie nicht.

Fügen Sie Ihrem Essen nur drei bis vier Teelöffel wohlschmeckende Chiasamen hinzu, können Sie das erleben, was Maggie Faye, Australierin und Autorin des Buches „The Chia Seed Weight Loss Diet" erlebte: Nach Jahren von Diätfrust nahm sie 22 kg überflüssiges Gewicht ab und – noch wichtiger – es macht ihr keine Mühe mehr, mittlerweile jahrelang ihr Idealgewicht zu halten, ohne Verzicht und Askese. Das klingt zu schön, um wahr zu sein? Probieren Sie doch einfach meine Vorschläge aus, und sehen Sie selbst. Probieren geht über Studieren! Sie können Maggie Faye auch auf ihrer Website www.chiaseedrecipes.com besuchen, auf die sie ständig neue Rezepte zum Abnehmen mit Chiasamen stellt und auf der Anwender ihre Rezepte und Erfolgsgeschichten veröffentlichen, leider auf Englisch. Wayne Coates empfiehlt nach Auswertung aller Studien mit Chia zum Thema Gewichtsabnahme 45 g Chiasamen täglich, um abzunehmen und sein ideales Gewicht zu halten.

Warum helfen Chiasamen langfristig so effektiv beim Abnehmen und Gewichtsmanagement? Einmal liegt das an ihrer einzigartigen Fähigkeit, Flüssigkeit zu absorbieren. Sie nehmen 9- bis 12-mal ihr eigenes Gewicht auf von jeder Flüssigkeit, mit der sie in Kontakt kommen. Wenn Sie einen Chiapudding, Chiakekse oder eine Suppe, die mit Chia angedickt ist, essen, fühlen Sie sich für lange Zeit satt und zufrieden. Chiasamen werden langsam verdaut. Sobald Chia mit Flüssigkeit in Kontakt kommt, bildet sich um die Samen ein Gel, das die Verdauung verlangsamt, so dass der Blutzuckerspiegel ausgeglichen bleibt. Einen Beitrag für eine langsame Verstoffwechslung leisten auch die hochwertigen Proteine und guten Fette in Chia. Außerdem fördert Chia durch seinen hohen Ballastanteil eine zügige Verdauung und beugt Verstopfung vor. Die Faserstoffe sind ideales Futter für unsere kleinen „Helfershelfer", die Darmbakterien, wovon wir etwa 1,5 kg in uns haben. Sie erhöhen das Darmvolumen und verbessern damit die Peristaltik. Nach ein paar Tagen Chiakonsum wird der Bauch angenehm flach. Durch seine beispiellose Nährstoffdichte und seine relativ langsame Verdauung liefert Chia Energie für einen längeren Zeitraum, die auch für körperliche Aktivität genutzt werden kann, was hilft, Übergewicht in Schach zu halten. Wenn wir uns energie- und kraftlos fühlen, sind wir versucht, uns leere Kalorien in Form von Süßigkeiten und Backwaren zuzuführen, die als Dickmacher gelten. Nur, wer ausgeglichener Stimmung ist und genügend Energie hat, kann den Versuchungen der Lebensmittelindustrie locker widerstehen. Snacks entfallen und Heißhungerattacken bleiben aus.

Neben den Ballaststoffen sorgt die hohe Konzentration von Kalzium in Chia, etwa 500 mg pro 100 g, für ein lang anhaltendes Sättigungsgefühl. Intrazelluläres Kalzium reguliert den Fettstoffwechsel, was den Appetit dämpfen kann. Außerdem enthält Chia viel Protein, das ist der sättigendste Makronährstoff. Ungesättigte Fettsäuren verursachen einen größeren Sättigungseffekt als andere Fette. Alle diese Faktoren spielen offenbar zusammen.

Professor Vuksan von der Universität Toronto in Kanada veröffentlichte 2010 eine Studie, wonach gesunde Probanden, die mit Chia versetztes Brot aßen, signifikant längere Sättigungszeiten und weniger Appetit nach Mahlzeiten aufwiesen, bei 15 g Chia hatten die Teilnehmer der Studie durchschnittlich 58 % weniger Appetit. Das Forscherteam nimmt an, dass dies von der längeren Verweildauer des Chiabrotes im Magen herrührt, wodurch der Verdauungstrakt dem Gehirn früher Sättigungssignale gibt. Professor Vuksan und seine Kollegen vermuten, dass die Inhaltsstoffe von Chia die Ursache sind, und zwar vor allem die Ballaststoffe, Kalzium, Magnesium und die Fülle von Antioxidanzien.

An der Universität von Antwerpen, Belgien, führte Dr. Vertrommen eine Studie mit gesunden Erwachsenen durch, die einen Monat lang 45 g Chia pro Tag bekamen. Nicht nur der Blutdruck der Probanden sank und die Blutfettwerte, so Vertommen und sein Team, sondern auch der Taillenumfang schrumpfte. Das besonders für Männer gefährliche Bauchfett nahm ab, eines der Risikofaktoren für Herzinfarkt.

Im Kapitel „Back to the Past" im Buch „The Magic of Chia" schreibt James F. Scheer über ein Experiment mit nordamerikanischen Indianern, dem O'Odham-Stamm in Arizona. Nach dem Zweiten Weltkrieg hat sich die Ernährung dieser Bevölkerungsgruppe völlig verändert. Durch die ungewohnte Nahrung mit vielen leeren Kohlenhydraten ist die Diabetes-Rate 15-mal so hoch wie im amerikanischen Durchschnitt. Die Hälfte aller Erwachsenen über 35 leidet bereits unter dieser Krankheit. Meist geht Diabetes mit Übergewicht einher. Menschen, die mehr als 100 kg wiegen, sind häufig anzutreffen.

Gary Nabhan von der gemeinnützigen Organisation „Native Seeds/SEARCH" versucht, seinen Landsleuten wieder die ursprüngliche Ernährung, die Chia einschloss, nahezubringen. Die Organisation verkauft einen Katalog mit mehr als 1200 verschiedenen Samen von traditionellen Pflanzen und Informationen, wie man selbst Pflanzen vermehren kann. Langsam geht die Rate von Diabetes und Übergewicht zurück. „Native Seeds" geht auch an Grundschulen, wo Indianerkinder lernen, Chia in Steinmühlen zu mahlen und leckere Gerichte daraus zu zaubern. Die Botschaft lautet: Vermeidet raffinierten Zucker und raffinierte Öle, und esst heimische Lebensmittel mit vielen Ballaststoffen. Die Kinder bekommen Samen zum Säen und werden angeleitet, sich um die Pflänzchen zu kümmern, sie zu ernten und zu verarbeiten.

Was zu beachten ist

Chia sollte langsam in die Ernährung eingeführt werden, besonders, wenn man lange Zeit sehr wenige Faserstoffe zu sich genommen hat. So beginnt man mit einem Teelöffel am ersten Tag, den man in Wasser, Fruchtsaft oder Müsli einrühren kann, oder einfach vom Teelöffel essen. Man macht dann einen Tag Pause, und nimmt am dritten Tag die doppelte Menge ein. Wieder einen Tag warten und dann vielleicht einen Chiapudding als Frühstück ausprobieren. Ganz wenige Menschen, die sich bisher ballaststoffarm ernährt haben, fühlen sich aufgebläht und sollten dann mehr Wasser trinken. Chiasamen harmonisieren die Verdauung und reinigen den Darm.

Drei Methoden, mit Chia abzunehmen

Die einfachste Methode besteht darin, eine bestimmte Menge Chiasamen wie ein Teelöffel oder anderthalb Teelöffel in Flüssigkeit – z. B. Wasser, Fruchtsaft oder Gemüsesaft – eingerührt vor jeder Mahlzeit zu sich zu nehmen. Danach sollte noch ein Glas Wasser getrunken werden wegen der enormen Quellfähigkeit von Chia. Man fühlt sich voll und der Appetit lässt nach, man isst weniger. Diese Methode ist gut geeignet für Menschen, die sich ohnehin schon relativ gesund ernähren mit viel Obst und Gemüse, die nur ein paar Pfunde verlieren wollen, oder die wenig Zeit haben, sich eigene Mahlzeiten zuzubereiten. Zwischen den Mahlzeiten am Besten nichts essen. Den Verzehr von Lebensmitteln mit „leeren Kalorien" wie Weißmehlbrot, zuckerhaltige Soft Drinks, Desserts und Kuchen sollte man reduzieren zugunsten von Obst, Gemüse und Vollkornprodukten.

Die zweite Methode ist etwas anspruchsvoller, indem man zwei Mahlzeiten am Tag mit einer Zubereitung ersetzt, in der Chia die Hauptrolle spielt, und zwar das Frühstück und Mittagessen oder das Frühstück und Abendessen. Diese Methode ist geeignet für Menschen, die in kurzer Zeit relativ viel Gewicht verlieren möchten. Viele kommerzielle Methoden zur Gewichtsabnahme basieren auf diese „Mahlzeiten-Ersatz-Methode". Wenn Sie zum Abnehmen statt Eiweißshakes mit fragwürdigen Zutaten Chiamahlzeiten zu sich nehmen, sparen Sie eine Menge Geld und tun mehr für Ihre Gesundheit. Durch den hohen Ernährungswert von Chia werden Sie weniger oft unter Heißhungerattacken leiden und auch weniger als sonst essen Sie finden im Rezeptteil Vorschläge für Mahlzeiten, die auf Chia basieren. Diese Methode erfordert mehr Arbeit, Organisationstalent und Planung, man ist aber sicherer, die gewünschte Menge an Gewicht zu verlieren.

Die dritte Methode ist die, Kalorien zu zählen. Es ist nämlich so, dass viele Menschen die Kalorienzahl, die sie konsumieren, unterschätzen. Viele Lebensmittel enthalten versteckte Kalorien. Es gibt im Internet viele Programme, welche einem bei dieser Methode unterstützen. Für jede Dekade über 30 sollte man 100 Kalorien täglich von der Durchschnittskalorienmenge abziehen, die bei Frauen bei etwa 2200 Kalorien und bei Männern bei etwa 2600 Kalorien liegt. Auf keinen Fall sollte aber die tägliche Kalorienaufnahme unter 1300 bei Frauen und 1800 bei Männern rutschen. Man führt ein Kalorientagebuch, am besten auf einem der zahlreichen Onlineprogramme. Diese Methode hat sich bewährt und ist wissenschaftlich fundiert. Allerdings ist sie etwas mühsam.

Die größte Sättigung wurde in Studien erzielt, wenn die größte Menge Chia, in diesem Fall 24 g, am Tag verzehrt wurden. Es gab eine Korrelation, eine dosisabhängige Verbindung zwischen der Menge an Chisamen und dem Ausbleiben eines Blutzuckeranstiegs nach kohlenhydrathaltigen Mahlzeiten. Die Hauptkomponenten in Chia – Omega-3-Öl, Eiweiß und Ballaststoffe – senken alle drei den Blutzuckerspiegel. Ideal sind Vollkornbrote, wobei der Teig mit Chia angereichert war, so eins der Ergebnisse. Gründliches Kauen, was bei Vollkornbrot nötig ist, steigert die Intensität der Sättigungssignale ans Gehirn. Versuchstiere, welche bei unbegrenztem Nahrungsangebot Omega-3-Öle ins Futter bekamen, blieben schlank, diejenigen, welche Sojaöl gefüttert bekamen, wurden übergewichtig (vgl. Simopoulos S. 80). Der Unterschied bei den Mäusen war nach einigen Wochen so groß wie zwischen einem Mann, der 75 kg wiegt, im Vergleich zu einem mit 112 kg Gewicht. Omega-6-Fettsäuren, im Übermaß genossen, machen hingegen dick. Die Israelis konsumieren hiervon mehr als jedes andere Volk der Erde. Obwohl sie weniger Fett und weniger Kalorien als die US-Amerikaner zusichnehmen, gibt es bei israelischen Juden eine noch höhere Rate beim Übergewicht.

Seine Mahlzeiten mit Chia anzureichern, um abzunehmen, ist sicherlich eine gute Idee. Außerdem wird empfohlen, sich jeden Tag eine halbe Stunde oder länger sportlich zu betätigen. Seit ich mich täglich bewege, halte ich mein Idealgewicht mühelos und brauche mir über Kalorien keine Gedanken mehr zu machen, weil mein Stoffwechsel beschleunigt ist und ich auch beim Essen mehr Appetit auf Gesundes habe.

Möglichkeiten, tierische Produkte und Functional Food mit Chia gesünder zu machen

Tierische Produkte wie Fleisch, Eier und Milchprodukte stehen in der Diskussion, weil sie nicht nur gesundheitsfördernde Wirkungen haben. Durch die Verfütterung von Getreide statt Gras und Heu haben Milch, Milchprodukte, Eier und Fleisch aus der Massentierhaltung ein gesundheitlich ungünstiges Verhältnis von Omega-6- zu Omega-3-Fettsäuren. „Steinzeit-Diät" ist in. Unsere Vorfahren als Jäger und Sammler haben zwar viel Fleisch gegessen, allerdings Fleisch von Wildtieren, die sich natürlich ernähren. Dadurch hatten sie ein Verhältnis von 1 zu 1, was Omega-6- zu Omega-3-Fettsäuren betrifft. Bei uns ist die Ratio mittlerweile bei etwa 15 (Omega 6) zu 1 (Omega 3) angekommen, in den USA liegt dieser Quotient bei rund 21 zu 1. Wer also Fleisch verzehrt, sollte unbedingt auf Biofleisch von Weidetieren oder auf Wildtiere zurückgreifen und auch Milchprodukte von Weidetieren verzehren sowie Bioeier von Hühnern aus Freilandhaltung. Am besten sind Eier wie die vom Bauckhof, dem größten Biobetrieb Norddeutschlands mit mehr als 500 ha, weil die Hühner dieses Demeterbetriebs keine Zäune kennen und frei herumlaufen und ihr Futter selbst suchen können. Eier freilaufender Hühner, die sich von Wildpflanzen ernähren können, enthalten rund 20-mal (!) so viele Omega-3-Fettsäuren wie Eier von Hühnern, die mit Getreide gefüttert wurden.

Eier sind ins Gerede gekommen wegen ihrer relativ hohen Cholesterinwerte und ihrer ungünstigen Zusammensetzung der Fettsäuren und damit potenziellen Gefahr, Herz-Kreislauf-Erkrankungen zu begünstigen. Zwischen 1970 und 1999 sank in den USA laut der Lebensmittelüberwachungsbehörde FDA der Eierkonsum von 17,5 auf 14,5 kg pro Kopf der Bevölkerung, und in Argentinien von 6,8 kg im Jahr 1970 auf 6 kg im Jahr 1999. Bei uns in der Bundesrepublik verringerte sich der Eierkonsum kontinuierlich zwischen 2001 und 2011. 2012 wurden erstmals wieder mehr Eier gegessen, mit 217 pro Kopf 5 Eier mehr als im Jahr 2011.

Es gibt eine einfache und wirksame Möglichkeit, den Prozentsatz von gesättigten Fettsäuren in unserer Nahrung, vor allem von

Palminsäure und Linolsäure, zu reduzieren und die Konzentration von Omega-3-Fettsäuren zu steigern: das Anreichern von Eiern mit Omega-3-Fettsäuren. Klinische Studien u. a. von Ferrier, Sim und Jiang, Lewis, Schlach und Van Elswyk zeigten, dass der Konsum solcherart angereicherter Eier signifikant das Risiko verringert, Herz-Kreislauf-Erkrankungen zu bekommen. In den USA werden Eier mit Omega-3-Fettsäuren angereichert, indem die Hühner entweder Leinsamen, Chiasamen, Fischöl, Fischmehl oder Meeresalgen ins Futter bekommen. Der Nachteil beim Zufüttern von Fischprodukten, Leinöl oder Meeresalgen besteht darin, dass die Eier dann unangenehm fischig oder bitter schmecken und daher oft von den Konsumenten abgelehnt werden. Außerdem besteht die Gefahr der Belastung durch Toxine und wegen der Überfischung der Meere sollte der Fischbestand besser geschont werden.

Ayerza und Coates fanden heraus, dass das Zufüttern von Chiasamen nicht zu unangenehmem Geschmack bei Eiern führt. Die Eier wiesen ein hohes Niveau an Omega-3-Fettsäuren auf, ohne das die Entwicklung der Vögel oder die Eierproduktion in irgendeiner negativen Weise beeinflusst wurde (vgl. Ayerza a. Coates, „Chia", S. 128 ff.). Zahlreiche Studien belegen, dass Leinöl negative Effekte auf die gesunde Entwicklung von Hähnchen und Hennen hat, im Gegensatz zur Verfütterung von Chiasamen. Leinsaat muss mit fragwürdigen Lösungsmitteln entgiftet werden und es bleiben immer Rückstände zurück. Auch Fischöl hat negative Auswirkungen auf die Entwicklung von Geflügel und führte bei nur 2 % Heringsöl zu einer Fettleber durch eine Beschleunigung des Fettstoffwechsels (vgl. ebd., S. 129)

Wenn Hühnern Chiasamen verfüttert werden, ergeben sich keinerlei negative Effekte auf die Eierproduktion, das Gewicht der Eier oder der Legehennen. Die Verbesserung des Fettsäureprofils ist spektakulär. Das Verhältnis von Omega-6- zu Omega-3-Fettsäuren in Eiern von Hennen, die Chia bekommen, verbessert sich von 17 zu 1 auf 1 zu 1. Der Gehalt an Omega-3-Fettsäuren steigt um mehr als 1600 % auf 986 mg pro Ei und der Gehalt der unerwünschten gesättigten Fettsäuren sinkt um 30 %. Die Lebensmittelbehörde der UNO, die American Heart Association, die British Nutrition Foundation und die Kanadische Gesundheitsbehörde empfehlen ein Verhältnis von Omega-6 zu Omega-3-Fettsäuren zwischen 1 zu 1 bis maximal 6 zu 1 statt des z. B. in den USA üblichen von 21 zu 1. Der Geschmack der Chiaeier wurde von den Konsumenten als angenehm, ohne fischigen Beigeschmack bewertet. Ayerza nimmt an, dass die Antioxidanzien in Chia dafür sorgen, dass der Geschmack der Eier angenehm bleibt. Leinsaat und Fischprodukte weisen kaum Antioxidanzien auf. Sogar als Chiasamen 30 % des Futters ausmachten, schmeckten die Eier noch lecker. In einigen französischen Supermärkten kann man Eier aus Argentinien kaufen von Hennen, die mit Chia gefüttert wurden.

Auch das **Fleisch** von Hähnchen kann durch Fütterung von Chiasamen oder -mehl mit wertvollen Omega-3-Fettsäuren angereichert werden. Wissenschaftliche Studien z. B. von Horrocks und Yeo belegen, dass Frauen, die mit Omega-3-Fettsäuren angereichertes Hähnchenfleisch aßen, nach nur vier Wochen ihre Blutfettwerte und ihre Cholesterinwerte signifikant verbessern konnten. Bei nur 10 % Chia im Futter konnte sich der Omega-3-Gehalt im Fleisch der Hähnchen um das Achtfache steigern. Der Gehalt an gesättigten Fettsäuren sank um 17,5 %.

Während das Verhältnis von Omega-6- zu Omega-3-Fettsäuren bei Hähnchen, die übliches Futter bekamen, bei ungesundem 20 zu 1 lag, verbesserte es sich bei Hähnchen, die mit Chia gefüttert wurden, auf 2,7 zu 1. Auch das Fleisch von Geflügel, die Chiasamen bekamen, wies keinen unerwünschten Geschmack auf. Bereits eine Portion helles Fleisch eines Hähnchens mit einem Chia-Anteil von 20 % im Futter kann bei Männern 47 % der empfohlenen Tagesmenge an Omega-3-Fettsäuren abdecken und 63,9 % bei Frauen (vgl. Ayerza a. Coates, „Chia", S. 136). Ayerza schreibt daher: „Geflügelfleisch, was durch Chiafütterung mit Omega-3-Fettsäuren angereichert ist, kann eine Alternative zu Fisch sein." (ebd., S. 136) Studien ergaben, dass die Anreicherung mit Omega-3-Fettsäuren im Fleisch durch die Verfütterung von Chiasamenmehl sogar noch größer war. Auch Mehl aus Chiasamen ist wegen seiner Dichte an Antioxidanzien vergleichsweise lange haltbar.

Milchprodukte sind eine der Hauptquellen der Fettaufnahme durch die Nahrung und für etwa 30 % der Gesamtfettaufnahme und rund 40 % der Aufnahme an gesättigten Fetten verantwortlich. Milch, angereichert mit Omega-3-Fettsäuren, kann daher große gesundheitliche Vorteile bringen. Die bisherigen Resultate sind ermutigend. Ayerza fütterte Kühe mit Chiasamen. Die Ratio von Omega-3- zu Omega-6-Fettsäuren in der Milch dieser Kühe entsprach den Empfehlungen der British Nutrition Foundation von 6 zu 1. In Südamerika wird Kühen bereits Fischöl ins Futter gemischt, um den Gehalt an Omega-3-Fettsäuren zu erhöhen. Milchprodukte auf diese Art erzeugt, werden von vielen Konsumenten aus Geschmacksgründen abgelehnt. Die Verfütterung von Chiasamen oder Chiamehl stellt eine verantwortungsbewusste und gesunde Alternative dar.

Chiasamen gibt es auch als Nahrungsergänzung für Pferde, wie z. B. das Produkt Tri-Omega, hergestellt in Phoenix, Kalifornien. Es gibt auch bereits Katzen- und Hundefutter in den USA und Argentinien, das mit Chia angereichert ist.

Functional Food wird immer beliebter. In den USA liegen dessen Steigerungsraten seit dem Jahr 2000 zwischen 10 und 15 % jährlich, während der Konsumzuwachs an normalen Lebensmitteln nur zwischen 3 und 5 % beträgt. Functional Food soll gesundheitliche Vorzüge gegenüber normalen Lebensmitteln aufgrund von physiologisch aktiven Komponenten bieten. Immerhin drei bis vier Menschen in Europa und den USA kennen den Begriff „Functional Food" und von ihnen glauben 55 %, dass Functional Food ihre Gesundheit verbessern kann. In Großbritannien nehmen 76 % der Konsumenten an, dass Lebensmittel, die mit mehrfach ungesättigten Fettsäuren angereichert wurde, wichtig für die menschliche Gesundheit sei. Konsumenten interessieren sich dort besonders für Lebensmittel, die gesund fürs Herz sind. 1998 betrug der Verkauf von Eiern, die mit Omega-3-Fettsäuren angereichert waren, in den USA und Kanada 3 %. Es werden weltweit etwa 100 Mio. dieser Eier verkauft. Mit Omega-3-Fettsäuren angereicherte Eier sind in der EU zwischen 22 und 110 % teurer als normale Eier. Besonders Senioren sind interessiert daran, sich gesund zu ernähren und dafür mehr Geld auszugeben und die Generation der Baby-Boomer stellt hier die größte Gruppe dar.

Da das künstliche Anreichern von Lebensmittel mit bestimmten Stoffen auch kritisch gesehen werden kann (s. Kapitel „Superlebensmittel wie Chia – warum sie Functional Food haushoch überlegen sind" S. 15), bin ich der Meinung, wenn schon Functional Food, dann am besten mit Superlebensmitteln wie Chia. Chia hat eine herausragende Stellung inne als Rohmaterial für Functional Food wegen seiner besonderen Eigenschaften und Vorteile gegenüber anderen Quellen von Omega-3-Fettsäuren.

Die Idee, Nahrungsmittel mit Chia anzureichern, sollte auch hier in Deutschland bald umgesetzt werden. In den USA, speziell im gesundheitsbewussten Südkalifornien, gibt es Chiasamen überall in Supermärkten und Bioläden. Man kann dort Brot kaufen, das mit Chiamehl angereichert ist (vgl. Ayerza a. Coates, „Chia", S. 140). Seit Ende 2001 gibt es Nahrungsergänzungen mit Chia auch in der Europäischen Union, Kanada, Russland und Japan und seit 2003 auch in Argentinien. Nahrungsergänzungsmittel und Energieriegel, die mit Chia angereichert sind, gibt es bei uns auch über das Internet zu kaufen, z. B. von ChiaMind. Die Firma Sachia bietet demnächst Chiariegel und Chiamüsli im Reformhaus an und die Firma Salba hofft mit ihren Produkten auf Zulassung durch die EU.

Chia könnte eine große Zukunft bevorstehen, entweder im Futter von Nutztieren, oder direkt als Nahrungsergänzung. Die Notwendigkeit aus gesundheitlicher Sicht, die Fettsäuren in der Nahrung ins Gleichgewicht zu bringen und die Aufnahme von Omega-3-Fettsäuren wesentlich zu steigern, und die Tatsache, dass Chia eine sichere, erneuerbare Quelle dafür ist mit langer Haltbarkeit, könnten dazu führen, dass diese uralte Ölsaat – von vielen als Getreide bezeichnet – eine der wichtigsten auf dem Weltmarkt wird.

Beispiele für durch Zusatz von Chia mit Omega-3 Fettsäuren angereicherte Nahrungsmittel				
Nahrungsmittel	Zum Tierfutter* oder direkt zum Nahrungsmittel hinzugefügtes Chia in %	Inhalt Omega-3 mit Chia mg/100 g	Inhalt Omega-3 ohne Chia mg/100 g	% des Tagesbedarfs pro Portion (Portionsgröße in Klammern)
Eier, weiß*	10	742	90	57 (100 g)
Eier, braun*	10	716	76	55 (100 g)
Hühnerfleisch, weiß*	10	709	95	55 (100 g)
Hühnerfleisch, dunkel*	10	613	112	47 (100 g)
Kuhmilch*	2	45	34	8,5 (245 g)
Weißbrot	2	427	20	33 (100 g)
Joghurt	2	434	27	82 (245 g)
Hamburger	1	285	82	22 (100 g)
Nudelsuppe mit Hühnchen	1	223	20	42 (245 g)
Erdnussriegel mit Zucker	5	1019	2	39 (50 g)
Granula Riegel	10	2094	60	45 (28 g)
Cornflakes	10	2045	11	44 (28 g)

Mit freundlicher Genehmigung von University of Arizona Press, aus Chia von Ricardo Ayerza Jr. und Wayne Coates, Seite 149. ©2005 The Arizona Board of Regents.

Erfahrungsberichte von Chia-Anwendern

Chia ist in Deutschland noch nicht „in aller Munde", was sich hoffentlich auch durch mein Buch ändern wird. Daher sind Erfahrungsberichte noch selten. Den Teilnehmern meiner Reikiseminare danke ich, die mir nicht nur Rezepte zuschickten, sondern auch schrieben, wie sie ihr Energieniveau und ihre Gesundheit dank Chia noch steigern konnten. Ich danke der Firma Lifemax für die Bereitstellung der persönlichen Geschichten von Konsumenten ihres Chiaprodukts Mila, die man auch im Internet nachlesen kann, der Firma Sachia für eine Rundmailaktion unter Kunden für diesen Zweck, der Firma Chiamind für die Bereitstellung der Erfahrungen ihrer Kundschaft, die sich hauptsächlich aus Ausdauer- und Extremsportlern zusammen setzt, und der Firma Salba für die Erlaubnis, aus den Erfahrungsberichten ihrer Kunden zu zitieren. Wenn Sie interessante Erfahrungen mit Chia machen, schicken Sie sie mir einfach zu unter info@Barbara-Simonsohn.de, und ich kann sie auf meine Homepage stellen. Herzlichen Dank im Voraus!

Ich selbst jogge seit mehr als 20 Jahren. Bisher lagen meine Strecken zwischen 5 und 6 km mit einer Ausnahme: Ich habe an einem Lions-Lauf im Hamburg teilgenommen und lief ohne Vorbereitung, aber angespornt durch den Applaus der Zuschauer 15 km. Das änderte sich mit Chia. In meiner Joggingtaillentasche führe ich immer eine Butterbrottüte mit Chiasamen mit mir. Als ich im Januar 2013 auf Teneriffa Urlaub machte, entdeckte ich das Naturschutzgebiet in El Medano zum Laufen. Mein Sohn hatte mir ein Lauf-App auf dem Handy eingerichtet, so dass ich die Kilometer messen konnte. Am Tag vorher war ich nach einem Chiafrühstück 12 km in einer trichterförmigen Regenrinne entlang der Straße von Dorf zu Dorf gejoggt, weil die Autofahrer mir viel zu dicht auf die Pelle rückten. Sie hupen dort auch gern aufmunternd angesichts des ungewohnten Anblicks einer Joggerin, was mich jedes Mal zusammenzucken ließ. Am Tag darauf, am 12. Januar, lief ich in El Medano meinen ersten Halbmarathon, 23 km, die Hälfte davon im Dunkeln bei Mondenschein.

Tammo Seemann ist Marathonläufer. Auch dank Chia wurde er zum Ultramarathonläufer und lief 2013 bis Mitte September 54 Marathons und Ultramarathons, davon einen Triple – das sind drei Marathons hintereinander – und einen 24-Stundenlauf in Delmenhorst in der Bestzeit seiner Altersgruppe. Er schaffte dabei 152 km. Im Januar 2013 lief er in Florida fünf Marathons in einer Woche. Die Marathonstrecke ist seine normale Distanz geworden. Er zitiert gern einen Ultramarathonläufer: „Wenn Du denkst, es geht nichts mehr, liegt immer noch ein Marathon drin." Das ist für „Normalos" kaum vorstellbar. Bei solchen sportlichen Höchstleistungen ist eine vitalstoffreiche Ernährung das A & O. Er sagt: „Chia schmeckt gut, sättigt und gibt Energie." Sein Lieblings-Powerfrühstück: Morgenstund-Müsli (Reformhaus) mit Gula Java Cacao (Amanprana) sowie Leinöl mit zwei Esslöffeln Chiasamen, Quark und frische Ananas. Allerdings isst er auch weitere Superlebensmittel wie Afa-Algen, Moringapulver und Gerstengrassaft.

In Florida lernte Tammo Seemann das Chiaprodukt Mila kennen. Chia ist in den USA der Hit auf Messen für Ausdauer- und Extremsportler und dieses Buch ist sicher hilfreich dafür, dass sich die frohe Botschaft dieser Wundersamen auch in deutschen Sportlerkreisen schnell herumspricht. Im März 2013 habe ich Tammo zu einem Marathon nach Hannover begleitet. Ich wollte nur ein paar Runden, so vielleicht 5 km, mitlaufen. Die erste Runde in der Eilenriede betrug gleich 22 km! Ein Blick auf die Streckenkarte hätte mich warnen können. Querbeet zurücklaufen ging nicht, weil ich Angst hatte, mich im größten Stadtpark Deutschlands zu verlaufen. So bin ich, nicht vorbereitet, unausgeschlafen, ohne Frühstück, unfreiwillig meinen zweiten Halbmarathon gelaufen und war froh, meine Chiasamen dabei zu haben und nicht auf dubiose Marathongels voller Chemie angewiesen zu sein. Von denen ich einen probierte und mir so schlecht wurde, dass ich ihn wieder ausspucken musste.

Sebastian Thiesen in 79312 Emmendingen, „Personal Trainer & Natural Running Coach" (sebastian@freidynamik.de), hat mir einen beeindruckenden Erfahrungsbericht geschickt. Schon 2011 begann er, als Läufer Chia einzusetzen. „Ich bin leidenschaftlicher Trailläufer und das mit Vorliebe auf der Ultramarathondistanz, also jenseits der 42 km, im alpinen Gelände. Beim Training ist die Unterstützung von Chia sehr schnell zu spüren. Man ist kräftiger unterwegs und die Regeneration geht schneller. Aber auch bei einer Rennveranstaltung habe ich auf Chia gesetzt und mir meine Rennverpflegung selbst gemacht. Meist waren es vegane Burritos mit Hummus und Chia. Einfach perfekt, wenn man zehn und mehr Stunden durch die Berge rennt. Auch in meinem Familien- und Freundeskreis sind die gleichen Erfahrungen gemacht worden. Sogar Erfolge beim Abnehmen sind zu vermelden. Inzwischen sind die Chiasamen zu einer Art Standardmitbringsel und Geschenk geworden. Als Personal Trainer und Natural Running Coach, unter dem Namen freidynamik, begann ich dann, neben dem Training zum Erlernen eines natürlichen, schmerzfreien Laufstils auch Chia in meine Beratungen mit einzubinden und bin wirklich restlos überzeugt von der Vielseitigkeit und Kraft, die in diesen kleinen Dingern steckt. Die Ergebnisse und die Nachfrage sprechen für sich."

Klaus Schillinger in Schwendi (schillingerschwendi@web.de) ist Ausdauersportler (Triathlon, Marathons) und isst Chia seit 2012. Er schildert seine positiven Erfahrungen. „Ich hatte zwischendurch kein Hungergefühl mehr und dadurch brauchte ich auch keine Süßigkeiten zu naschen. Innerhalb von fünf Wochen nahm ich 7 kg ab und mein Körpergewicht von 76 kg bleibt jetzt ziemlich konstant. Ich bin damit bei einer Größe von 179 Zentimetern sehr zufrieden. Als Nebeneffekt hat sich mein Cholesterinspiegel normalisiert."

Klaus Schillinger gibt in Schwendi auch „inner wise"-Kurse. Er beschreibt, wie er Chia verwendet. „Ich verwende Chia morgens im Joghurt oder Müsli. Dazu lasse ich die Samen vorab in Wasser quellen und habe somit das Gel immer parat. Oft rühre ich vor den Mahlzeiten etwas Gel in ein Glas Wasser ein und trinke dies. Bei Wettkämpfen verwende ich diese Mischung auch als Sportgetränk. Als feste Wettkampfnahrung nehme ich Chiaenergieriegel, die ich mit Milchreis und Trockenfrüchten selbst zubereite (Rezept unter www.chiamind.de, dort auch viele Erfahrungsberichte von Ausdauer- und Extremsportlern mit Chia). Dadurch weiß ich genau, was drin ist und ich hatte auch noch nie Probleme mit dem Magen oder der Verdauung während eines Wettkampfes. Vor allem die saftigen Riegel lassen sich während des Laufens leicht schlucken und man muss nicht, wie bei vielen industriell erzeugten Produkten, gleich danach etwas trinken. Auch wenn ich Brot selbst backe, gebe ich Chiasamen in den Teig. Mein absoluter Favorit ist Käsekuchen mit Chia."

Heike Hädicke ist Gourmet-Rohkost-Köchin und hat bei mir die Reikilehrerausbildung absolviert und ist auch auf diesem Gebiet erfolgreich tätig. Einige der Chiarezepte in diesem Buch stammen von ihr. Sie schreibt: „Auf jeden Fall tut Chia meinem Darm sehr gut, wenn ich viel sitze oder im Urlaub bin. Im Urlaub achte ich immer darauf, dass ich Chia in meinem morgendlichen Gerstengrassaft trinke, um meine Darmtätigkeit in Schwung zu halten. Da ich im Urlaub meistens anders esse, als zuhause, habe ich sonst öfters Verstopfung. Bei meiner Lehrerausbildung letztes Jahr bei Dir habe ich das Thema mit Chia hervorragend hinbekommen." Sie können Heike Hädicke gern kontakten unter www. Heike-Haedicke.de.

Hier zitiere ich jetzt aus einigen Erfahrungsberichten von Amerikanern, die mit Mila, einem Chiaprodukt, gute Erfahrungen machen. Amy aus Kalifornien schreibt: „Ich hatte keine Lebenskraft mehr, nachdem ich vier Jahre lang von der Droge Chrystal Meth abhängig war. Als ich Mila einnahm, merkte ich fast unmittelbar mehr Energie. Ich nehme es zweimal täglich in Smoothies. Meine Fibromyalgie ist verschwunden. Ich habe sechs Pfund überflüssiges Gewicht verloren, und mein zu hoher Cholesterinwert sank um mehr als 20 Punkte. Vor allem habe ich wieder Hoffnung, Stärke, Energie und Gesundheit! Meine Schmerzen sind völlig verschwunden."

Wendy aus Toronto, Kanada, musste sich wegen Brustkrebs beide Brüste entfernen lassen. Drei Monate später hatte sich ein golfgroßer gutartiger Tumor an ihrem Knie entwickelt. Sie hatte nur noch Schmerzen, konnte sich nicht mehr bewegen und sah sich mit ihrem dreijährigen Jungen völlig überfordert. Einige Monate später aß sie das erste Mal Mila. „Ich fühlte mich vier Tage später als eine komplett andere Person. Ich schlief besser und fühlte mich wieder gesund und stark. Ich fühlte: Ich hatte mein Leben wieder zurück. Nach meiner Brustrekonstruktion erholte ich mich schneller und besser als nach jeder anderen Operation, die ich vorher hatte. Wenige Monate später nahm ich an einem Lauf teil und schaffte die 5 km als zweite meiner Altersgruppe und 17. überhaupt von 240 Teilnehmern. Mila hat mein Leben völlig verändert."

Kirsten B. aus Waimea, Hawaii schreibt, dass ihr 11-jähriger Sohn seit seinem zweiten Lebensjahr unter allen möglichen Allergien litt. Jeden Morgen brauchte er sechs bis sieben Taschentücher für all den Schleim, den sein Körper produzierte. Nach nur fünf Tagen Chiagel waren seine Symptome völlig verschwunden. „Das treibt mir Tränen in die Augen. Ich bin Mila für allezeit dankbar." Anita D. aus San Francisco litt 15 Jahre lang unter Haarausfall. Der Arzt diagnostizierte als Ursache die Krankheit „Alopecia areata", eine durch Entzündungen verursachte Autoimmunstörung, die der Arzt als „unheilbar" bezeichnete. Nach drei Monaten Milaeinnahme beobachtete sie, dass immer weniger Haare ausfielen. Sie ging zu ihrem Dermatologen, der sagte, die Alopecia sei „in Remission". Und es wuchsen neue Haare!

Bei Bluthochdruck wirkt Chia. Tierarzt Dr. Stacey Levin schreibt über seinen Vater, einen Arzt in Rente. Er litt unter hohem Blutdruck und konnte ihn auf 120 zu 80 völlig normalisieren, durch zwei Esslöffel Mila täglich über drei Monate. Er braucht keine Blutdruckmittel mehr zu nehmen.

Chia schlägt gut an bei Arthritis. Jackie aus Toronto, Kanada, litt unter Osteoarthritis beider Knie. Eine Operation erbrachte keine Schmerzfreiheit. „Innerhalb von Wochen verschwand die Entzündung in den Knien und auch meiner Hand, in der ich Arthritis hatte, ging es besser. Ich habe jetzt überhaupt keine Schmerzen mehr und mache wieder Yoga. Mila hat mir meine Gesundheit und meine Lebensqualität zurückgegeben." Dave H. aus Greensboro berichtet ähnliches. Er war schon wegen Arthritis an der Wirbelsäule operiert worden und musste immer noch Schmerzmittel nehmen. Nach drei Wochen Milaeinnahme hatte er viel weniger Schmerzen und setzte die Schmerzmittel ab. Nach sieben Wochen konnte er schmerzfrei fünf Meilen laufen.

Jackie Renuart hatte mit 41 Jahren eine Gesundheitskrise. Ihre Maße und ein Vorher-Nachher-Bild sind im Internet zu betrachten. Ihr Cholesterinwert sank dank Mila von 227 auf 193, und ihr Gewicht um 5,5 kg. Leah Allen nahm dank Mila Smoothies sogar 10 kg ab und konnte ihren Cholesterinwert von 174 auf 122 senken. Sie sieht um Jahre jünger aus. Jan Fraser nahm durch Mila Smoothies 20,5 kg ab und ist ebenfalls kaum wiederzuerkennen.

Sein Triglyzeridwert halbierte sich fast. Diese Verbesserungen fanden nicht in Jahren, sondern innerhalb von Monaten statt. Kay B. aus Austin, Texas, nahm 7,5 kg innerhalb von fünf Wochen ab, ohne sich hungrig zu fühlen. Sie hatte keine Heißhungerattacken mehr. Sie ist 65 Jahre alt und „ich habe mehr Energie und geistige Klarheit als in meinen 30ern. Ich habe mich noch nie so gut gefühlt."

In weiteren Erfahrungsberichten geht es darum, dass sich das Energieniveau erhöht hat, die Verdauung wieder funktioniert, Reizdarm und Asthma verschwinden, ebenso Autoimmunerkrankungen, und dass Kinder mit ADS sich wieder länger konzentrieren und ihre Schulleistungen wesentlich verbessern können. Über Seiten können Sie die Daten über gesunkene Cholesterinwerte und Blutdruckwerte nachlesen. Ein 29 Jahre alter Mann mit Diabetes I konnte seinen Blutzuckerspiegel nach Mahlzeiten stabilisieren und hat dadurch endlich die Energie, jeden Abend Ausdauertraining zu praktizieren. Ein anderer Mann mit Diabetes I konnte seine Insulingaben mehr als halbieren. Jeanne J. aus Kailua, Hawaii, heilte mit Mila ihre Divertikulitis aus und ist völlig symptomfrei. Eine Frau mit Depressionen konnte ihre Medikamente komplett absetzen und ein autistischer Junge lernte zu schreiben und toleriert es erstmals, angefasst zu werden.

Man muss nicht krank oder kraftlos sein, um von Chia zu profitieren. Viele Athleten berichten von mehr Kraft und Ausdauer. Auch die Erholungszeiten nach Höchstleistungen werden verkürzt und es gibt weniger Verletzungen, vermutlich wegen der entzündungshemmenden Wirkungen der Omega-3-Fettsäuren. Der Traum jedes Triathlonsportlers ist der Ironman World Championship in Kona, Hawaii. Stephen W. aus Kanada erreichte nach vier vergeblichen Versuchen mit Mila die Qualifikation für diesen Wettbewerb. Seit er Mila nimmt, konnte er seine persönliche Bestzeit um mehr als 23 Minuten verbessern auf 9 Stunden und 26 Minuten. Die Teilnehmer müssen 2,4 Meilen schwimmen, 112 Meilen Radfahren und einen Marathon über 26,2 Meilen absolvieren. Andere haben ihre Triathlonbestzeit sogar um mehr als eine Stunde verbessert. Charles B. aus San Rafael, Kalifornien, konnte seine Zeit für 100 m schwimmen um 12 Sekunden auf 1 Minute 20 Sekunden verbessern.

Chia für Tiere

Wer glaubt, man muss an Chia glauben, irrt. Der Beweis: Auch Tiere profitieren davon! Chia stärkt auch bei ihnen das Immunsystem und heilt Entzündungen aus. Nahrungsergänzungen auf Fischbasis sind keine Lösung, weil sie oft mit Schwermetallen belastet sind und die Meere leer gefischt sind. Hobbs, ein schwarzer Labrador im elften Lebensjahr, war von einem zum anderen Tag schwach und kam nicht mehr die Treppen herauf. Er wollte auch nicht mehr auf Spaziergänge mitgenommen werden und stieß nachts merkwürdige jaulende Geräusche aus. Rebecca, die Besitzerin, fing an, ihn mit Mila zu füttern. „Innerhalb von nur drei Tagen wurde Hobbs beweglicher. Eine Woche später sprang er aus dem Bett, was er monatelang nicht gemacht hatte." Er konnte seinen Lebensabend wieder genießen, und seine Besitzerin schreibt, „mir fehlen die Worte, meine Dankbarkeit auszudrücken."

Chia wurde schon von den Azteken als Tierfutter genutzt. Bei Vögeln mischt man einen halben Teelöffel Chiasamen mit einem Teelöffel Vogelfutter. Bei Hühnern beträgt das Verhältnis von Chia zu Hühnerfutter 1 zu 5. Bei feuchtem Katzenfutter kommt ein Teelöffel Chiagel auf 250 Gramm Futter. Man kann auch Chiasamen keimen lassen statt Katzenweizengras. Hunde lieben Chia. Das Verhältnis von Chiagel zu Hundedosenfutter ist das gleiche wie bei Katzen. Pferde kann man folgendermaßen füttern: Zwei Becher Graspellets mit einem Becher Chiasamen vermischen. Wer Kühe hält und für eine bessere Milchqualität mit mehr Omega-3-Fettsäuren sorgen will, füttert täglich zwei Becher Chiasamen. Die Menge bei Schafen oder Ziegen beträgt eine Tasse pro Tag. Bei Felltieren wird das Fell glänzender, Entzündungen gehen zurück und das Immunsystem der Tiere wird gestärkt.

Tierarzt Dr. Stacey Levin ist vom Chiamehl Mila begeistert. „Ich habe etliche Katzen mit Diabetes damit behandelt, deren Blutzuckerspiegel sich stabilisiert haben, nur durch Mila im Futter. Ich habe dramatische Verbesserungen beobachten können bei vielen Hunden und Katzen mit Entzündungen, juckendem Fell und Haarausfall. Haut, Fell und Krallen wurden gesünder und glänzender. Allein mit Mila konnte ich meine tierischen Patienten mit Verdauungsbeschwerden wie häufiges Übergeben und oder Durchfall stabilisieren. Mein Golden Retriever zuhause kann wieder die Treppen rauf und runter laufen und das Haar auf seiner Nase ist wieder schwarz geworden." Dr. Murray Matheson: „Drei meiner Katzen und mein zehn Jahre alter Windhundmischling Judy bekommen täglich Mila. Ihr Fell sah nie besser aus. Das Problem des Verschluckens von Haarbällen der Katzen hat sich erledigt und Judy ist viel weniger steif nach einem anstrengenden Tag im Park ohne Leine."

Viele Tierärzte in den USA und Kanada arbeiten mit Chia. Dr. Jason Barton: „Dank der antientzündlichen und immunstärkenden Wirkungen von Mila, habe ich Verbesserungen bei vielen Haustieren beobachtet, die unter chronischen Krankheiten wie Arthritis, Darmentzündungen oder allergischen Hautkrankheiten litten. Ich habe auch bemerkt, dass Mila bei gesunden Tieren ein höheres Energieniveau bewirkt und Verbesserungen in der Haut- und Haarqualität." Der Veterinär Dr. Guy Arad ist ebenfalls sehr angetan: „Ich sehe bei meinen tierischen Patienten bei Arthritis, Erholung von chirurgischen Eingriffen, erwünschter Gewichtsabnahme, bei Hauterkrankungen, Diabetes, Magen-Darmerkrankungen und vielem mehr. Mila ist das gesündeste rohe Lebensmittel und der beste Träger von Omega-3s. Man kann es seinen Begleitern leicht ins Essen mischen, weil es weder einen Eigengeschmack noch einen speziellen Geruch hat." Einfach Chiamehl wie Mila in den Fressnapf tun mit einem Schuss Wasser. Drei bis fünf Minuten gelieren lassen. Mit Nass- oder Trockenfutter mischen. Immer genügend Wasser bereitstellen. Die Dosis ist ein Teelöffel bis 5 kg Gewicht, zwei Teelöffel bis 20 kg, und wenn das Tier mehr als 30 kg wiegt, drei Teelöffel täglich. Unsere Katze „Kati" ist wie viele ihrer Artgenossen sehr speziell und mag weder Afa-Algen, noch Gerstengrassaftpulver, noch Moringa. Chiamehl im Futter hat sie von Anfang an akzeptiert.

Die Vorteile von Chia
auf einen Blick

- Chia ist die reichhaltigste Quelle von wertvollen Omega-3-Fettsäuren.
- Chia hat die höchste bisher gemessene Konzentration an Ballaststoffen. Zwei Teelöffel liefern etwa 7 g.
- Chia braucht, im Gegensatz zu Leinöl, nicht im Kühlschrank gelagert zu werden.
- Chia enthält weder für Mensch noch Tier gesundheitlich bedenkliche Stoffe, anders als beim Leinsamen bekannt.
- Chiasamen brauchen nicht gemahlen zu werden, der Körper kann sie auch ganz aufschließen.
- Chia schmeckt lecker und mild und intensiviert den Eigengeschmack von Speisen.
- Chia ist drei Jahre lagerfähig aufgrund seiner Antioxidanzien. Es schützt sich selbst vor Oxidation im Gegensatz zu Fischöl und Leinöl.
- Chia hat im Gegensatz zu Fisch als Omega-3-Quelle ein sehr geringes allergisches Potenzial.
- Chia ist ein Füllhorn an Lebensmitteln wie Mineralien, Fettsäuren, Eiweiß, Vitaminen und Antioxidanzien.
- Chia bietet das komplette Aminosäurenprofil einschließlich der acht essenziellen Aminosäuren, welche der Körper nicht selbst herstellen kann.
- Chia ist einfach in der Anwendung, weil es neutral schmeckt.
- Chia hält den Blutzuckerspiegel stabil. Durch das Aufquellen der Samen werden Kohlenhydrate langsamer verdaut.
- Chia erleichtert das Abnehmen, weil sich durch den Quelleffekt der Magen schneller füllt und man dadurch schneller satt ist. Chiasamen können bis zum Zwölffachen ihres Eigengewichts an Flüssigkeit aufnehmen.
- Chia sorgt für eine gute Verdauung und entgiftet den Darm. Wie ein Löschpapier nimmt Chia Darmgifte auf und transportiert sie ab.

- Chia ist glutenfrei und damit auch für Menschen mit Zöliakie geeignet.
- Chia fördert Ausdauer und sportliches Leistungsvermögen.
- Chia entlastet das Herz und senkt den Blutdruck.
- Chia beugt Entzündungen vor.
- Chia ist Gehirnnahrung: Omega-3-Fettsäuren sorgen für Konzentration, schnelles Denken und gute Laune.

Wer profitiert wie von Chia?

- **Ältere:** Die Inhaltstoffe von Chia wie hoher Proteinanteil, essenzielle Aminosäuren, Omega-3-Fettsäuren, Antioxidanzien, Mineral- und Ballaststoffe erfüllen die Ernährungsbedürfnisse von Senioren.
- **Kinder und Jugendliche:** Junge Menschen sind oft schlecht ernährt aufgrund des Konsums von Junk Food oder durch Diäten. Beispiel: Jugendliche verzehren nur 15 g Ballaststoffe täglich (Ernährungsbericht der DGE). Hier kann Chia mit seinen gesunden Fettsäuren, Faserstoffen, Folsäure, Eisen, Kalzium und Phosphor sowie Antioxidanzien ausgleichen.
- **Frauen:** Frauen haben besondere Nährstoffansprüche. Chia enthält das, was Frauen brauchen: Eisen, Kalzium, Omega-3-Fettsäuren, Folsäure, Magnesium und Antioxidanzien. Chia hilft auch beim Gewichtsmanagement.
- **Vegetarier/Veganer:** Vegetarier müssen sehr auf die Vitalstoffdichte ihrer Nahrung achten. Manchmal fehlt es an Kalzium, Zink oder Eisen, oder das Spektrum der Aminosäuren ist nicht komplett. Chia enthält das komplette Aminosäurenprofil, sogar Vitamin B12, und viele andere Vitalstoffe wie wertvolle Fettsäuren für eine gesunde fleischlose Ernährung.
- **Übergewichtige:** Übergewicht begünstigt viele Krankheiten, wie Diabetes, und mindert die Lebensqualität. Chia stellt ein Füllhorn an Nährstoffen dar, sättigt für lange Zeit, bringt durch seine Ballaststoffe die Verdauung auf Trab, entgiftet den Körper und schenkt Energie für Sport und Bewe-

gung. Wer Chia ins Essen tut, spart Kalorien. Das Tryptophan in Chia unterdrückt den Appetit und sorgt dafür, dass
man lange satt ist.

- **Sportlich Aktive:** Besonders bei Ausdauersportarten ist der
  Nährstoffbedarf erhöht und vor allem der Bedarf an Antioxidanzien, weil z. B. beim Langstreckenlauf freie Radikale
  gebildet werden. Chia harmonisiert den Wasser- und Elek-
  trolythaushalt, verlangsamt die Verdauung von Kohlenhydraten und Zucker und schenkt Energie für lange Zeit.
- **Menschen mit Diabetes:** Chia kann Diabetikern helfen,
  den Blutzuckerspiegel zu stabilisieren und Risikofaktoren
  für Herz-Kreislauf-Erkrankungen wie hohen Blutdruck und
  Verdickung und Zusammenkleben der Blutplättchen zu reduzieren. Verantwortlich dafür sind Inhaltsstoffe in Chia wie
  Alpha-Linolensäure, Ballaststoffe, Antioxidanzien, Aminosäuren, Chrom, Magnesium und weitere Mineralstoffe.
- **Menschen mit Bluthochdruck:** Etwa die Hälfte der erwachsenen Bundesbürger leiden unter Bluthochdruck. Bluthochdruck ist der Hauptrisikofaktor für Herz-Kreislauf-Erkrankungen wie Herzinfarkt und Schlaganfall, die Todesursache
  Nummer 1 in Industrienationen. Patienten, die Chia bekamen, hatten einen reduzierten systolischen Blutdruck um 10
  und einen reduzierten diastolischen Blutdruck um 5 mm Hg
  (Quecksilbersäule). Dafür verantwortlich sind die hohe
  Konzentration an ungesättigten Fettsäuren, Faserstoffe, Eiweiß, Kalium, Kalzium, Magnesium, antioxidativ wirkende
  Vitamine, Mineralien sowie Pflanzenbegleitstoffe.

Chia for everybody – jeder kann von Chia profitieren! Vom Ungeborenen bis zum Senioren. Mehr Energie, Lebensqualität, Gesundheit und Lebensfreude: Wer möchte das nicht? Sie können
nichts vermissen, was Sie nicht kennen. Probieren Sie Chia aus,
geben Sie Chia eine Chance!

Chiaprodukte in Deutschland

Chiasamen sind bei uns im Versand, im Internet und in so gut wie jedem Reformhaus oder Bioladen zu bekommen. Ich empfehle, auf das Biosiegel zu achten. Chia wächst in Süd- und Mittelamerika und ich finde es wichtig, dass nicht mit Spritzgiften oder Kunstdünger gearbeitet wird. Weil „bio" das Natürlichste der Welt ist und wir beim Konsum von Biolebensmittel nicht nur etwas für uns und unsere Gesundheit tun, sondern auch für die Umwelt. Mein Buch „Warum Bio? Gesunde Pflanze, gesunder Mensch" ist zwar im Gegensatz zu den meisten anderen meiner Ernährungs- oder Reikibücher kein Bestseller geworden, aber immer noch bei Amazon zu bekommen. Darin habe ich mit Studien untermauert beschrieben, dass nur Biolebensmittel uns strahlende Gesundheit schenken können. Von halbgesunden Pflanzen, die am „Tropf der Chemie" hängen, können wir auch nur „Halbgesundheit" erwarten.

Der größte Anbieter und Importeur, vor fünf Jahren noch der einzige, von biologisch angebauten Chiasamen ist bei uns die Firma Naturkost Übelhör, der Markenname ist Sachia. Diese Ölsaat hat Rohkostqualität, d. h. sie wurde bei Rohkosttemperatur verarbeitet und nicht erhitzt. Helle und dunkle Samen gibt es im Reformhaus in praktischen 450-g-Dosen mit Nachfüllbeuteln. Kleine 15-g-Pocket-Tütchen werden für unterwegs angeboten. Die finde ich praktisch zur Mitnahme beim Laufen. Die Firma ist Initiator von mehreren Projekten zum organischen Anbau der Chiasaat in Mexiko und Südamerika und die hochwertigen Chiasamen werden als Sachia weltweit vertrieben. Ziel ist es im Projekt Public Private Partnership oder PPP, vielen Kleinbauern Mexikos im Rahmen von Fair Trade ein regelmäßiges Einkommen durch Anbau, Ernte und Verarbeitung von Chia zu schaffen. So konnte schon vielerorts die Landflucht gestoppt werden, weil die Bauern vor Ort in biologischer Anbauweise und anderen praktischen und lukrativen Tätigkeiten wie Reinigung der Saaten und Vermarktung von Sachia ausgebildet werden. Seit 2008 gibt es das

Tochterunternehmen Naturkost de Mexico und 2012 wurde die neue glutenfreie Produktionshalle in Guadalajara in Zentralmexiko eröffnet.

Das erste – prachtvoll bebilderte – deutschsprachige Chiarezeptbuch wird von Sachia herausgegeben unter dem Titel „Rezepte – so kommen die Wundersamen in Ihre täglichen Mahlzeiten!". Es gibt Müslis, Aufstriche, Hauptgerichte, Gebackenes, Desserts, Dressings und Drinks. Das Nachwort mit kurzen Informationen über „Was ist Chia?", die Geschichte der Pflanze, die Inhaltsstoffe und die Produktpalette ist mehr als das, sondern ein kleines Buch im Buch. Die Autorin Carmen Parrado hat mit Chiasamen ihre Verdauung ins Gleichgewicht gebracht und dank Chia so weiße und vor allem starke und stabile Fingernägel bekommen, dass sie damit beim Renovieren Lackreste abkratzen konnte, ohne dass ihre Nägel brachen, wie sie mir am Telefon erzählte.

Die EU-Behörde EFSA hat mittlerweile neuen Chiaprodukten, u. a. Chiamüslis, -riegel, -mehl und -keksen, die Zulassung erteilt. Die Bewilligung für Chiaöl wird bis Ende 2014 erwartet. Dann wird es endlich auch ein preiswertes Chiaöl geben! In dunklen Glasflaschen mit 250 ml Inhalt. Das Chiaöl schmeckt, wie die Samen, lieblich und nussig. Bisher gab es nur winzige Glasfläschchen mit Chiaöl im Internet zu bestellen, der Inhalt reichte vielleicht für zwei Schüsseln Salat als Dressinggrundlage. Chiaöl braucht man nicht im Kühlschrank aufzubewahren, weil es sich selbst, seine empfindlichen und reaktionsfreudigen Omega-3-Fettsäuren, durch die Fülle an Antioxidanzien vor der Oxidation schützt. Ich bedanke mich bei Sachia, weil sie mir einzelne Rezepte und Erfahrungsberichte ihrer Kunden zur Verfügung stellte und ich ihre Inhaltsanalyse für dieses Buch übernehmen darf.

Es gibt auch Versandfirmen wie Keimling Naturkost oder Puravita, die Biochia anbieten. Chiamind, eine Internetfirma, von einem Marathonläufer ins Leben gerufen, spricht vor allem die Marathon-, Ultramarathon- und Triathlonszene an. Unter Extrem- und Ausdauersportlern ist Chia ein Geheimtipp, weil es die Ausdauer steigert. In den USA ist Chia daher der Star auf Marathonmessen. Chiamind bietet auch Fitnessriegel auf Chiabasis und Rezepte sowie Chiamehl in verschiedenen Geschmacksrichtungen an. Sie können auf der Internetseite nachlesen, wie Sportler dank Chia ihre Leistungen steigern und sich leicht von überflüssigen Pfunden trennen konnten und ihre Körperfettwerte optimierten. Was für Extremsportler gut ist, ist natürlich auch für Freizeitsportler ideal. Die Gels, die es auf Marathonläufen gibt, stecken so voller Chemie, dass vielen Langläufern davon schlecht wird. Chiasamen sind eine willkommene schmackhafte und gesunde Alternative, Genuss ohne Reue.

Die leckersten Chiakekse, die ich kenne, dort als „Ausdauerkekse" geführt, stellt die Firma Moringagarden her, Bestelladresse ist www.moringagarden.eu. Chia und Moringa stellen eine tolle Mischung dar, beides sind Superlebensmittel und ich habe den Eindruck, ihre Inhaltsstoffe haben zusammen synergetische Effekte. Die Moringas wachsen auf Teneriffa. Einer österreichischen Filmerin, die gerade erschöpft vom langen Drehen war, wurden diese Chiakekse beim Dreh angeboten und sie nahm zwei. Sofort hatte sie ein ganz anderes Energieniveau. Sie war so begeistert über die überraschende Wirkung, dass sie in Teneriffa anrief und fragte, ob sie über Moringa einen Film drehen könne. Der ist mittlerweile im Kasten und wird bald im Fernsehen und vielleicht auch im Kino zu sehen sein. Diese Firma plant, auch hochwertiges Chiaöl mit eigener Ölpresse zu produzieren und anzubieten.

In den USA und weiteren Ländern ist ein Chiaprodukt namens Mila verbreitet. Es handelt sich um bestimmte besonders inhaltsreiche Chiasorten, die schonend vermahlen werden und damit eine sehr hohe Bioverfügbarkeit besitzen. Informationen auf Englisch auch über wissenschaftliche Studien findet man unter http://dev.mylifemax.net/mila/science/clinical-studies/. Ein Freund von mir hat das Produkt Anfang 2012 auf einer Marathon-Messe in Florida kennen gelernt, auf der Extremsportler und Ultramarathonläufer von ihren positiven Erfahrungen mit Mila berichteten. Ich bin im Austausch mit der Firma Lifemax, welche Mila vertreibt. Die Firma plant, nach Europa zu expandieren und es kann sein, dass es Mila bereits bei uns gibt, wenn Sie dieses Buch in den Händen halten. Ich habe das Produkt ausprobiert und sehr gute Wirkungen sogar unmittelbar erleben können in Form von mehr Energie. Die Erfahrungsberichte mit Mila sind beeindruckend. Allerdings ist das Produkt in den USA mit rund 60 US-$ pro 450-g-Tüte in meinen Augen recht teuer. Für 500 g Chiasamen in Bioqualität bezahlt man zurzeit – 2014 – in Deutschland zwischen 10 und 13 €. Chiamehl wird hier allerdings noch nicht angeboten. Der Grund des großen Preisunterschiedes liegt vermutlich in der Art des Vertriebs von Lifemax: Empfehlungsmarketing oder Multi Level Marketing, wie man es bei uns im Gesundheitsbereich z. B. von Tahitian Noni, Nikken oder Lifeplus kennt. Die Anwender von Mila, so die Philosophie von Lifemax, sollen nicht nur gesund werden und mehr Energie und Lebensfreude erleben, sondern auch die Möglichkeit bekommen, finanziell unabhängig zu werden.

Eine andere große Firma, Salba Chia, drängt auf den europäischen Markt. „Wir hoffen, im Frühjahr 2014 die Anerkennung durch die EFSA (EU-Lebensmittelüberwachungsbehörde) zu bekommen." Sie bieten in den USA ganze Chiasaat an, Chia aus gesprossen Samen, sowie gesprossene Samen angereichert mit 2 % DHA aus Algen. Gesprossene Salba Chiasamen enthalten drei Mal so viele Vitamine wie normales Salba Chia und auch 15-mal so viel Cholin, ein Lecithin, Vorstufe des Neurotransmitters Acetylcholin und daher wichtig für optimale Gehirnfunktionen. Die Verdauungsenzyme Lipasen für Fettverdauung, Proteasen für Eiweißverdauung sowie Amylase und Zellulase für Kohlenhydrate sind wesentlich aktiver, und durchs Keimen enthält dieses Chiaprodukt 12 Mrd. probiotische Bakterien pro Gramm. Bei Salba handelt sich um drei patentierte Chia-Arten Sahi Alba 911, 912 und 914, die weiß sind und besonders nährstoffreich. So soll der ORAC-Wert von Salba 8400 betragen, der von „normalem" Chia „nur" 7000. Salba hat 30 % mehr Omega-3-Fettsäuren als andere Chiasorten, 22 % mehr Kalzium, 312 % mehr Kalium und 35 % mehr Protein.

Mit diesem Chiaprodukt wurden bereits einige wissenschaftliche Studien durchgeführt. Der „Managing Partner" von Salba, Rally Ralston, schreibt in einer Mail vom 12. Septemeber 2013 an mich: „Wir haben das einzige Chia, das in Humanstudien positive klinische Resultate erbracht hat." Allerdings gab es auch keine Studien mit anderen Sorten. Salba Chia hat – die Studien finden Sie in den entsprechenden Kapiteln und im Anhang – bei Probanden nachgewiesenermaßen einen zu hohen Blutdruck gesenkt, den Blutzuckerspiegel nach Mahlzeiten stabilisiert, die Blutfettwerte, den Cholesterinspiegel und die Entzündungswerte verbessert, den Taillenumfang verringert und ein lang anhaltendes Sättigungsgefühl erzeugt. Salba Chia reklamiert für seine Chiasorten die höchste Konzentration an Alpha-Linolensäure und Ballaststoffen weltweit. Ich jedenfalls freue mich, wenn die hochwertigen Chiaprodukte von Salba Chia demnächst auch bei uns erhältlich sind.

Die Firma Food Law Consultants hat im Auftrag von The Chia Company ihrem Antrag auf Zulassung von Chiaprodukten bei der EU eine Übersicht, datiert vom Januar 2010 beigefügt, welche Chiaprodukte es weltweit gibt, und wie hoch der monatliche Konsum ist. Ich nenne Ihnen ein paar Beispiele, damit Sie wissen, was uns auf diesem Sektor demnächst – hoffentlich – erwartet. In den USA und Kanada gibt es Chiasamen, Chiaöl, Chiaöl-Softgel-Kapseln, Chiariegel, Frühstücksmüsli mit Chia, Kekse und Chips. In Südamerika findet sich die gleiche Produktpalette und zuätzlich Pasta. In Australien und Neuseeland können Sie mit Chia angereichertes Brot kaufen und einen Kekssnack sowie Joghurt mit Chia. In Japan und Korea ist Chia vor allem als Nahrungsergänzungsmittel bekannt. Einem Antrag der Chia Company vom Mai 2011 für die Zulassung von Backwaren wie Muffins, Kekse, Cracker und Biskuits, Frühstückszerealien sowie Trockenfrüchte-, Nuss- und Saatmischungen mit Chia ist von der zuständigen EU-Behörde mittlerweile stattgegeben worden. Die Zulassung von Chiaöl in der EU wird für Ende 2014 erwartet.

Das Potenzial von Chia ist riesig, weil diese Samen lecker schmecken, auch in hohen Dosen aufweisen keine Nebenwirkungen, lange haltbar und damit universell einsatzfähig sind. Sowohl Menschen als auch Haus- und Nutztiere profitieren von Chia. In Chia stecken die Stoffe, die wir alle dringend brauchen. Vielleicht werden Chiasamen und Chiaöl sowie Chiamehl die Lebensmittel- und Futterindustrie revolutionieren. Das hätte Chia verdient und auch die Kleinbauern in Südamerika, die sich mit Chia eine Existenz aufbauen können.

Rezepte mit Chia

Vorwort

Eigentlich bräuchte dieses Buch keinen Rezeptteil. Weil Sie Chia einfach in alles einrühren können. Der Eigengeschmack der Speisen wird in keiner Weise dadurch beeinträchtigt oder zugedeckt , sondern das Aroma der einzelnen Zutaten – z. B. in einem Eintopf – wird einheitlicher und harmonischer. Chia nimmt den Geschmack seiner Umgebung auf. Dadurch schmeckt alles noch besser. Schokoladenpudding schmeckt noch schokoladiger mit Chia und Obstsmoothies fruchtiger.

Chiasamen selbst schmecken nach gar nichts, es gibt sie in hell und dunkel. Gourmetköche favorisieren die hellen Sorten, weil sie optisch besser rüberkommen und das Aussehen der Gerichte nicht verändern. In einem Vanillepudding ist es vom Erscheinungsbild her nicht befriedigend, wenn Sie die dunkle Sorte Chia nehmen. Von den Inhaltsstoffen her unterscheiden sich die Sorten nur wenig. Die hellen Samen sind etwas größer als die schwarzen. Schwarzes Chia hat etwas mehr Faserstoffe, während die weiße Ölsaat etwas mehr Eiweiß enthält. Die schwarzen Samen weisen etwas mehr Anthocyanin auf, ein Pflanzenpigment, das immer mehr in das Bewusstsein einer an Gesundheitsthemen interessierten Öffentlichkeit gerät und das wir z. B. in Blaubeeren oder Acaibeeren finden.

Mittlerweile haben einige Gourmetköche Chia entdeckt, wie Heinz Reitbauer in seinem Restaurant Steiereck im Stadtpark von Wien. Sein Restaurant steht auf der Liste der weltbesten Restaurants auf Platz 11 und wurde mit zwei Michelin-Sternen ausgezeichnet, so nachzulesen im Artikel „Wie man den Koch zum Gärtner macht" aus dem Schweizer „Tages-Anzeiger" vom 23. Februar 2013 im Internet (www.tagesanzeiger.ch/service/archiv). „In Ihren Menüs begegnet man vielen unbekannten Zutaten. Die Schwarzwurzel etwa wird mit Crackers von Samen der

Chiapflanze serviert. Wie haben die Chiasamen zu Ihnen gefunden?" Auf diese Frage antwortet der Chefkoch, dass es Zufall war, eine Probepackung eines Produzenten. „Wir experimentierten hier damit und sind bei den Crackers gelandet. Chiasamen quellen schnell, wenn man sie aufweicht, man presst sie, lässt sie danach einfach trocknen und brät sie an. Ganz simpel, eigentlich. Die Crackers schmecken leicht nussig und sind für den Gast eine spannende Entdeckung, die neugierig macht." So, jetzt habe ich Ihnen bereits ein Rezept mit Gourmetqualität verraten. In Zukunft werden sicher immer mehr Spitzenköche mit Chia arbeiten.

In den Rezepten werden Sie öfters „Chiagel" finden. Dieses Gel bildet sich, wenn man Chia mit Wasser in Kontakt bringt oder einer anderen Flüssigkeit, die nicht sauer ist. Die löslichen Faserstoffe in der äußeren Schicht des Samens hydrieren und bilden eine pflanzliche Gelatine um die Samen. Chiagel kann als Ersatz von Butter oder Öl verwendet werden und wirkt als natürlicher Geschmacksverstärker z. B. in Salatdressings. Wenn man ganze Chiasamen länger, z. B. über Nacht, in Wasser einweicht, hat das neben dem Gelieren noch einen anderen Vorteil. Es gibt nämlich Untersuchungen, wonach das antioxidative Potenzial von Samen wie Chia durch das Ankeimen – der Keimungsprozess wird über Nacht in Gang gesetzt – etwa doppelt so hoch ist wie im trockenen Samen.

Man kann Chiasamen auch zum Keimen bringen indem man sie auf ein Stück Haushaltstuch gibt, mit Wasser besprüht und feucht hält. Achten Sie darauf, dass die Samen nicht austrocknen, indem Sie sie mehrmals am Tag besprühen und dann mit einem feuchten Tuch abdecken. Der Geschmack von gekeimten Chiasamen ist leicht scharf und bitter – ich finde sie lecker. Dieser Tipp zum Keimen kommt von meiner Freundin Heike Hädicke.

An dieser Stelle möchte ich mich für die Rohkostrezepte, die Heike zu diesem Buch beigesteuert hat, bedanken. Weiterer Dank geht an die Firma Sachia für die vier Rezepte aus ihrem Chiakochbuch, das im Omega-Verlag erschienen ist, und für die Rezepte mit Chia von Victoria Boutenko aus ihrem Buch „Rohkost & mehr". Dank auch meiner achtzehnjährigen Tochter, die im Gegensatz zu mir auf „süß" steht – im Englischen sagt man „she has a sweet tooth" – und die das eine oder andere Rezept, vor allem im Bereich Nachtisch und Kuchen, beigesteuert hat.

Ein weiterer Effekt von Chiagel: Die Verdauung von Kohlenhydraten wird verzögert, der glykämische Index bleibt niedrig, und es stellt sich beim Essen viel schneller ein Sättigungsgefühl ein. Darüber gibt es wissenschaftliche Studien (siehe Kapitel „Chia zum Abnehmen und für dauerhaftes Idealgewicht"). Chiagel ist besonders beliebt bei Sportlern und Menschen, die auf ihren Blutzuckerspiegel achten. Das Verhältnis von Wasser zu Chia ist beim Ansetzen etwa 10 : 1. Für ein schnelles Chiagel braucht es nur etwa 15 Minuten. Beim Chiagel behandelt das Verdauungssystem Wasser wie ein Lebensmittel und signalisiert dem Gehirn viel schneller: „Ich bin satt." Chiagel lässt sich in einem geeigneten Gefäß gut verschlossen mindestens eine Woche im Kühlschrank aufbewahren und ist damit tagelang griffbereit.

Chia schmeckt nicht nur, sondern hilft einem beim Gewichtsmanagement, beugt Diabetes vor, stärkt das Immunsystem, versorgt uns mit wertvollen Omega-3-Fettsäuren und Antioxidanzien, liefert durch seinen hohen Proteingehalt stabil Energie über Stunden, hilft Fett zu sparen und reichert Rezepte zusätzlich mit gesundheitlichem Wert an. Die Antioxidanzien in Chia tragen sogar dazu bei, dass die Speisen länger frisch bleiben und schmecken. Bei Keksen, Kuchen, Pfannkuchen, Muffins und vielem mehr können wir Chia statt Butter oder Kokosöl nehmen. Mit Chia lässt sich die Hälfte davon ersetzen und so der Kaloriengehalt der Speisen reduzieren. Experimentieren Sie selbst damit. Es war selten so einfach und lecker, gesund zu leben, wie mit Chia.

Wer eine Mahlzeit zu sich nimmt, die mit Chia angereichert ist, fühlt sich viel schneller und länger satt. Das ist wichtig für diejenigen, die ihr Gewicht reduzieren wollen, deswegen einen Nachschlag vermeiden, aber auch nicht nach einer Stunde wieder hungrig sein möchten. Sie können, falls Sie Gewicht verlieren wollen, gern die Dosis von Chia in den Rezepten erhöhen. Da Chia keinen Eigengeschmack hat aber den Geschmack aller Speisen annimmt, ist dies kulinarisch überhaupt kein Problem.

Chiasamen kann man auch wie Sesam kurz in einer Pfanne ohne Fett 2 – 3 Minuten anrösten. Danach auf einen Teller geben und abkühlen lassen. Durch das Rösten bekommt Chia einen nussigeren Geschmack und geliert nicht mehr in Verbindung mit Flüssigkeit, sondern bleibt z. B. über einen Salat gestreut schön knusprig. Man kann die gerösteten Samen in einem Gefäß im Kühlschrank bis zu sechs Monate lagern. Auf dem YouTube-Kanal von Sachia (www.youtube.com/watch?v=EqYD9rwWu3s) wird gezeigt, wie der Röstprozess geht. Unter der Internetadresse www.sachia.de können Sie auch Rezepte finden. Wer Englisch versteht, dem empfehle ich auch die Seite http://101bestcookbooks.com/category/chia-seed-recipes für weitere Rezepte oder den Austausch mit anderen Chiakonsumenten. Sie können Chiasamen auch mahlen, z. B. im Mixer oder in der Kaffeemühle, oder das fertige Chiamehl kaufen. Damit kann man backen und Soßen binden. Für mein morgendliches Müsli mahle ich Chia in der Kaffeemühle, weiche das Mehl zusammen mit Rosinen über Nacht in Wasser ein und habe dann das einfachste Frühstück der Welt, das aber lecker schmeckt und gesund ist.

In den Rezepten wird oft Chiaöl, Leinöl oder Hanföl empfohlen für Quarkspeisen oder Salate. Chiaöl gibt es zurzeit relativ teuer nur in kleinen Fläschchen im Internet zu bestellen. Die Firma Sachia hat einen Antrag bei der Lebensmittelüberwachungsbehörde der EU (EFSA) gestellt auf Genehmigung von Chiaöl als Novel Food, als neuartiges Lebensmittel. Sie rechnet damit, dass die Genehmigung Ende 2014 vorliegt und dann Chiaöl überall in Reformhäusern und Bioläden in Bioqualität zu haben sein wird.

Chiaöl, Leinöl oder Hanföl sollten wegen der sensiblen Omega-3-Fettsäuren nicht erhitzt werden. Chiaöl kann auch bei Zimmertemperatur z. B. in der Speisekammer gelagert werden, weil die hohe Konzentration von Antioxidanzien die wertvollen Omega-3s vor Oxidation schützen. Das gleiche gilt für die Chiasamen und das Chiamehl. Das wussten schon die Azteken und lagerten Chiamehl bis zu fünf Jahre. Es gibt bereits eine wissenschaftliche Studie, welche die lange Haltbarkeit von Chia bei Zimmertemperatur belegt (s. Ixtaina et al., „Oxidative Stability of Chia "). Im Gegensatz dazu müssen geschrotete Leinsaat und Leinöl unbedingt im Kühlschrank aufbewahrt werden.

Zum Erhitzen empfehle ich nicht raffiniertes Palm- oder Kokosöl in Bioqualität. Damit backe ich auch. Der Vorteil: Die gesättigten Fettsäuren in Tropenfrüchten sind mittelkettige Fettsäuren. Diese haben im Gegensatz zu den gesättigten Fettsäuren tierischen Ursprungs keinerlei negative gesundheitliche Auswirkungen. Im Gegenteil, sie schützen unser Herz und machen schlank! Das habe ich ausführlich in meinem Buch „Heilkraft aus den Tropen" anhand wissenschaftlicher Studien belegt (das Buch gibt es nur noch als E-Book, Restbestände der Printausgabe können Sie bei mir bekommen). Es gibt mittlerweile mehrere Bücher über Kokosöl. Das Öl dieser Tropenfrüchte ist bei Zimmertemperatur fest und verflüssigt sich erst ab 28 °C. Es ist chemisch stabil, so dass es beim Erhitzen – Braten, Kochen, Backen – nicht oxidiert.

Bei den Backrezepten habe ich Weinsteinbackpulver statt „normalem" Backpulver angegeben. Dr. Otto Bruker bezeichnet normales Backpulver als „Schießpulver", weil es in seinen Augen die empfindliche Darmflora schädigt. Weinsteinbackpulver tut das nicht. Manchmal habe ich GrooVia® als Süßungsmittel angegeben. Das ist ein Steviaextrakt von der Firma Medherbs (www.medherbs.de) entwickelt, der im Gegensatz zu anderen Steviaextrakten keinen Nebengeschmack hat. Er besteht aus Kristallen wie Zucker und hat „nur" die vierfache Süßkraft von Zucker. Wenn Sie irgendwo in Rezepten Zucker finden, aber keinen zu sich nehmen wollen, können Sie den Zucker auch durch GrooVia® oder Kokosblütenzucker (z. B. von Amanprana) ersetzen.

In einigen Rezepten ist Kakao angegeben. Ich empfehle den Gula Java Cacao mit Kokosblütenzucker der Firma Amanprana, den es im Bioladen oder im Reformhaus gibt. Er schmeckt nicht nur himmlisch, sondern der Kokosblütenzucker wird anders verstoffwechselt als Haushaltszucker. Bei normalem Zuckerkonsum bekomme ich gleich ein Kratzen im Hals, Vorbote von einer Halsentzündung, und Pickel im Gesicht. Bei Kokosblütenzucker passiert mir das nicht. Wenn Kakao angegeben ist, und Sie Gula Java Cacao verwenden, sollten Sie Zucker oder GooVia® reduzieren, sonst wird das Gericht zu süß.

Wenn in den Rezepten von Wasser die Rede ist, verwende ich Leitungswasser, das durch ein Wasserreinigungsgerät auf der Basis eines Kohle-Aktiv-Filters gereinigt und zusätzlich energetisiert wurde. Untersuchungen zeigen nämlich, dass unser Leitungswasser oft keine optimale Qualität aufweist und energetisch „tot" ist, wie Dr. Emoto anhand seiner Wasserbilder zeigen konnte.

Für alle Veganer: An Stelle von Sahne aus Kuhmilch können Sie Provamel Soya cuisine verwenden, das sich gut auflöst und einen angenehm sahnigen Geschmack hat. Mit „Milch" ist Kuhmilch gemeint, aber wahlweise kann auch Reismilch, Hafermilch oder Sojamilch verwendet werden, ganz nach Geschmack.

Veganer betrachten vielleicht einige Rezepte kritisch und auch Rohköstler finden nicht nur Rohköstliches. Der Rezeptteil in diesem Buch ist „für alle" gedacht. Allerdings bin ich selbst seit mehr als 30 Jahren Vegetarier und habe daher auf Fleisch und Fisch als Zutaten verzichtet. Über die Problematik des Fischverzehrs angesichts leer gefischter Meere und toxischer Belastung habe ich ein extra Kapitel in diesem Buch geschrieben. Ich denke, auch Fleischessern tut es gut, ab und zu eine fleischlose Mahlzeit oder sogar einen fleischlosen Tag einzulegen. Für unsere eigene Gesundheit, den Schutz der Tiere und der Umwelt. Selbst mein 94-jähriger Vater hat auf seine alten Tage sein Herz für die Umwelt entdeckt und isst jetzt nur noch zwei bis drei Mal die Woche Fleisch. Früher hat er sich scherzhaft als „fleischfressende Pflanze" bezeichnet und Fleisch kam mindestens einmal täglich auf den Teller. Kleine Entscheidungen können eine große Wirkung haben. Wenn alle Deutschen einen fleischfreien Tag in der Woche einlegen würden oder wir wieder zur Tradition des „Einmal-die-Woche-Sonntagsbratens" zurückkommen könnten, wäre Mensch, Tier und Umwelt schon viel geholfen.

Bei der Entwicklung der Rezepte ging es mir in erster Linie um Gesundheit, aber natürlich auch um den Genuss. Ich empfehle Zutaten aus Bioanbau. Sie sind nicht nur gesünder, sondern schonen auch die Umwelt und vor allem: Sie schmecken besser. Also, guten Appetit!

Frühstück

Das Frühstück spielt eine wichtige Rolle. Wer das Frühstück auslässt oder leere Kalorien zu sich nimmt, ist sicherlich vor dem Mittagessen wieder müde und hat Probleme, sich zu konzentrieren. Die Versuchung, zu Mittag zu viel zu essen oder zwischendurch etwas Ungesundes zu sich zu nehmen, ist groß. Wer sich fürs Frühstück Zeit lässt und etwas Gesundes isst, hat nicht mit Blutzuckerschwankungen, die oft auch mit Stimmungsschwankungen einhergehen, zu tun.

Wir können das Frühstück nutzen, um uns mit Ballaststoffen zu versorgen, mit hochwertigem Protein und auch mit den Vitaminen und Enzymen von Früchten. Die Zubereitung der Rezepte in diesem Buch ist einfach. Einige kann man auch am Abend vorbereiten und fürs Frühstück im Kühlschrank lagern.

Frühstück mit Chia versorgt uns mit lang anhaltender Energie. Das liegt an den löslichen und unlöslichen Ballaststoffen in Chiasamen und an den Vitalstoffen. Wer das Frühstück auslässt, so eine Studie der Virginia Commonwealth University, handelt sich damit das Risiko für Übergewicht ein. Teilnehmer, die ein proteinreiches Frühstück mit 400 Kalorien verzehrten, hatten es einfach, abzunehmen, ihr Gewicht zu halten und einen gesunden Lebensstil beizubehalten.

Wie können wir Chia in unser Frühstück integrieren? Chiagel können wir in Hafergrütze einrühren nach dem Kochen. Sie werden noch nicht einmal merken, dass Chia drin ist. Chia können Sie sogar in Ihren Frühstückstee einrühren. Die Samen nehmen den Teegeschmack an und wir fühlen uns satt. Mögen Sie gern Vollkornbrötchen mit Honig oder Marmelade? Chiasamen bleiben darin wunderbar haften. In Wasser eingeweichte Chiasamen machen jedes Frühstücksgetränk sättigender. Wer es zum Frühstück deftig mag und sich ein Omelett zubereitet, streut einfach Chiasamen darauf, bevor er es zusammenfaltet. Man kann Chiasamen in jede Zubereitung von Joghurt einrühren, die Samen nehmen dann den Geschmack des Joghurts an. Wer den Tag mit einem Smoothie oder Proteinshake aus dem Mixer beginnt, gibt Chiasamen dazu. Ein Vollkorntoast mit Nussbutter bestrichen, mit Bananenscheiben belegt und mit Chiasamen bestreut ist ebenfalls köstlich.

Das leckerste Müsli der Welt

Ich weiß, das klingt etwas überzogen, und wenn ich dann noch hinzufüge: wahrscheinlich auch das gesündeste, denken Sie vielleicht, ich übertreibe. Glauben müssen Sie mir nicht, nur ausprobieren!

Sie benötigen zwei Esslöffel Haferflocken. (Ich bereite diese frisch zu mit einer Flockenquetsche. Haferflocken, die man kaufen kann, werden nämlich bei etwa 70 °C platt gewalzt.) Dann noch zwei Esslöffel Chiasamen, einen Esslöffel Dr.-Budwig-Energie-Mix mit Leinsaat und Granatapfel (Reformhaus), ein Esslöffel Gula Java Cacao von Amanprana mit Kokosblütenzucker (Reformhaus oder Bioladen), zwei Esslöffel über Nacht eingeweichte Rosinen mit dem Einweichwasser, ein Esslöffel Lein- oder Chiaöl, ein gehäufter Teelöffel Quark und so viel warmes Wasser, dass es einen Brei ergibt. Dieses Müsli schmeckt himmlisch und schenkt Energie für viele Stunden, fürs Laufen oder für andere Höchstleistungen. Wie gesagt, probieren geht über studieren!

Omelett

2 Eier · 1 EL Milch · 1 TL Palmfett · 1 TL Chiasamen · Kräuter nach Wahl (Basilikum, Dill, roter Pfeffer, Schnittlauch, usw.)

Die Eier in einer kleinen Schüssel mit der Milch verquirlen. Das Fett in eine Pfanne geben und schmelzen lassen. Die Eiermischung in die Pfanne gießen und bei mittlerer Hitze braten. Sobald der Rand des Omeletts fest wird, leicht mit dem Pfannenwender anheben und so dem noch flüssigen Ei ermöglichen, unter das Omelett zu fließen. Sobald das Omelett fest ist, die gewünschten Kräuter und die Chiasamen darauf streuen, das Omelett „umklappen" und auf einen Teller geben.

Ebenfalls geeignet für den Belag des Omeletts: Pilze, Zwiebeln, Spinat, Paprika, Tomaten, Käse u. v. m.!

Knuspermüsli

500 g Haferflocken · nach Wunsch gehackte Nüsse, Sonnenblumen-, Kürbiskerne und/oder Leinsamen · 2 TL Chiasamen · 7 EL Fett (Kokos- oder Palmfett) · 150 ml Ahornsirup

Die Haferflocken, Nüsse und Kerne in einer Schüssel mischen. Das Fett und den Ahornsirup in einer Pfanne erhitzen. Die Haferflockenmischung dazu geben, gut vermengen und dünn auf einem Backblech mit Backpapier verstreichen. Das Backblech in den vorgeheizten Ofen schieben und 30 – 40 Minuten bei 150 °C backen. Dann abkühlen lassen, Chiasamen darüber streuen und in ein verschließbares Gefäß füllen.

Mit frischem Obst und Joghurt oder Milch servieren und genießen.

Chiahaferbrei

50 g Haferflocken · 250 ml Wasser · 1 TL Chiasamen · Dekoration nach Wahl (z. B. Nüsse, Rosinen, frisches Obst)

Haferflocken, Wasser und Samen in einen kleinen Topf geben und unter Rühren zum Kochen bringen. 1 – 3 Minuten köcheln lassen, je nachdem wie flüssig der Brei sein soll.

Den Brei in eine Schüssel füllen und nach Wunsch dekorieren. Der lauwarme Brei kann super mit Honig gesüßt werden!

Brombeer-Chia-Marmelade

250 g Brombeeren · 2 TL Chiasamen

Die Brombeeren mit dem Mixer oder Pürierstab kurz „anpürieren", also nicht komplett glatt mixen, sondern nur, bis eine grobe Masse entsteht. Das Püree in ein kleines Gefäß geben und die Chiasamen gründlich einrühren. Zugedeckt über Nacht in den Kühlschrank stellen.

Die Marmelade gelingt auch ganz gut mit anderen Früchten. Seien Sie kreativ und probieren Sie aus. Das fertige Produkt sollte in wenigen Tagen verbraucht werden.

Beerenmüsli

300 g Beeren, frisch oder tiefgefroren · 400 g Joghurt · 5 EL Haferflocken · 2 EL Honig · 2 TL Chiasamen · 2 EL Nüsse, gehackt

Tiefgekühlte Beeren auftauen oder frische Beeren waschen und nach Wunsch klein schneiden. Joghurt mit dem Honig verrühren und Beeren, Chiasamen und Nüsse unterrühren.

Basisches Müsli

2 EL Morgenstund-Müsli von Peter Jentschura (Reformhaus) · 1 TL Wurzelkraft lieblich von Peter Jentschura (88 Wildfrüchte) · 2 TL Chiasamen · 2 EL über Nacht eingeweichte Rosinen mit Einweichwasser · 1 EL Kakao oder Cacao mit Palmblütenzucker (von Amanprana, Reformhaus) · Süßmittel nach Geschmack

Alle Zutaten vermischen. Dieses Müsli ist basisch, schmeckt traumhaft und macht für Stunden satt, ohne zu beschweren. Wer möchte, kann auch 1 gestrichenen TL Moringablattpulver unterrühren. Statt dem Morgenstund-Müsli kann man die gleiche Menge Haferflocken frisch in der Flockenquetsche aus Haferkörnern herstellen. Fertige Haferflocken sind nicht so wertvoll, weil sie im Allgemeinen erhitzt wurden.

Avocadoeier

3 Eier · 1 Avocado · 1 Knoblauchzehe · 1 Tomate, klein geschnitten · 1 EL Basilikum, getrocknet · 1 TL Chiasamen · 1 TL Essig (z. B. heller Balsamicoessig)

Die Eier hart kochen. Die Avocado halbieren, den Kern entfernen, Das Fruchtfleisch mit einem Löffel herausheben, in eine kleine Schüssel geben und mit einer Gabel zerdrücken. Die Knoblauchzehe schälen, kleinhacken und zur Avocado geben. Nun die restlichen Zutaten hinzufügen und gründlich umrühren.

Die Eier schälen, halbieren und das Eigelb entfernen (kann noch in die Avocadocreme gerührt werden). Mit einem kleinen Löffel vorsichtig die Creme in die Eierhälften füllen und genießen.

Pancakes

150 g Mehl · 100 ml Milch · 200 g Joghurt · 1 Pkt. Weinsteinbackpulver · 3 Eier · 2 EL Zucker · 1 Prise Salz · 2 TL Chiasamen · Palm- oder Kokosfett · Ahornsirup oder Honig

Die Eier zu einer schaumigen Masse verquirlen. Joghurt mit der Milch vermischen.

Mehl, Backpulver, Joghurtmischung, Chia, Salz und Zucker nach und nach zu den Eiern geben. Milch nachgießen wenn der Teig zu dick sein sollte, jedoch sollte er etwas dickflüssig bleiben.

Etwa 1 TL Fett in einer Pfanne auf mittlerer Stufe erhitzen und nach und nach aus dem Teig Pancakes braten. Nicht zu viel Fett verwenden und dieses nicht zu hoch erhitzen!

Mit Honig oder Ahornsirup servieren.

Salate und Dressings

Salatsoßen gibt es fertig im Supermarkt. Wenn ich auf das Haltbarkeitsdatum achte, werde ich stutzig. Wochenlang, bis zu zwei Jahren, sollen diese Fertigdressings zu verwenden sein. Können Sie sich vorstellen, wie viele Zusatzstoffe und Konservierungsmittel dazu notwendig sind? Bei mir kommt kein Vertrauen in solche Industrieprodukte auf. Gesund kann so etwas nicht sein. Die Vitalstoffe längst zerstört, dafür handele ich mir einen dubiosen Chemiecocktail ein. Wenn ich meine Salatsoßen selbst zubereite, weiß ich, was ich habe und dass sie gesund sind. Was nützt gesunder Salat, wenn die Soße gesundheitlich bedenklich ist.

Frische Früchte, Gewürze und Kräuter liefern einen einzigartigen Geschmack, so etwas gibt es nicht fertig in der Flasche. Wer mit vielen frischen Kräutern würzt, braucht weniger Salz. Die meisten Dressings benötigen weniger als fünf Minuten Zeitaufwand, um sie zuzubereiten. Für eine Portion Salat braucht man etwa zwei Teelöffel Dressing. Eingeweichtes Chia – also Chiagel – ist ideal, weil es den Geschmack verteilt. Durch den hohen Wasseranteil enthalten die Dressings weniger Kalorien. Wenn Sie mal wirklich keine Lust oder keine Zeit haben, können Sie sich auch – möglichst im Bioladen – eine fertige Salatsauce kaufen und sie mit gesundem Chiagel verlängern. Schon sparen Sie Kalorien und werten das Dressing gesundheitlich auf. Ein Drittel des Dressings können Sie ohne Probleme durch Chiagel ersetzen. Sie rühren es einfach hinein und das Dressing hält länger und der Salat schmeckt genauso gut.

Chiasamen gelieren nicht in konzentrierten Säuren wie Zitronensaft und Essig und auch nicht in Öl. Also stellt man vorher ein Chiagel mit Wasser her. Wenn man seinen Salat mit Nüssen, Samen und Früchten und vielleicht noch mit Blüten wie Kresse oder Ringelblumen dekoriert, kann man immer neue farbenprächtige Kreationen erschaffen. Cocktailtomaten sind auch eine wunderschöne Dekoration. Jetzt, Anfang September, ernte ich täglich eine Handvoll dieser kleinen Energiebomben aus meinem Garten.

Pflaumensalat

1 kleine Gurke · 3 Pflaumen · 1 – 2 Selleriestangen · 60 g Babyspinat · 2 TL Chiasamen · 1 TL Honig · 1 kleine Knoblauchzehe · 1 TL Zitronensaft · Salz und Pfeffer

Die Pflaumen entkernen und in mundgerechte Stücke schneiden und die Gurke und den Sellerie in Scheiben schneiden. In einer Schüssel mit dem Spinat mischen und auf kleine Schalen verteilen.

Die übrigen Zutaten in einer kleinen Schüssel verrühren und gleichmäßig auf die Salatschälchen verteilen.

Pasta-Tomaten-Salat

6 – 8 große Tomaten · 1 EL frische Kräuter: Basilikum, Oregano, Schnittlauch und Petersilie · 1 Prise Muskatnuss · 1 rote Paprika · ¼ Tasse Olivenöl · ½ Tasse Chiagel · Salz und Pfeffer

Kräuter, Chiagel, Olivenöl und Paprika vermischen und im Mixer pürieren. Über die klein geschnittenen Tomaten gießen und 3 – 4 Stunden ziehen lassen. Einfach mit kalter oder warmer Pasta vermischt servieren.

Orangen-Chili-Vinaigrette

100 ml Orangensaft, frisch · ½ Chilischote · 2 EL Hanföl · 2 EL Chiaöl · 1 EL Honig · Salz und Pfeffer

Den Orangensaft auf die Hälfte einkochen lassen. Die Chilischote in feine Ringe schneiden. Das entstandene Saftkonzentrat mit den übrigen Zutaten zu einer Vinaigrette verrühren.

Joghurt-Senf-Dressing

140 g Joghurt · 3 EL Senf, körnig · 3 TL Zitronensaft · 1 EL Honig, fest · 1 Knoblauchzehe · 2 EL Chiasamen · Salz und Pfeffer

Die Knoblauchzehe schälen und fein hacken. Alle Zutaten in einer Schüssel vermischen und etwa 10 – 15 Minuten stehen lassen damit die Samen quellen können und der Knoblauch sein Aroma entfalten kann.

Honig-Senf-Dressing

3 EL Olivenöl · 2 EL Chiaöl · 2 EL Balsamicoessig, dunkel · 2 TL Senf, körnig · 2 TL Honig, fest · 1 TL Chiasamen · Salz und Pfeffer nach Geschmack

Alle Zutaten kräftig verrühren, dafür ist ein kleines Gefäß mit Deckel am besten geeignet. Das Dressing noch 5 Minuten stehen lassen, bevor es über den Salat gegeben wird!

Blaubeerdressing

150 g Blaubeeren · 3 EL Olivenöl · 1 EL Chiaöl · 2 TL Apfelessig · 1 Prise Salz · 2 TL Chiasamen

Alle Zutaten pürieren und andicken lassen.

Rucola-Salat mit Erdbeeren

225 g Rucola · 1 Bund Basilikum · 500 g Erdbeeren · 50 g Parmesan, gehobelt · 5 EL Balsamicoessig, hell · 50 g Honig · 4 EL Olivenöl · 4 EL Chiaöl · 4 EL Pinienkerne, geröstet · 2 TL Chiasamen, geröstet · Salz und Pfeffer

Rucola und Basilikum waschen, abtropfen lassen und grob zerkleinern. Erdbeeren vierteln, mit Rucola und Basilikum mischen und auf kleine Teller verteilen.

Die flüssigen Zutaten zu einer Vinaigrette anrühren, mit Salz und Pfeffer würzen und über die Teller mit dem Salat träufeln. Parmesan, Pinienkerne und Chiasamen darüber streuen und servieren.

Chia-Moringa-Salat

1 TL mittelscharfer Senf · 200 g Zuckermais (frisch oder im Kühlschrank aufgetaute Tiefkühlware) · 200 g Zuckererbsen (frisch oder aufgetaute Tiefkühlware) · 100 g schwarze Oliven ohne Stein · 1 rote

Zwiebel · 1 Avocado (nicht zu weich) · 1 Mango oder 1 Papaya (es geht auch anderes Obst) · ½ TL Moringapulver · ½ TL GrooVia® (Steviaextrakt von Medherbs)· 1 EL Chiasamen · 3 EL Chiaöl · Saft von 1 Zitrone · Pfeffer · Meersalz

Mango (oder Papaya) und Avocadofleisch in Stücke schneiden. Zwiebel schälen und fein hacken. Mit Oliven, Mais (vom Kolben gelöst) und Zuckererbsen vermischen. Für das Dressing den Senf mit GrooVia®, einer Prise Salz, Pfeffer, Chiasamen und Moringapulver verrühren. Nach und nach das Öl und den Zitronensaft unterrühren. Salatzutaten behutsam mit dem Dressing vermischen.

Suppen

Es gibt nichts Besseres als das Aroma einer Gemüsesuppe, um unsere Seele zu wärmen. Gemüsesuppen sind gesund, lecker und einfach zuzubereiten. Wer Suppen selbst herstellt, weiß genau, was drin ist, und verzichtet auf „tot" Gekochtes und zu Salziges. Wenn Suppen zu lange gekocht oder warmgehalten werden, wie im Restaurant üblich, verlieren sie an Nährstoffen. Um fragwürdige Chemikalien wie Natriumglutamat macht man damit auch gleich einen Bogen. Wussten Sie, dass Gemüsesuppen im Restaurant oft auf der Basis von Fleischsuppenextrakt hergestellt werden? Für Vegetarier ist das kein ungetrübtes Vergnügen. Im Restaurant verwendetes Speisesalz besteht fast immer nur aus Natriumchlorid, ich benutze dagegen Meer-, Stein- oder Himalayasalz oder Tamari (Sojasoße) mit allen Elementen, die auch im Meer oder in unserem Blut vorkommen. Wenn von der Suppe etwas übrig bleibt, kann man den Rest im Kühlschrank aufbewahren oder einfrieren. Im Sommer esse ich gern kalte Suppen, sie sind sehr erfrischend.

Chia in der Suppn macht sie sämig und erhöht den Sättigungseffekt. Es wirkt als natürlicher Geschmacksverstärker, der den Eigengeschmack der Zutaten betont und gleichzeitig harmonisiert. Seit ich Chia kenne, verfeinere ich Suppen immer mit diesen kleinen Powersamen.

Süßkartoffelsuppe

2 TL Kokosöl · 1 Gemüsezwiebel, klein geschnitten · 2 große Süßkartoffeln, gekocht, geschält und zerdrückt · 620 ml Wasser · 125 g Chiagel · 1 TL frischer Ingwer, gerieben, oder Ingwerpulver · ½ TL Zimt · 1 TL Currypulver · ½ TL Meersalz oder Himalayasalz · ½ TL Muskatpulver, frisch gerieben

Zwiebel in Kokosöl etwa 5 Minuten glasig dünsten. Curry, Ingwer und Zimt zufügen und verrühren. Dann die zerdrückten Süßkartoffeln, Wasser und Chiagel hinzufügen. Gut umrühren. Mit einem Pürierstab pürieren. Mit Salz und Muskatpulver abschmecken und noch zehn Minuten bei kleiner Flamme köcheln lassen.

Schmackhafte Pilzsuppe

*500 g Pilze (möglichst drei verschiedene Sorten) · 2 EL Palmöl ·
1 Zwiebel, gehackt · 2½ Tassen Milch · ½ TL Basilikum · 2 Knoblauchzehen · 2 Selleriestangen · 1 mittelgroße Tomate, gewürfelt ·
1 TL Sojasoße · ½ TL Salz · ¼ TL Cayennepfeffer · ½ Tasse Chiagel*

Die Zwiebel im Palmöl anbraten, bis sie sich leicht bräunlich ver-
färbt. Die Pilze putzen und kleinschneiden. Zwiebeln und Pilze
mit der Milch, dem geschälten und gehackten Knoblauch, klein-
geschnittenem Sellerie, Basilikum, der Sojasoße, Salz und Pfeffer
in einer Soßenpfanne erhitzen, bis es kocht. Dann 20 – 30 Minuten bei geringer Hitze köcheln lassen. Schließlich die gewürfelte
Tomate hinzugeben und noch weitere 2 Minuten kochen lassen.
Das Chiagel direkt vor dem Servieren dazufügen und umrühren.

Rohkostsuppe

*420 ml Wasser · 60 g Chiagel · 350 g geraspelte Möhren · 1 TL frischen
oder getrockneten Dill · 1 TL Senf · 1 TL süßes weißes Miso (Bioladen, Makrobiotikabteilung) · ½ TL Meersalz · 1 TL Agavennektar,
nicht erhitzten Honig oder GrooVia® (Steviaextrakt von Medherbs) ·
1 TL Zitronensaft*

Alles mit dem Pürierstab pürieren.

Möhren-Kartoffel-Suppe

*500 g Kartoffeln · 400 g Möhren · 500 ml Gemüsebrühe · 1 Zwiebel ·
1 EL Palmfett · 1 Knoblauchzehe · 400 ml Milch · 1 EL Chiasamen ·
Petersilie · Salz und Pfeffer*

Möhren und Kartoffeln waschen, schälen und in Scheiben schneiden. Knoblauch und die Zwiebel schälen und hacken.
   Zwiebelwürfel und Knoblauch im Palmfett anbraten. Kartoffel-
und Möhrenscheiben dazugeben, dann die Gemüsebrühe, Chiasamen und Milch. Aufkochen und etwa 20 Minuten bei geringer
Temperatur köcheln lassen. Dann das Ganze pürieren und zum
Schluss mit Salz, Pfeffer und gehackter Petersilie abschmecken.

Kürbissuppe

1 Butternut-Kürbis · 2 Zwiebeln · Muskatnuss, gerieben · 3 EL Palm-oder Kokosfett · 1 EL Chiaöl · Currypulver · 900 ml Gemüsebrühe · 175 ml Milch · 100 ml Sahne · 1 EL Chiasamen · 1 Orange, abgeriebene Schale und Saft · 1 Apfel · Salz und Pfeffer · 75 g schwarze Oliven

Den Kürbis schälen und halbieren. Die Kerne und Fasern entfernen und das Fruchtfleisch würfeln. Zwiebeln schälen, klein würfeln und im Fett anbraten. Kürbiswürfel dazugeben und etwa 4 Minuten mitdünsten. Mit etwas Currypulver und geriebener Muskatnuss würzen, unter Rühren mitdünsten, bis der Duft der Gewürze emporsteigt.

Gemüsebrühe, Milch, Sahne, Chiasamen, Orangensaft und -schale unter die Suppe rühren. Nochmal aufkochen und 20 Minuten leicht köcheln lassen.

Den Apfel schälen, entkernen, fein reiben und in die Suppe rühren. Die Suppe pürieren und mit Salz und Pfeffer abschmecken.

Die Oliven, wenn nötig, entsteinen, klein schneiden, mit dem Chiaöl vermischen und in die Mitte der gefüllten Suppenteller geben.

Kartoffelsuppe mit Rucola

800 g Kartoffeln · 2 Knoblauchzehen · 150 g Rucola · 1,5 l Gemüsebrühe · 2 EL Olivenöl · 1 EL Chiagel · Salz und Pfeffer · 1 kl. Stück Parmesan

Kartoffeln schälen und würfeln. Knoblauch schälen und hacken. Rucola waschen, trocken schütteln und klein schneiden.

Die Gemüsebrühe erhitzen und Kartoffelwürfel und Knoblauch darin etwa 15 Minuten garen. Rucola hinzugeben und weitere 3 Minuten köcheln lassen. Die Suppe vom Herd nehmen und mit dem Öl und dem Chiagel pürieren. Zum Schluss noch mit Salz und Pfeffer abschmecken und die Portionen mit frischgehobeltem Parmesan dekorieren.

Gurkencremesuppe

500 g Kartoffeln · 500 ml Gemüsebrühe · 1 Gurke · 3 Frühlingszwiebeln · 250 ml Milch · 150 ml Sahne · 2 EL Chiagel · Salz und Pfeffer · 2 EL Dill, gehackt

Kartoffeln waschen, schälen, würfeln und 15 Minuten in der Gemüsebrühe kochen. Die Gurke schälen, halbieren, entkernen und in Würfel schneiden. Frühlingszwiebeln waschen, putzen und in Ringe schneiden.

Die Kartoffelwürfel in der Brühe mit dem Chiagel pürieren und mit dem zerkleinerten Gemüse mischen. Die Suppe noch weitere 5 Minuten kochen. Den Herd ausschalten und die Suppe mit Milch, Sahne, Salz und Pfeffer abschmecken. Vor dem Servieren die Portionen mit Dill bestreuen.

Champignon-Lauch-Suppe

500 g Champignons · 2 Schalotten · 1 Lauchstange · 1 EL Palm- oder Kokosfett · 3 EL Chia, gemahlen · 750 ml Gemüsebrühe · 200 ml Milch · 200 ml Sahne · Salz und Pfeffer · 2 EL Petersilie, frisch gehackt

Die Champignons putzen und in Scheiben schneiden. Die Schalotten schälen und fein hacken. Den Lauch waschen und in dünne Scheiben schneiden. Das Fett in einem Topf erhitzen und die Schalotten darin anschwitzen. Den Lauch zugeben und 2 Minuten mitschmoren. Dann die Pilze dazugeben und 5 Minuten mitbraten. Den Topf vom Herd nehmen und die Pilze mit 1 EL Chiamehl bestäuben. Die Brühe und die Milch einrühren, den Topf wieder auf den Herd stellen und die Suppe etwa 10 Minuten köcheln lassen und regelmäßig umrühren.

Das restliche Chiamehl mit der Sahne vermischen und langsam, unter ständigem Rühren zur Suppe geben. Nachdem die Suppe noch weitere 5 Minuten geköchelt hat, wird sie püriert.

Mit Salz und Pfeffer abschmecken und mit Petersilie garnieren.

Tomatensuppe mit Kichererbsen

8 Frühlingszwiebeln · 1 Paprika, rot · 2 Knoblauchzehen · 1 TL Kreuzkümmel · 600 ml Tomaten, passiert · 1 l Gemüsebrühe · 450 g Kichererbsen aus dem Glas oder der Dose, abgetropft · 3 TL Balsamicoessig, dunkel · 1 EL Palm- oder Kokosfett · 1 EL Chiasamen · 3 TL Zucker · Salz und Pfeffer · 3 EL Sahne

Die Frühlingszwiebeln waschen, putzen und in Ringe schneiden. Die Knoblauchzehen schälen und fein hacken. Die Paprika waschen, entkernen und in Würfel schneiden.

Zwiebeln und Knoblauch im heißen Fett andünsten, Kreuzkümmel und Paprikawürfel zugeben und mitbraten. Passierte Tomaten, Brühe und Chiasamen dazu geben, aufkochen und köcheln lassen. Nach 15 Minuten die abgetropften Kichererbsen mit den restlichen Zutaten in die Suppe rühren und kurz mit dem Pürierstab mixen.

In Schüsseln servieren und einen Schuss Sahne in die Mitte geben.

Köstliche Erbsensuppe

1 Beutel aufgetaute Tiefkühlerbsen · 1½ Tassen heißes Wasser · 1–2 TL Zwiebelpulver · 1 TL Meersalz (nach Geschmack auch mehr oder weniger) · 2 TL Chiasamen · 2 TL Leinsamenöl (optional)

Bei hoher Stufe in einem Mixgerät verquirlen, bis die Suppe sämig ist, dann sofort servieren.

Brokkoli-Basilikum-Suppe*

2 Knoblauchzehen · 1 Bund Frühlingszwiebeln · 600 g Brokkoli · 1 Bund Basilikum · ½ Bund Schnittlauch · 1 EL Olivenöl · 750 ml Gemüsebrühe · 3 – 6 EL Sahne · Salz und Pfeffer · 1 Schuss Weißwein (nach Belieben) · 4 EL Chiasamen, geröstet

Frühlingszwiebeln putzen und Brokkoli waschen und putzen. Frühlingszwiebeln und Knoblauchzehen hacken. Brokkoli in Röschen teilen. Basilikum und Schnittlauch waschen und trockenschütteln. Basilikum und Schnittlauch fein schneiden.

Olivenöl in einem Topf erhitzen, Frühlingszwiebeln darin andünsten. Knoblauch, Brokkoli und die Hälfte des Basilikums zugeben. Brühe zugießen, aufkochen und ca. 10 Minuten köcheln lassen. Suppe pürieren, Sahne zugießen, die Suppe noch einmal umrühren, salzen und pfeffern.

Zum Servieren in Schälchen verteilen und mit restlichem Basilikum, Schnittlauch und den gerösteten Chiasamen anrichten!

* Mit freundlicher Erlaubnis aus dem Rezeptbuch von Sachia (www.sachia. de).

Hauptgerichte

Hauptgerichte mit Chia sind ein gesunder Genuss, der lange erfreut. Man kann sie mittags oder abends essen, wobei der Trend zum Hauptgericht am Abend geht, weil dies die einzige Zeit ist, in der Paare oder Familien in Ruhe zusammen essen können. Leider ist das manchmal spät, zwischen 20 und 21 Uhr, und deshalb sollen Hauptgerichte heute möglichst nicht schwer im Magen liegen und leicht verdaulich sein. Chia ist dafür ideal, weil es sättigt, aber nicht beschwert. Wir essen weniger, weil wir eher satt sind und können abends besser schlafen.

Die Rezepte in diesem Buch sind einfach und schnell zuzubereiten. Wenn etwas zu lang dauert oder zu kompliziert ist, ist die Freude am Selbermachen schnell vorbei. Reste können für den nächsten Mittag im Kühlschrank aufbewahrt werden und Eintöpfe sind ideal zum Einfrieren.

Pädagogen haben den sozialgesellschaftlichen Nutzen von gemeinsamen Familienmahlzeiten schon länger erkannt und empfehlen mindestens eine gemeinsame Mahlzeit pro Tag. Erwachsene und Kinder profitieren von den gemeinsamen Mahlzeiten und diese dienen als Ritual nicht nur dem familiären Zusammenhalt sondern auch der Gesundheit. Das Hauptproblem, die Familie am Esstisch zusammenzubekommen, liegt oft in der knappen Zeit berufstätiger Eltern und dem Alltagsstress. In den USA werden schon Wohnungen ohne Küche gebaut. Ich hoffe, dass Sie sich entscheiden, lieber selbst kreativ zu werden und Ihren Lieben selbst Zubereitetes frisch anzubieten. Schnelle, einfache Gerichte erleichtern die Planung gemeinsamer Mahlzeiten. Wer selbst kocht, lebt im Durchschnitt gesünder und ist auch schlanker als diejenigen, die sich vorzugsweise von Fertiggerichten ernähren. Wer den Kochprozess mit anderen teilt, schätzt und genießt die Lebensmittel mehr.

Spargeleintopf mit Süßkartoffeln*

500 g Spargel · 500 g Süßkartoffeln · Olivenöl · Moringa-Papaya-Pfeffer · 1 EL Chiasamen

Spargel und Süßkartoffeln schälen und in Stücke schneiden. Mit ¼ l Wasser aufsetzen und ca. 25 Minuten dünsten. Danach mit Olivenöl und Moringa-Papaya-Pfeffer abschmecken und die Chiasamen dazugeben.

Eignet sich gut zum Einfrieren, man kann also gleich die doppelte Portion zubereiten.

* Mit freundlicher Genehmigung des Omega-Verlags aus Victoria Boutenkos Buch „Rohkost & mehr".

Quinoaeintopf mit Gemüse

2 TL Kokosöl · 250 g Zwiebeln, zerkleinert · 1 große rote Süßkartoffel, geschält und in Stücke geschnitten · 1 Stange Porree, in Stücke geschnitten · ¼ TL Meersalz · 125 g Quinoagetreide, gekocht · 125 g Möhren, geputzt und in Stücke geschnitten · 200 g rote Paprika, entkernt und in Stücken · etwas Chilipulver · 1 TL Knoblauch, klein gehackt · je eine Prise Rosmarin, Thymian, Oregano und Salbei · 2 TL Chiasamen, eingeweicht · ¼ l Wasser oder Weißwein · 1 TL Zitronensaft · 1 TL frischer Basilikum, zerkleinert

In einer großen Pfanne das Kokosöl erhitzen. Darin die Zwiebeln, Knoblauch und Süsskartoffeln bei mittlerer Hitze etwa 7 Minuten anbraten. Quinoa hinzufügen und etwa 2 Minuten kontinuierlich rühren. Das Quinoagetreide soll leicht kross werden, aber nicht braun. Dann Möhren, Paprika, Porree und die angegebenen Gewürze dazu geben und mit ¼ Liter Weißwein oder Wasser ablöschen. Kochen lassen bis die Flüssigkeit absorbiert ist. Temperatur reduzieren und Chiasamen hinzufügen. Die Pfanne vom Herd nehmen und den Zitronensaft unterrühren, abschmecken und mit Basilikum bestreuen.

Linsengericht

1 Liter Wasser · 2½ Tassen rote Linsen · 1 mittelgroße Süßkartoffel, geschält und gewürfelt · 1 Kartoffel, geschält und gewürfelt · 1 Stange Porree, in Stücken · 7 Knoblauchzehen(!), geschält · ½ TL Cayenne-Pfeffer · ½ TL Salz · 2 TL Chiasamen · 3 EL Zitronensaft · Frülings-zwiebeln und Schnittlauch, gehackt

In einem Topf das Wasser zum Kochen bringen. Die Linsen unter Rühren hinzufügen. Nach etwa 15 Minuten die Süßkartoffel, die Kartoffel, die Porreestange, die Knoblauchzehen, die Chiasamen, den Pfeffer und das Salz hinzugeben und 10 Minuten (oder bis die Kartoffeln gar sind) köcheln lassen. Anschließend mit Zitronen-saft, Frühlingszwiebeln und Schnittlauch abschmecken.

Kokosmilcheintopf

50 g Knollensellerie · 100 g Lauch (Porree) · 100 g Rosenkohl, tief-gekühlt · 80 g Kartoffeln · 100 g Paprika · 1 kleine Zwiebel · 2 Knob-lauchzehen · 10 g Ingwer, frisch · 100 g Möhren · 500 ml Gemüse-brühe · 160 ml Kokosmilch · 1 TL Currypulver · 3 TL Chiasamen · 1 Prise Salz · 1 Prise Pfeffer · etwas Fett zum Dünsten (Palm- oder Kokosfett)

Sellerie, Möhren und Kartoffeln schälen und in 1 cm große Wür-fel schneiden. Paprika waschen und ebenfalls in Würfel schnei-den. Den Lauch waschen und in 1 cm breite Ringe schneiden. Die Knoblauchzehen, die Zwiebel und den Ingwer schälen und fein hacken.

Das Fett in einen großen Topf geben und leicht erhitzen. Die Knoblauch- und Zwiebelwürfel im Fett dünsten. Den Ingwer, das Currypulver und die Chiasamen hinzugeben und leicht anrösten. Mit der Kokosmilch und der Gemüsebrühe ablöschen und die Temperatur reduzieren. Das Gemüse in die Suppe geben, zude-cken und bei kleiner Hitze 20 Minuten köcheln lassen.

Den Eintopf mit Pfeffer und Salz abschmecken.

Gemüsepfanne*

1 Aubergine · 1 Zucchini · 2 Paprikaschoten, rot · 1 Zwiebel · 2 Knoblauchzehen · 300 g Tomaten · 2 EL Chiasamen, geröstet · 3 EL Olivenöl · 2 EL Balsamicoessig, dunkel · Rosmarin, frisch · Salz und Pfeffer

Knoblauch und Zwiebel schälen und klein hacken. Das Gemüse waschen und putzen. Alles in ca. 2 cm große Stücke schneiden. Das Öl in einer Pfanne erhitzen und nacheinander Knoblauch und Zwiebeln, dann Aubergine und Zucchini anbraten. Anschließend die Tomaten- und Paprikastücke dazu geben. Mit Salz und Pfeffer würzen und mit Balsmico abrunden. Den gehackten Rosmarin und zum Schluss die gerösteten Chiasamen untermischen.

* Mit freundlicher Genehmigung aus dem Rezeptbuch von Sachia (www. sachia.de).

Gemüseeintopf mit Linsen

500 g Linsen · 500 g dunkle Champignons (Egerlinge), in Stücke geschnitten · 150 g Karotten, in Stücken · 250 g helle Zwiebeln, in Stücken · 1 TL Oregano, klein gehackt · 2 Knoblauchzehen, zerdrückt · 2 EL Kokosöl (Reformhaus oder Bioladen) · 1 EL Olivenöl, kaltgepresst · 1 TL Meersalz · 1 Prise Pfeffer · Saft von 2 Zitronen · 4 TL eingeweichte Chiasamen · Räuchertofu

In einem großen Topf die Linsen in gesalzenem Wasser gar kochen. In einem anderen Topf Kokosöl erhitzen und darin Zwiebeln, Knoblauch und Räuchertofu einige Minuten anbraten. Pilze, Oregano, Salz und Pfeffer hinzufügen und etwa 5 Minuten köcheln, bis die Pilze weich und das Pilzwasser verdampft ist. Dann Chiasamen, Zitronensaft und die gekochten Linsen hinzufügen und abschmecken. Mit einem Esslöffel Olivenöl geschmacklich verfeinern.

Gedünstetes Gemüse

2 Tassen grüne Bohnen · 3 Chinakohlköpfe · 2 Möhren, in Scheiben geschnitten · 1 Tasse Champignons, gehackt · 3 Tassen Brokkoli · 1 – 2 TL Chiasamen · ½ TL Salz · ½ TL Koriander · 2 EL Nährhefe · ½ TL Cayenne-Pfeffer · ½ TL Zwiebelpulver

Die Bohnen, den Chinakohl und die Möhren in etwas Wasser fast gar dünsten. Dann die Champignons, den Brokkoli und die Chiasamen hinzufügen. Zum Schluss die Gewürze und die Hefe zugeben.

Gemüserisotto[*]

1 Zwiebel · 4 EL Chiasamen · 400 g Reis, jegliche Sorte · 250 ml Weißwein · 2 TL Paprikapulver · 1 TL Currypulver · 250 g Erbsen, tiefgekühlt · 150g Karotten · 500 ml Gemüsebrühe · Salz und Pfeffer · Chili, gehackt oder als Pulver

Zwiebel fein hacken, in einem Kochtopf mit Öl anschwitzen. Chiasamen und Reis hinzugeben und kurz anrösten. Karotten putzen und würfeln, in den Topf geben und kurz mit anschwitzen.

Wein mit Paprika- und Currypulver verrühren, in den Topf schütten. Dann die Hälfte der Brühe angießen, die Erbsen dazugeben und alles ohne Deckel bei mittlerer Hitze köcheln lassen. Ab und zu umrühren und nach und nach die restliche Brühe hinzugießen.

Nach ca. 20 – 30 Minuten hat der Reis seine gewünschte Konsistenz erreicht. Nun nur noch mit Salz und Pfeffer und, wer es deftiger mag, mit Chili abschmecken.

[*] Mit freundlicher Genehmigung aus dem Rezeptbuch von Sachia (www.sachia.de).

Brokkoli mit Mandelsoße

½ Tasse Mandelmus · 1 EL Ingwer, gehackt · 1½ EL Zitronensaft · 2 EL Rosinen · 2 Knoblauchzehen, geschält · 2 EL Sojasoße · 120 ml Wasser zum Verdünnen (bei Bedarf mehr) · 3 Tassen Brokkoli, zerkleinert · ½ Tasse rote und grüne Paprika, gewürfelt · 2 TL Chiasamen · ½ Tasse Korianderblätter, gehackt (auf Wunsch) · 1 Tasse Mungbohnensprossen

Mandelmus, Ingwer, Zitronensaft, Rosinen, Knoblauch, Sojasoße und Wasser im Mixer glatt pürieren, wenn nötig mehr Wasser hinzufügen.

Brokkoli, gehackten Koriander und die Bohnensprossen in ein Dörrgerät (z. B. Dörrex von Stöckli) geben und die Mandelmasse darauf verteilen und bei 40 °C ca. 2 – 3 Stunden trocknen lassen. Währenddessen kann als Beilage Reis gekocht werden.

Zucchiniauflauf

2 große Zucchini · 3 Zwiebeln · 6 Tomaten · 1 EL Schmelzkäse · 1 EL Mehl · Salz und Pfeffer · Oregano · 100 g geriebener Gouda · Palmfett · 2 EL Chiasamen · Gemüsebrühenpulver · 1 Becher (200 g) Sahne

Backofen auf 180 °C vorheizen.

Zucchini und Tomaten waschen und in Scheiben schneiden. Zwiebeln schälen und in Ringe schneiden. Die Gemüse abwechselnd in eine gefettete Auflaufform schichten. Mit Tomaten oder Zwiebeln enden, weil Zucchini schnell braun werden.

Palmfett in der Pfanne erhitzen. Mehl und Wasser dazugeben und so eine Mehlschwitze herstellen. Etwas Gemüsebrühenpulver und Schmelzkäse hinzugeben und gut vermischen. Die Soße mit Salz und Pfeffer abschmecken und anschließend über das geschichtete Gemüse geben. Nach Belieben Oregano darüber streuen und zum Schluss mit dem Gouda bestreuen.

Den Auflauf 35 – 40 Minuten im Ofen backen lassen, bis der Käse geschmolzen ist.

Kindergerichte

Gerichte für Kinder sind eine Herausforderung. Sie wollen, dass Essen lecker schmeckt und gut und möglichst interessant aussieht. Wenn es außerdem, was viele Eltern wollen, gesund sein soll, kann dies eine kleine Herausforderung darstellen. Meine Kinder sind schon groß, 18 und 25 Jahre alt, und „auf ihre alten Tage" interessieren sich beide seit einiger Zeit für gesunde Ernährung. Mein Sohn kocht sogar für ein Biorestaurant. Lange Zeit dachte ich, der „Prophet im eigenen Land" hat schlechte Karten bei seiner Familie. Aber jetzt gehen die „Gesundheitssamen" auf, die ich vor langem gesät habe.

Mit Chia können wir leicht Kindergerichte ernährungsphysiologisch aufwerten, ohne dass Aussehen und Geschmack darunter leiden. Eine gute Idee ist es, Kinder bei der Essenszubereitung einzubeziehen. Fast immer mögen sie, was sie selbst „angerichtet" haben. Gerade kleine Kinder sind fasziniert von den kleinen glänzenden Chiasamen und streuen sie gern über Suppen und andere Speisen.

Stockbrot

500 g Mehl · 200 g Chia, gemahlen · 2 TL Salz · 1 Würfel Hefe · 200 ml Milch, lauwarm · Thymian, getrocknet · Rosmarin, getrocknet · Oregano, getrocknet

Mehl auf die Arbeitsfläche sieben und eine Mulde in die Mitte drücken.

Den Hefewürfel nach und nach in die Milch bröckeln und unter Rühren den gesamten Würfel in der Milch auflösen. Die Hefemilch in die Mulde gießen, mit etwas Mehl vermischen und 30 Minuten gehen lassen.

Das Salz und die gewünschte Menge Kräuter (jeweils etwa ½ TL) zum Mehlhaufen geben und alles zusammen zu einem weichen Teig verarbeiten. Wenn der Teig zu klebrig sein sollte, einfach noch etwas Mehl dazunehmen. Zu einer Kugel formen und den Teig eine weitere Stunde gehen lassen. Das Volumen sollte in der Zeit beträchtlich zunehmen.

Nachdem der Teig aufgegangen ist, diesen noch einmal durchkneten und in 10 etwa gleichgroße Portionen teilen. Jede Portion
zu einer 30 cm lange Rolle formen und diese spiralförmig um die
Stockbrot-Stöcke wickeln.

Beim Grillen den Teig nie direkt ins Feuer halten! Die besten
Ergebnisse erzielt man über der Glut unter häufigem Wenden.

Rosinenbrot

500 ml Milch · 700 g Mehl (Type 550) · 200 g Chia, gemahlen · 30 g
Palmfett, geschmolzen · 60 g Zucker · 10 g GrooVia® (Steviaextrakt
von Medherbs) · 4 g Salz · 2 Pkt. Trockenhefe · 150 g Rosinen

Die Milch mit dem flüssigen Fett in eine Schüssel geben und mit
Mehl, Zucker, GrooVia®, Salz und Hefe zu einem festen Teig verkneten. Zum Schluss die Rosinen unterkneten. Den Teig etwa
1 Stunde gehen lassen.

Danach den Teig noch einmal durchkneten und in eine gefettete Kastenform geben.

Die Form in den auf 50 °C vorgeheizten Backofen stellen, den
Ofen ausschalten und das Brot 15 Minuten gehen lassen. Dann
den Ofen wieder anstellen, diesmal auf 180 °C, und das Rosinen-
brot etwa 40 Minuten backen.

Wraps

250 g Mehl · 125 ml Wasser, lauwarm · 1 TL GrooVia® (Steviaextrakt
von Medherbs) · 1 TL Salz · 1 TL Trockenhefe · 1 EL Palmfett, ge-
schmolzen · 1 EL Chiasamen, geröstet

Wasser, Hefe, Salz und GrooVia® in eine Schüssel geben und vermischen. Das Mehl langsam einrühren und den Teig kräftig durchkneten. Ein frisches Geschirrtuch anfeuchten, über die Schüssel
legen und den Teig etwa 1 Stunde gehen lassen.

Dann Fett und Chiasamen unterkneten. Den Teig in etwa
acht gleich große Portionen teilen. Die Portionen so dünn wie
möglich ausrollen. Eine beschichtete Pfanne auf mittlere Stufe erhitzen und die Fladen nacheinander in die nicht gefettete

Pfanne legen. Die Fladen so lange braten, bis sie ganz leicht braun/braun-gepunktet sind. Die Wraps auf einem Teller stapeln und abkühlen lassen.

Als Aufstrich eignen sich Hummus, Frischkäse, Salsasoße, Sour Cream und weitere Soßen. Darauf passen Salat, Gemüsestückchen, Käsestreifen, Tofuwürfel und vieles mehr!

Den Belag einfach als kleinen Haufen in die Mitte des Fladens geben und jeweils gegenüberliegende Seiten in die Mitte klappen, so dass nichts herausfällt.

Wraps sind ideal als Pausenbrot geeignet! Dazu die Wraps in Frischhaltefolie einwickeln.

Buttermilchwaffeln

4 Eier · 200 g Mehl · 50 g Chia, gemahlen · 125 g Palm- oder Kokosfett · 1 TL Weinsteinbackpulver · 300 ml Buttermilch · 2 EL Agavendicksaft · 1 EL GrooVia® (Steviaextrakt von Medherbs) · 1 Prise Salz · Puderzucker, Marmelade oder Nusscreme zum Servieren

Das Fett mit den Eiern schaumig schlagen. Das Mehl mit dem Backpulver mischen und abwechselnd mit der Buttermilch unter die Eimasse rühren.

Den Agavendicksaft, GrooVia® und zuletzt das Salz einrühren. Das Waffeleisen einschalten.

Etwas Fett auf das Eisen geben und den Teig portionsweise zu Waffeln backen. Zum Servieren eignen sich Marmelade, frisches Obst, Puderzucker, (Schoko-)Nusscreme u. v. m.

Bananen-Schoko-Eis

1 Banane · 2 TL Kakaopulver, ungesüßt · 1 TL Chiasamen · 3 – 4 EL Milch

Einfach die Zutaten zusammenmixen und die glatte Masse auf kleine Eisbehälter verteilen.

Als Variation können sie auch noch ein Nussmus ihrer Wahl hinzufügen. Dann jedoch auch noch 1 EL Milch extra.

Bananen-Kiwi-Eis

3 – 4 Kiwis · 1 EL Chiasamen · 30 ml Apfel-/Orangensaft · 1 Banane ·
1 TL GrooVia® (Steviaextrakt von Medherbs)

Die Kiwis halbieren, das Fruchtfleisch herausschaben und in einen Mixer geben. Zusammen mit dem Fruchtsaft, der geschälten Banane und den Chiasamen durchmixen und abschmecken. Wenn Süße fehlt, den Teelöffel GrooVia® hinzugeben und noch einmal mixen. Die fertige Masse in Stieleisbehälter geben oder in kleine Plastikgefäße füllen und einen kleinen Löffel hineinstellen.

Durch die Kiwisamen wird ihr Kind nicht merken, dass sie noch ein gesundes Extra (Chia) mitgemixt haben!

Mango-Ananas-Eis am Stiel

250 ml Milch · 150 g Mango · 60 ml Kokosmilch · 150 g Ananas · 2 TL
Chiagel · 3 EL Honig

Mango und Ananas schälen, Mango entkernen und beide Früchte in kleine Würfel schneiden. Mit den restlichen Zutaten vermischen und fein pürieren.

Die Masse in beliebige Formen gießen und mindestens 6 Stunden ins Gefrierfach stellen. Am besten eignen sich speziell für Stieleis hergestellte Formen, man kann die Masse aber auch in kleinen Plastikbechern einfrieren, in die man, nachdem die Masse etwas fest geworden ist, einen Löffel senkrecht hineinstellt.

Am besten lässt sich das Eis aus der Form lösen, wenn man die Form vorher kurz unter heißes Wasser hält.

Obstsalat

2 Kiwis · 2 Bananen · 1 Orange, frisch gepresst · 2 Äpfel · 1 EL Honig ·
1½ TL Chiasamen · weiteres Obst nach Geschmack!

Chiasamen, Honig und Orangensaft vermischen und quellen lassen. Das Obst waschen und klein schneiden. Die Chiamasse zum Obst geben, vermischen und 1 Stunde zugedeckt ziehen lassen.

Fruchtpommes mit Himbeerketchup

300 g Früchte mit gelbem Fruchtfleisch (bevorzugt Ananas) · 200 g Himbeeren, frisch oder tiefgefroren und aufgetaut · 1 TL Chiasamen

Ananas, oder anderes Obst putzen und in 10 cm lange Streifen schneiden. Die Himbeeren für den Ketchup mit einer Gabel zerdrücken und die Chiasamen einrühren. Den „Ketchup" separat servieren.

Desserts

Wir sind schon von Natur aus auf „süß" geeicht, weil das Fruchtwasser im Mutterleib süß ist und auch die Muttermilch 2,5 % Milchzucker enthält. Glukose ist wichtig fürs Gehirn und damit fürs exorbitante Gehirnwachstum im Mutterleib und im ersten Lebensjahr. Wir lieben immer noch „la dolce vita", aber natürlich sollten wir Einfachzucker nur sehr sparsam zu uns nehmen. Unsere Vorfahren waren auf süße Früchte und Wildhonig programmiert.

Wer selbst Kekse backt und Desserts zubereitet, weiß, welche Zutaten darin stecken. Industrieprodukte sind nicht nur geschmacklich kein Vergleich, sondern es finden oft billige raffinierte Pflanzenfette Verwendung und das Endergebnis steckt voller Transfettsäuren, die zwar ungesund sind, aber bei uns noch nicht einmal deklariert werden müssen, geschweige denn verboten sind wie in Kanada oder Kalifornien. Wer beim Selberbacken dann noch Vollkornmehl verwendet, einen Teil des Zuckers durch Stevia sowie die Hälfte des Mehls und die Hälfte der Butter durch Chiamehl ersetzt, ist auch bei normalen Rezepten auf der sicheren Seite, was Gesundheit und Kaloriengehalt betrifft. Erfreulich: Das Ergebnis backt sich, sieht so aus und schmeckt wie die Vollfettvariante.

In Desserts kann Chia auf zwei grundlegende Weisen verwendet werden. Einmal, um Fett zu sparen, zum anderen, um Feuchtigkeit zu liefern. Wer nur Fett einspart, hat oft trockene und krümelige Kekse und Kuchen. Durch das Chiagel können wir dem Teig Feuchtigkeit hinzufügen. Wir erinnern uns: Chia speichert das bis zu Zwölffache seines Gewichts an Wasser.

Natürlich können wir jetzt nicht ganz extrem werden und alles Süße und Fetthaltige weglassen. Aber: Mit Chia wird alles Süße gesünder. Und, wir werden viel schneller satt und kommen mit viel weniger aus. Also: mehr Gesundes und weniger Ungesundes dank Chia, Genuss ohne Reue ist das Ergebnis. Als Kakaopulver verwende ich den Guajava Cacao mit Kokosblütenzucker. Kokosblütenzucker wird anders verstoffwechselt als Haushaltszucker und dieses Kakaopulver enthält nicht nur jede Menge

Antioxidanzien, sondern schmeckt einfach köstlich und nach mehr. Es ist das einzige Kakaopulver, wovon ich keine Pickel bekomme, weil kein normaler Zucker drinsteckt. Ich habe keine Lust, wegen ein paar Momenten Genuss auf der Zunge, auszusehen wie ein Streuselkuchen. Wie viele der in den Rezepten empfohlenen Zutaten gibt es dieses Produkt im Reformhaus oder Bioladen. Sie können natürlich auch Kakaopulver verwenden und z. B. noch GrooVia® oder Kokosblütenzucker zusätzlich dazugeben.

Sorbet für die Verdauung

1 gefrorene Banane · 1 Tasse gefrorene Pfirsiche · 1 Tasse gefrorene Blaubeeren · 500 ml Apfelsaft · 1 TL Chiasamen · 4 EL Flohsamenschalen

Das Obst mit dem Apfelsaft in einem Mixer zerkleinern, bis eine homogene Masse entstanden ist. Dann die restlichen Zutaten hinzugeben und noch einmal auf niedriger Stufe alles verrühren. Die Flohsamenschalen haben eine festigende Wirkung. Dadurch verdickt die Masse und ist bald verzehrfertig.

Schokopudding

500 ml Milch · 70 g Chiasamen · 3 EL Kakaopulver · 1 Messerspitze Vanille · 2 EL Honig oder 1 EL GrooVia® (Steviaextrakt von Medherbs)

Alle Zutaten pürieren und in den Kühlschrank stellen. Dort verdickt die Flüssigkeit in 10 – 20 Minuten.

Papayapudding

1 kl. Papaya, geschält und entkernt · 1 Tasse Sonnenblumensprossen · 1 TL Chiasamen

Alle Zutaten ohne Wasser im Mixer homogenisieren. In Gläser füllen und servieren.

Mousse au Chocolat

4 Eigelb · 4 Eiweiß · 1 EL Chiasamen · ¼ Tasse Zucker · 180 g halb-bittere Schokolade, in kleine Stücke geschnitten · 3 EL Kaffeepulver · 125 g Palmfett

Eigelb, Zucker und Chiasamen in einer Rührschüssel 2 – 3 Minuten lang mit dem Mixer zu einer hellgelben, dicklichen Masse schlagen. Die Rührschüssel dann über einen Topf mit fast kochendem Wasser setzen und weitere 3 – 4 Minuten schlagen, bis die Mischung schaumig und heiß ist. Dann über einen Topf mit kaltem Wasser setzen und nochmals 3 – 4 Minuten schlagen. Die Mischung sollte jetzt dick und sahnig wie Mayonnaise sein.

Die Schokolade und das Kaffeepulver in einen kleinen Topf geben und über einem Wasserbad unter ständigem Rühren die Schokolade vollkommen schmelzen lassen, danach das Pflanzenfett dazugeben, um eine Creme zu bekommen. Die Schokoladenmischung nun mit der Zucker-Eigelb-Mischung verrühren.

In einer anderen Schüssel die Eiweiß steif schlagen und anschließend mit der Schoko-Eigelb-Mischung vermengen.

Alles in eine große Schüssel geben und mindestens 4 Stunden in den Kühlschrank stellen, bis die Mousse fest geworden ist.

Mohnparfait

140 g Mohn · 1 EL Chiasamen · 250 ml Milch · 1 Zimtstange · 100 g Zucker · 30 g GrooVia® (Steviaextrakt von Medherbs) · 10 ml Rum oder 1 Fläschchen Rumaroma · 5 Eigelb · 250 ml Sahne

Den Mohn mit der Milch verrühren und in einem Topf zum Kochen bringen. 50 g Zucker, die Zimtstange, die Chiasamen und den Rum (das Aroma) unterrühren und die Masse bei niedrigster Stufe etwa 20 Minuten quellen lassen. Danach die Zimtstange entfernen.

Eigelb mit GrooVia® schaumig rühren, die Mohnmasse unterrühren und alles abkühlen lassen. Die Sahne steif schlagen und unter die Mohnmasse heben. Das Parfait in einer Eismaschine gefrieren lassen oder in einer Glasschüssel für 2 Stunden in den Gefrierschrank stellen und alle 30 – 40 Minuten umrühren.

Himbeer-Kokosnuss-Joghurt

500 g frische Himbeeren · 6 junge Thai-Kokosnüsse · 2 – 3 Kapseln probiotisches Pulver · 1 TL Chiasamen

Die Kokosnüsse aufschneiden, das Wasser auffangen, das Kokosfleisch entnehmen. Etwa 7 Tassen Kokoswasser mit dem Fleisch im Mixer vermischen, bis eine glatte Creme entsteht. Diese in ein Glasgefäß geben. Nun 2 – 3 Kapseln probiotisches Pulver hinzufügen, die Masse mit einem Tuch abdecken und an einem warmen Ort in der Wohnung 6 – 10 Stunden ruhen lassen.

Wenn der Joghurt schaumig geworden ist, ist er fertig und hält sich gekühlt mindestens eine Woche. Wenn die Farbe des Joghurts sich von weiß zu rosa ändert, entsorgen Sie ihn.

Für eine Portion 2 Tassen des Joghurts mit einer Tasse frische Himbeeren vermischen.

Erdbeerpudding

125 g Erdbeeren · 200 ml Milch · 80 g Chiasamen · 100 ml Orangensaft · 1 EL Honig

Alle Zutaten (ein paar Erdbeeren für die Garnierung zurückbehalten) in den Mixer geben und glatt pürieren. In ein Gefäß geben und im Kühlschrank quellen lassen. Mit Erdbeerscheiben garnieren und servieren.

Mandelpudding

2 TL Chiasamen · 375 ml Wasser · 2 Tassen Mandeln (1 Stunde in warmem Wasser eingeweicht) · 1 TL echter Vanilleextrakt (Bioladen) · 2 EL Rosinen · 1 Limone

Chiasamen 20 Minuten im Wasser einweichen. Limone schälen. Alle Zutaten in einem Hochgeschwindigkeitsmixer wie z. B. Vitamix homogenisieren.

Bananenpfannkuchen

Dies kann auch ein süßes Hauptgericht sein.

125 ml Vollkornmehl · 2 TL Chia, gemahlen · 60 g Joghurt · 1 Pkt. Weinsteinbackpulver · 1 zerdrückte Banane · 1 Prise Salz · ½ TL Vanillepulver · 1 EL Kokosöl · 2 TL Honig · 2 Eier (Eiweiß und Eigelb getrennt) · 1 Banane zum Garnieren

Mehl, gemahlenen Chiasamen, Salz und Weinsteinbackpulver miteinander vermischen. In einer anderen Schüssel Joghurt, Eigelb, zerdrückte Banane und etwa 2 TL Wasser vermischen. Beide Mischungen miteinander verrühren. Das Eiweiß mit dem Handrührgerät steif schlagen und mit der Mehl-Joghurt-Masse verrühren. Kokosöl in einer Pfanne erhitzen. Mit Hilfe eines Löffels Teig in die Pfanne tropfen lassen und ungefähr 5 Minuten von jeder Seite ausbacken. Warm mit etwas Honig in der Mitte und mit der in Scheiben geschnittenen Banane als Garnierung servieren.

Süßer Reis

250 g Vollkornmilchreis · ½ TL Vanilleextrakt (Bioladen) · 500 ml Kokosmilch · 1 Biomango, geschält, entkernt und in Scheiben geschnitten · 2 TL geröstete Chiasamen zum Drüberstreuen

Vollkornmilchreis über Nacht in Wasser einweichen, am nächsten Morgen abgießen und bis zum Gebrauch im Kühlschrank aufbewahren. Den abgetropften Reis mit Kokosmilch und dem Vanilleextrakt in einer Pfanne zum Kochen bringen und ca. 50 Minuten köcheln lassen, bis der Reis weich ist. Die Pfanne von der Herdplatte nehmen und die Mangoscheiben untermischen. Den Reis in Schüsseln servieren und mit gerösteten Chiasamen dekorieren.

Brennnesselpudding*

500 ml Apfelsaft · 3 Tassen Brennnesseln (Handschuhe oder Plastiktüte zum Pflücken verwenden) · 2 Tassen Erdbeeren (ca. 170 g) · 5 EL Chiasamen

Brennnesseln, Erdbeeren und Apfelsaft in einem Mixgerät vermischen (bei Bedarf setzen Sie den Stampfer ein). Zuletzt die

Chiasamen hinzufügen, alles zu einer glatten Masse pürieren. In ein hübsches Glas füllen, mit einer Erdbeerscheibe dekorieren und sofort servieren, ehe der Pudding fest wird.

* Mit freundlicher Genehmigung des Omega-Verlags aus dem Buch von Victoria Boutenko „Rohkost & mehr".

Pinkfarbenes Grapefruitcremesorbet für Anspruchsvolle[*]

2 pinkfarbene Grapefruits (1 ½ Tassen Saft) · ½ Tasse Kokospalmenzucker oder Yaconwurzelsirup bzw. Ihr gesundes Lieblingssüßungsmittel · 2 TL Zitronen- oder Limettensaft · ¼ TL Meersalz · 1 EL Chia, gemahlen · 1 TL Soja-Lecithin-Pulver

Waschen Sie die Grapefruits gut mit Wasser ab. Mit Hilfe einer Reibe oder eines Zitronenschabers die obere Schicht von der Schale einer Grapefruit entfernen. Beide Grapefruits auspressen und den Saft durch ein Sieb gießen. Geben Sie sämtliche Zutaten in ein Mixgerät und vermischen Sie sie gründlich. Bevor Sie mit dem Mixen beginnen, probieren Sie die Mischung erst noch einmal. Da manche Grapefruits süßer sind als andere, müssen Sie vielleicht zusätzlich süßen, indem Sie beispielsweise ein paar Tropfen Stevia hinzufügen. Lassen Sie die Grapefruitmischung in einer Eismaschine nach den Anweisungen des Herstellers gefrieren.

* Mit freundlicher Genehmigung des Omega-Verlags aus dem Buch von Victoria Boutenko „Rohkost & mehr".

Grüner Regenbogenpudding[*]

170 g Grünkohl, Stengel entfernt · 1 Tasse Erdbeeren (einige zur Dekoration zurückbehalten) · 1 Tasse Heidelbeeren · 1 Mango, geschält und entkernt · 5 kleine Zweige Minze (einige Blätter zur Dekoration zurückbehalten) · 4 Tassen Wasser · 5 EL Chiasamen

Alle Zutaten bis auf die Chiasamen im Mixgerät gut verrühren (bei Bedarf setzen Sie den Stampfer ein). Ganz zuletzt die Chiasamen hinzufügen und mixen, bis eine glatte Masse entsteht. Füllen Sie den Pudding in ein hübsches Glas und dekorieren Sie ihn mit einer Erdbeerscheibe und einem Minzeblatt. Sofort servieren.

* Mit freundlicher Genehmigung des Omega-Verlags aus dem Buch von Victoria Boutenko „Rohkost & mehr".

Apfelkompott mit Chia

Ich habe einen Schrebergarten mit einem alten Apfelbaum der Sorte Boskop und festgestellt, dass diese säuerlichen Äpfel sich für Apfelkompott besonders gut eignen.

1 kg Äpfel · 1 EL GrooVia® (Steviaextrakt von Medherbs) · 1 TL Zimtpulver · 2 EL Chia, gemahlen · 1 TL Chia-, Moringa- oder Behenöl

Äpfel waschen, aber nicht schälen, nur entkernen. In Stücke schneiden. Mit wenig Wasser zum Kochen bringen und mit Groo-Via® etwa 20 Minuten köcheln lassen, bis sie weich sind. Die restlichen Zutaten hinzugeben und umrühren, so dass noch Stücke zu sehen sind. Wer das Ganze mit dem Schneebesen verrührt, hat Apfelmus. Schmeckt warm köstlich, aber auch gekühlt. Wer mag, kann Rosinen oder Korinthen mitkochen lassen.

Chia-Mandel-Pudding*

1 EL Mandelmus · 1 Prise Salz · Kokosblütenzucker nach Geschmack (z. B. von Amanprana) · 3 EL Chiasamen · 200 ml Wasser

Bis auf Chiasamen alles gut vermischen und dann die Chiasamen unterrühren und quellen lassen. Dazu Frucht, z. B. Pflaumen mit Zimt zerkleinert (funktioniert auch mit gefrorenen Pflaumen), – mein Favorit sind Himbeeren oder Erdbeeren.

* Mit freundlicher Genehmigung von Heike Hädicke.

Snacks für den kleinen Hunger

Chia lässt sich leicht in Snacks wie Sandwiches, Burger oder Wraps integrieren. Es ist angenehm, etwas Gesundes im Kühlschrank zuhause und im Büro zu haben, damit wir auch bei Zeitmangel nicht verführt werden, ungesund zu essen. Diese Snacks können auch bei schönem Wetter in einem nahen Park auf einer Bank als leichtes Mittagessen eingenommen werden. Ein Tipp: Deponieren Sie ein kleines Plastikgefäß mit Chiasamen in Ihrer Handtasche, um auch in der Kantine das Mittagessen gesundheitlich aufwerten zu können.

Nur bei selbst Zubereitetem weiß man wirklich, was man hat. Industriell hergestellte Nahrung kann viele Zusatzstoffe wie Konservierungsstoffe, Aromen und Geschmacksverstärker enthalten oder gesundheitlich bedenkliche Transfettsäuren. Außerdem lässt die Frische oft zu wünschen übrig. Bei vielen Fertigprodukten sind die Zutaten denaturiert und „tot" gekocht und enthalten keine Lebenskraft mehr. Vor allem an Imbissständen an Bahnhöfen und Flughäfen sind, bis auf wenige Ausnahmen, die angebotenen Snacks zu fettig, zu salzig oder zu süß. Sie schmecken gut, aber das ist auch ihr einziger Vorteil. Statt Energie zu schenken, machen solche Speisen müde und der Sättigungseffekt hält nicht lange an. Außerdem macht Junk Food dick.

Chia liefert gesundes Eiweiß, verlangsamt die Umwandlung von Kohlenhydraten in Zucker und versorgt den Organismus so mit stetiger Energie, die nicht aufputscht. Wer rechtzeitig einen Chiasnack zu sich nimmt, wird sich bei den Hauptmahlzeiten nicht überessen. Gerade nachmittags ist es wichtig, bei einem Energietief, etwas Gesundes dabei zu haben. Süßigkeiten sind dann eine große Verführung, um das Leistungstief schnell zu überwinden. Kekse und Dips mit Chia sind hier eine gute Alternative. Die beiden Ballaststoffarten (lösliche und unlösliche) in Chia verlangsamen die Verdauung von Kohlenhydraten. Der Magen fühlt sich voll an, ohne dass man viele Kalorien zu sich genommen hat. Das Protein in Chia enthält alle 20 Aminosäuren, darunter die acht essenziellen, und ist damit komplett, was sehr selten im Pflanzenreich vorkommt.

Wenn Chia mit Wasser in Berührung kommt und geliert, bleibt es länger im Magen, weil der Körper erst die löslichen Ballaststoffe von der Samenschale lösen muss, um an die Flüssigkeit heran zu kommen. Der Magen sendet dadurch ein „Ich-bin-voll-Signal" ans Gehirn. Die nicht löslichen Faserstoffe in Chia tragen überhaupt nichts zur Kalorienbilanz bei, weil sie nicht verdaut, sondern unverdaut ausgeschieden werden. Sie sorgen dafür, dass Lebensmittel zügig durch den Verdauungstrakt durchgeschleust werden. So kann selbst ein mit Chiagel angereicherter Grüntee zu einem kleinen sättigenden Snack werden. Es ist eine gute Idee, ein mit Chia angereichertes Getränk etwa 20 Minuten vor einer Hauptmahlzeit zu trinken. Es stellt sich schon ein kleines Sättigungsgefühl vor dem Essen ein, und die Gefahr, zu viel zu essen, ist gebannt. Wer viel unterwegs ist, sollte immer eine kleine Portion Chiasamen in der Handtasche haben. Die Krieger der Azteken sollen mit einer Handvoll Chiasamen Marathons gelaufen sein. Wir sind keine Krieger, aber der Alltag kann energieraubend und stressig genug sein, um von einer solchen „Wunderwaffe" profitieren zu können.

Spinatauflauf

140 g Spinat, tiefgefroren · 1 TL Chia, gemahlen · 1 Ei · 75 g Gouda, gerieben · 100 g Hüttenkäse · 1 EL Chiasamen · Salz und Pfeffer

Den Backofen auf 180 °C vorheizen.

Den Spinat in einem Topf 5 Minuten unbedeckt ganz sanft köcheln lassen. Den Großteil des entstandenen Wassers abgießen, den Topf vom Herd nehmen und die anderen Zutaten unterrühren. Die Spinat-Käse-Masse in eine kleine Auflaufform geben und etwa 15 Minuten im Backofen backen.

Alternativ kann auch Brokkoli verwendet werden. Dann jedoch etwas Wasser in den Topf geben und 5 – 10 Minuten länger köcheln lassen.

Preiselbeercouscous

*80 g Couscous · 40 g Preiselbeeren, klein gehackt · ½ Apfel, grün ·
½ Glas/Dose Kichererbsen · 1 Orange · 1 TL Honig · 1 EL Chiaöl ·
1 TL rote Zwiebel, gehackt · ½ Bund Petersilie, nur die Blätter, klein
gehackt · 1 TL Chiasamen · 1 TL Ingwer, gehackt · Salz und Pfeffer*

Wenn nicht anders auf der Packung angegeben, den Couscous
mit etwa 120 ml kochendem Wasser übergießen und 5 Minuten
quellen lassen.

Die Orange schälen, in einzelne Segmente teilen und klein
schneiden. Den entstandenen Saft auffangen und aufbewahren.

Die Kichererbsen abgießen und mit dem klein geschnittenen
Apfel, den Orangenstücken, der Zwiebel und der Petersilie in
eine Schüssel geben. Den Couscous vorsichtig unterrühren.

Das Öl, die Preiselbeeren, den Orangensaft, Ingwer, Chiasamen und Honig mischen und als Soße über den Couscous geben.
Mit Salz und Pfeffer abschmecken.

Zitronenhummus

*1 Glas/Dose Kichererbsen, Flüssigkeit abgegossen · 2 Knoblauch-
zehen, geschält · 1 Zitrone, Saft und Schale · 2 EL Olivenöl · 2 EL
Chiagel · 1 Prise Chilipulver*

Die Kichererbsen mithilfe eines Mixers oder Pürierstabs glatt homogenisieren. Die restlichen Zutaten hinzufügen und noch einmal glatt pürieren, fertig! Ideal als Aufstrich für Wraps und Brote
oder als Dip für Cracker und Gemüsesticks!

Kuchen

Kuchen schmelzen auf der Zunge. Mit selbst gebackenem Kuchen oder Keksen als Geschenk, schön eingepackt, kann man sich überall beliebt machen und ein freudiges Lächeln ernten. Meinen Kindern schenke ich oft einen selbst gebackenen Kuchen zu ihrem Geburtstag. Kuchen, der übrig bleibt, kann stückweise eingefroren werden.

Mit Selbstgebackenem ist man auf der sicheren Seite und weiß: es schmeckt nicht nur, sondern es ist auch gesund. Ist Ihnen das auch schon einmal passiert, dass Sie nach dem Verzehr eines Stücks Kuchen aus der „normalen" Bäckerei ein merkwürdiges Gefühl im Magen haben? Mir ist oft danach ein bisschen „duselig", wahrscheinlich durch die ungewohnte Zuckermenge, und manchmal ist mir auch ein bisschen übel. Für ein paar Momente Genuss möchte ich das nicht in Kauf nehmen. Mir schmecken industriell hergestellte Backwaren auch mittlerweile viel zu süß.

Selbstgebackenes enthält keine billigen Öle und man ist z. B. vor Transfettsäuren sicher. An Stelle von Weißmehl (Auszugsmehl) kann Vollkornmehl verwendet werden. Im Vollkornmehl sind noch die faserreichen Randschichten des Korns und der vitaminreiche Getreidekern enhalten. Wer im Besitz einer Getreidemühle ist, kann sein Getreide natürlich frisch mahlen, dann ist es besonders wertvoll. Weißmehlprodukte sind in meinen Augen leere Kalorien. Falls wir uns für Kekse und Kuchen aus Auszugsmehl (Weizenmehl Type 405) entscheiden, können wir sie zumindest mit dem Zusatz von Chia aufwerten.

Thema Zucker: ich bekomme bei Gezuckertem ein Kratzen im Hals. Zucker schwächt das Immunsystem, ist ein Vitamin-B-Räuber und entkalkt die Zähne, wie Sie in meinem Buch über Stevia nachlesen können. Zum Backen ist Honig nicht ideal, weil er durch das Erhitzen zum Einfachzucker wird und die Enzyme entwertet werden. Sie können zumindest einen Teil des Zuckers in Rezepten durch GrooVia®, einen Steviaextrakt der Firma Medherbs, ersetzen oder durch Kokosblütenzucker, den Sie im Reformhaus oder im Bioladen bekommen.

Als Backfett empfehle ich Kokosöl wegen seines angenehmen süßlichen Geschmacks. Kokos- und Palmöl sind aufgrund ihrer mittelkettigen Fettsäuren hitzestabil, was uns beim Backen zugutekommt. Sie sind nicht etwa ungesund, wie andere gesättigte Fettsäuren, sondern gesund fürs Herz und für das Immunsystem. In den Backrezepten habe ich durchgängig Weinsteinbackpulver angegeben statt normalem Backpulver. Ernährungsexperten wie Dr. Otto Bruker sagen nämlich, dass normales Backpulver einen Teil der physiologischen Darmflora schädigt. Mit Weinsteinbackpulver sind Sie auch hier auf der sicheren Seite.

Wer auf seine Linie achten muss oder zusätzlich etwas für seine Gesundheit tun will, ist gut beraten, einen Teil des Fettes und des Mehls durch Chia bzw. Chiamehl oder Chiagel zu ersetzen. Damit backt es sich genauso gut und es schmeckt sogar noch besser. Durch die Antioxidanzien in Chia, von denen viele auch nach dem Backvorgang noch aktiv sind, halten sich Kuchen und Kekse länger frisch. Wenn Sie dieses Buch in den Händen halten, sollte es fertiges Chiamehl im Reformhaus und Bioladen zu kaufen geben, so hat mir der Großhandel versichert. Aber Chiamehl lässt sich auch leicht in einer Kaffeemühle selbst herstellen.

Marmorkuchen

250 g Palm-/Kokosfett, geschmolzen · 150 g Zucker · 70 g GrooVia® (Steviaextrakt von Medherbs) · 1 Prise Salz · 5 Eier · 350 g Mehl · 150 g Chia, gemahlen · 1 Pkt. Weinsteinbackpulver · 3 EL Kakaopulver · 1 EL Chiasamen

Die Zutaten der Reihe nach, bis auf den Kakao, zu einem glatten Teig verrühren. Eine Hälfte des Teigs in eine gefettete Backform gießen. In die verbliebene Hälfte das Kakaopulver einrühren und ebenfalls in die Kuchenform geben. Mit einer Gabel leichte Bahnen durch beide Schichten ziehen. Den Kuchen in den vorgeheizten Ofen stellen und 45–55 Minuten bei 175 °C backen. Nach dem Backen aus dem Ofen nehmen, kurz abkühlen lassen und auf ein Kuchenrost stürzen.

Mandelkuchen

100 g Zucker · 20 g GrooVia® (Steviaextrakt von Medherbs) · 100 g Nüsse, gehackt · 100 g Mandeln, gehackt · 200 g Mehl · 50 g Chia, gemahlen · 220 ml Palm- oder Kokosfett, geschmolzen · 200 ml Milch · 1 EL Chiasamen · 4 TL Backpulver · 1 TL Zimt

Alle Zutaten nach und nach in einer Schüssel zu einem glatten Teig rühren und 5 Minuten ruhen lassen. Dann in eine gefettete Kastenform füllen, in den vorgeheizten Backofen schieben und bei 175 °C etwa 45 Minuten backen.

Für die schokoladige Variante einfach die gewünschte Menge Schokolade klein hacken und mit in den Teig geben oder als Glasur benutzen.

Käsekuchen

Für den Boden:
150 g Mehl · 100 g Chia, gemahlen · 1 EL Chiasamen, geröstet · 1 Ei · 120 g Palm- oder Kokosfett · 50 g Zucker · 1 EL GrooVia® (Steviaextrakt von Medherbs) · 1 Prise Salz

Für den Belag:
1 kg Quark, mager · 90 g Mehl · 150 g Zucker · 50 g GrooVia® · 5 Eier · 250 ml Milch · 130 g Fett, geschmolzen

Die Zutaten für den Boden zu einem Mürbeteig verkneten. Den Teig in einer gefetteten Springform auslegen und am Rand hochziehen.

Für den Belag die Eier trennen und das Eigelb mit den übrigen Zutaten verrühren. Das Eiweiß steif schlagen und unter die Quarkmasse heben. Den Belag in die Springform füllen. Bei 180 °C den Kuchen etwa 1 Stunde backen, bis der Kuchen an der Oberfläche goldbraun ist. Aus dem Ofen nehmen und abkühlen lassen.

Für eine fruchtige Note: 150 g Beeren mit 2 EL Chiasamen pürieren, mit Honig abschmecken und auf den fertigen Kuchen streichen!

Karottenkuchen

*150 g Mehl · 100 g Chia, gemahlen · 120 g Nüsse, gemahlen · 100 g
Zucker, braun · 20 g GrooVia® (Steviaextrakt von Medherbs) · 180 g
Karotten, fein gerieben · 120 ml Milch · 110 g Kokos-, oder Palmfett,
geschmolzen · 1 Pkt. Weinsteinbackpulver · 1 TL Zimt · ½ TL Salz ·
1 Ei · 1 EL Chiasamen*

Erst das Ei, dann den Zucker, das Fett, Milch, Karotten, Nüsse,
Chiasamen und Gewürze in eine Schüssel geben und mit einem
Handrührgerät verrühren. Das Mehl, Chiamehl und Backpulver
vermischen, zu dem Teig geben und gut verrühren. Den Teig
in eine gefettete Backform geben und in den vorgeheizten Ofen
(160 °C) stellen. Nach 50 Minuten mit einem Stäbchen testen, ob
der Kuchen durch ist, und ihn dann aus dem Ofen nehmen und
abkühlen lassen.

Reis-Zitronen-Kuchen

*150 g Erdnüsse, gesalzen · 150 g Kakaobutter · 3 Zitronen, gerie-
bene Schale und Saft · 30 g Ingwer · 600 g Reismehl · 100 g Chia,
gemahlen · 1 Pkt. Weinsteinbackpulver · 1 EL Chiasamen · 250 ml
Ahornsirup oder Agavendicksaft · 500 ml Wasser, kohlensäurehaltig*

Erdnüsse in einer ungeölten Pfanne leicht anrösten und, wenn
vorhanden, in einer Mandelmühle (o. Ä.) mahlen. Wenn Sie kei-
ne Mühle haben, hacken Sie die Erdnüsse so klein wie möglich.
Die Kakaobutter vorsichtig auflösen, am besten im Wasserbad.
Zitronenschale und -saft mit dem feingehackten Ingwer in eine
Rührschüssel geben.

Reis- und Chiamehl, Backpulver und die Erdnüsse vermischen
und zu der Zitronen-Ingwermischung geben. Mit dem Handrührgerät auf kleinster Stufe rühren und dabei langsam den Sirup und
das Wasser zugießen. Anschließend die Kakaobutter gründlich
unterrühren, den Teig in eine mit Backpapier ausgelegte Kastenform gießen und die Chiasamen darüber streuen. Die Form in
den kalten Ofen stellen und den Kuchen mit Umluft 150 °C etwa
2 Stunden backen.

Brombeer-Apfel-Kuchen

350 g Äpfel · 3 El Zitronensaft · 200 g Mehl · 100 g Chia, gemahlen · 3 TL Weinsteinbackpulver · 1 TL Zimt · 100 g Zucker · 30 g Groo-Via® (Steviaextrakt von Medherbs) · 1 Ei · 200 g Frischkäse, neutral · 175 g Brombeeren · 50 g Würfelzucker, braun

Die Äpfel waschen, schälen, Kerngehäuse entfernen und in kleine Stücke schneiden. Die Stücke in einen Topf geben, den Zitronensaft darüber träufeln und zum Kochen bringen. Unter Rühren 10 Minuten köcheln und dann abkühlen lassen.

Außer den Brombeeren und den Zuckerwürfeln, die restlichen Zutaten mit der Apfelmasse in einer Schüssel gut verrühren.

Den Ofen auf 180 °C vorheizen. Die Brombeeren verlesen, waschen und trocken tupfen. Etwa die Hälfte vorsichtig unter den Teig heben.

Die Zuckerwürfel zerkleinern und eine gefettete Kastenform damit ausstreuen. Die restlichen Brombeeren auf dem Kastenboden verteilen und den Teig darüber gießen. Den Kuchen für 45 Minuten backen, abkühlen lassen und aus der Form lösen.

Rüblitorte*

Für den Boden:

200 g Walnüsse, eingeweicht · 120 g Datteln, eingeweicht · 1 TL Zimt · ½ TL Moringapulver · etwas geriebene Orangen- oder Zitronenschale · 2 EL Chiasamen, gemahlen · 1 TL weiches Kokosöl · evtl. 1 EL Kokosmehl

Alles zu einem Teig mixen. In eine Tortenform mit Rand drücken, im Dörrapparat, auf der Heizung oder bei niedrigster Temperatur im Backofen 2 – 3 Stunden trocknen. Im Sommer kann man den Boden auch in der Sonne trocknen lassen. Der Rand sollte sich von der Form lösen lassen.

Für die Creme:

2 EL Mandelmus · Saft von ½ Zitrone · Saft von 1 großen Orange · 100 g Kokosöl, weich · 4 mittelgroße Möhren · 100 g Rosinen oder Cranberries · ½ TL Vanillepulver · 1 TL Sonnenblumenlecithin · 1½ EL Chiasamen

Mandelmus, Zitronen- und Orangensaft im Hochleistungsmixer (z. B. Vitamix) schaumig mixen. Restliche Zutaten zugeben und zerkleinern. Die Masse auf den Tortenboden geben, und ein paar Stunden im Kühlschrank durchziehen lassen.

* Mit freundlicher Genehmigung von Heike Hädicke.

Brote

Viele Frauen und besonders Mütter sind heutzutage viel beschäftigt. Manche schaffen es trotzdem, z. B. in einem Brotbackapparat selbst Brot zu backen. Auf Vorrat lassen sich größere Mengen herstellen, die man einfrieren kann. Auch in Bioläden und in Vollkornbäckereien gibt es gesunde und leckere Vollkornbrote, aber ich kenne noch kein Chiabrot, welches man kaufen kann. Wenn wir selbst Brot backen, duftet die ganze Wohnung danach. Deutschland ist *das* Brotland und dafür weltberühmt. Nirgendwo sonst auf der Welt gibt es so viele Brotsorten wie bei uns: mehr als 300! Weltweit sprießen deutsche Vollkornbäckereien aus dem Boden, selbst auf Neuseeland. Ich finde, es ist ein gutes Gefühl, in dieser Tradition zu stehen. Überall können wir uns beliebt machen, wenn wir selbst gebackenes Brot als Gastgeschenk mitbringen. Mit Chia ist es noch gesünder und schmackhafter.

Kornbrötchen

Für den Vorteig:
160 g Weizenmehl (Type 550) · 2 g Hefe · 160 ml Wasser

Für das Quellstück:
50 g Sonnenblumenkerne · 40 g Sesam · 40 g Haferflocken · 1 EL Chiasamen · 15 g Salz · 200 ml Wasser

Für den Hauptteig:
250 g Weizenmehl (Type 550) · 250 g Weizenmehl (Type 1050) · 100 g Chia, gemahlen · 250 ml Wasser · 10 g Hefe

Die Zutaten des Vorteigs miteinander verrühren, mit Frischhaltefolie bedecken und ca. 12 Stunden bei Raumtemperatur gehen lassen.

Die Samen und Flocken des Quellstücks in einer Pfanne ohne Öl anrösten, in eine Schüssel zu dem Salz geben und das Wasser hinzugießen. Auch diese Schüssel mit Folie bedecken und etwa 12 Stunden stehen lassen.

Die übrigen Zutaten vermischen, die beiden anderen Teige hinzugeben und zu einem glatten Teig verkneten. 2 Stunden abgedeckt gehen lassen und jeweils nach 40 und 80 Minuten den Teig falten (mit angefeuchteten Händen den Teig „zusammenlegen").

Die Arbeitsfläche gut bemehlen und den Teig vorsichtig, ohne zu kneten, darauf ausbreiten, sodass eine rechteckige Fläche entsteht. Mit einem dünnen flachen Gegenstand (ideal: eine Teigkarte) den Teig in 12 – 15 gleichgroße Stücke teilen und auf ein Backblech legen. Mit einem Küchentuch bedeckt wieder 1,5 – 2 Stunden gehen lassen.

Die Brötchen in einen vorgeheizten Ofen (200 °C) gut geschwadet* 10 Minuten backen. Danach die Temperatur auf 180 °C senken und noch 10 Minuten fertig backen.

* Unter Schwaden versteht man die Erzeugung von Wasserdampf um die Luftfeuchtigkeit im Backofen zu erhöhen. Falls Ihr Backofen über keine automatische Schwadenerzeugung verfügt, stellen Sie einfach eine Tasse mit heißem Wasser auf den Boden des Backofens oder Sie sprühen einige Male Wasser in den Backraum. (Achtung: Herstellerhinweise des Ofens beachten!)

Kartoffel-Chia-Brot[*]

500 g Mehl · 100 g Kartoffelpüreepulver · 50 g Sonnenblumenkerne, oder Sojagranulat · 4 EL Chiasamen · ½ EL Salz · 1 Pkt. Trockenhefe · 360 ml Wasser, lauwarm · Chiasamen, zum Bestreuen · Olivenöl, zum Bestreichen

Aus allen Zutaten einen mittelfesten Teig herstellen und ca. 1 Stunde an einem warmen Ort zugedeckt gehen lassen.

Den Teig zu einem Brot formen und auf ein Backblech legen. Mit Olivenöl einstreichen und anschließend mit Chiasamen bestreuen. Nochmal ca. 30 Minuten ruhen lassen und dann im vorgeheizten Backofen bei 180 °C ca. 35 Minuten backen.

Dieses Brot kann man auch in einer Kastenform oder, noch besser, in einem Römertopf backen, so erhält man eine perfekte Form!

* Mit freundlicher Genehmigung aus dem Rezeptbuch von Sachia (www.sachia.de).

Flottes Brot

450 ml Wasser, warm · 40 g Hefe · 400 g Mehl · 100 g Chia, gemahlen ·
50 g Sonnenblumenkerne · 50 g Sesamsamen · 50 g Chiasamen · 1 TL
Salz · 2 EL Obstessig

Die Hefe im Wasser auflösen. Das gesamte Mehl mit den Samen,
Körnern und dem Salz vermischen. Das Hefewasser und den Essig jeweils nach und nach zum Mehl geben. Alles zu einem ge-
schmeidigen Teig verkneten. Den Teig in eine gefettete Kastenform füllen und mit einem Messer den Teig der Länge nach einmal
einritzen. Die Form in den noch kalten Ofen schieben, den Ofen
auf 200 °C erhitzen und dann das Brot etwa 60 Minuten backen.
Nach dieser Zeit die Messerprobe machen. Wenn der Teig beim
Einstechen am Messer kleben bleibt, muss das Brot noch backen,
wenn das Messer ohne Rückstande bleibt, den Ofen ausschalten,
das Brot aus dem Kasten nehmen und abkühlen lassen.

Chia-Pfannenbrot

4 TL gemahlene Chiasamen · 4 TL Vollkorn-Dinkelmehl · 1 Pkt.
Weinsteinbackpulver · 1 Ei · ½ kleine Zwiebel oder eine halbe geras-
pelte Karotte · 1 EL Kokos- oder Palmöl

Gemahlene Chiasamen mit Backpulver und Mehl vermengen.
Das Ei mit der klein geschnittenen Zwiebel oder Möhre (oder
Gemüse Ihrer Wahl wie etwa Zucchini o.a.) verrühren. Die Ei-
mischung mit den trockenen Zutaten vermischen. Auf ein be-
mehltes Brett geben, durchkneten und ziemlich dünn ausrollen.
In zwei Teile teilen und zwei Brötchen formen. In einer Pfanne
das Öl erhitzen. Die Brötchen in die Pfanne geben und auf jeder
Seite bei geschlossenem Deckel ein paar Minuten backen. Wenn
die Brötchen abgekühlt sind, können sie halbiert und mit einem
beliebigen Belag versehen werden. Die Brötchenhälfte, können
auch mit Tomatenscheiben und einer Scheibe Käse gegrillt oder
getoastet werden, bis der Käse anfängt zu schmelzen. Gut schmecken auf diesem Chiabrot auch Rührei oder hart gekochtes Ei in
Scheiben, mit Schnittlauch bestreut.

Chiabrot

500 ml Mineralwasser, mit Kohlensäure · 300 g Buchweizen, gemahlen · 100 g Reismehl, Vollkorn · 80 g Maismehl · 1 TL Zucker · 1 TL Salz · 50 g Chia, gemahlen · 2 EL Kokos- oder Palmfett · 1 Messerspitze Muskat, gerieben · 2 EL Käse, gerieben (wahlweise) · 1 Pkt. Trockenhefe

Alle trockenen Zutaten vermischen, danach die übrigen Zutaten dazugeben. Eine Kastenform mit Backpapier auslegen, den Teig hineingießen, glatt streichen und bei Raumtemperatur ca. 2 Stunden gehen lassen. Die Form in den kalten Backofen stellen, auf 150 °C erhitzen und bei Umluft 70 Minuten backen. Mit einem dünnen Stäbchen oder Messer die Garprobe (s. Rezept „Flottes Brot") machen. Das Brot abkühlen lassen und aus der Form nehmen, fertig.

Kürbiskernbrot

½ Hefewürfel · 1 TL Honig · 50 g Sonnenblumenkerne · 2 EL Chiasamen · 50 g Kürbiskerne · 25 g Leinsamen · ½ EL Salz · 400 g Dinkelmehl · 100 g Chia, gemahlen · 2 EL Obstessig · 450 ml Wasser · Fett zum Einfetten (Kokos- oder Palmfett)

Hefe und Honig gut vermischen. Hefemischung, Mehl, Salz, Körner und Samen in eine Schüssel geben und alle anderen Zutaten nach und nach dazugeben. Den Teig kräftig mit einem Rührgerät kneten. Das Ergebnis sollte relativ weich und nicht zu zäh sein. Den Teig in eine gefettete Kastenform geben und in den kalten Ofen stellen. Den Ofen auf 180 °C erhitzen und das Brot etwa 1 Stunde backen lassen. Nach 10 Minuten, das Brot der Länge nach anschneiden und leicht mit Wasser benetzen.

Kekse

Selbst backen macht Spaß, allein, mit Kindern oder mit seinem Partner. Zum Kaffeetrinken einladen können mit Selbstgebackenem, es gibt kaum Schöneres. Viele backen Kekse nur zur Advents- und Weihnachtszeit, was ich schade finde. Wer es besonders gesund und vitalstoffreich möchte: es gibt auch Rohkostkekse. Die kann man im Backofen bei niedrigster Stufe herstellen oder in einem Dörrex-Trockengerät mit Temperatureinstellung. Mit Chia kann man Fett oder Mehl sparen und sein Backwerk mit wertvollen Fettsäuren anreichern. Wenn man sich schon viel Mühe macht, sollte Gebackenes nicht nur gut aussehen und schmecken, finde ich, sondern auch gesundheitliche Vorzüge haben. Viele Kekse sind schnell und einfach hergestellt; viele mögen an Keksen das Krosse. Sie halten sich lange in einer Blechdose – theoretisch.

Chiakekse roh

500 g Haferflocken · 2 EL Chiasamen · 300 g Mehl · 200 g Chia, gemahlen · 2 EL Hanföl · 1 TL Salz · 2 TL Zucker oder ½ TL GrooVia® (Steviaextrakt von Medherbs) · 1 TL Weinsteinbackpulver

Haferflocken und Chiasamen über Nacht in kaltem Wasser einweichen.

Die Masse in einem Sieb gut abtropfen lassen und in eine Schüssel geben. Die übrigen Zutaten hinzugeben und zu einem Teig vermischen. Den Teig sehr dünn ausrollen und in die gewünschte Form schneiden, bzw. ausstechen. Die Kekse auf ein mit Backpapier ausgelegtes Backblech legen und bei 40 °C und Umluft ca. 6 Stunden trocknen lassen. Dazu einen Kochlöffel in die Backofentür stecken, damit die Feuchtigkeit entweichen kann. Idealerweise die Kekse stattdessen in einem Dörrgerät trocknen lassen.

Nussplätzchen

1 EL Chiasamen · 250 g Nüsse (oder Mandeln), gemahlen · ½ Pkt. Weinsteinbackpulver · 1 Prise Salz · 110 g Kokosfett, geschmolzen · 4 EL Agavendicksaft · 100 g Schokolade, gehackt · 1 Messerspitze Vanille

Den Ofen auf 180 °C vorheizen und zwei Bleche mit Backpapier auslegen.

Die gemahlenen Nüsse, die Chiasamen, das Backpulver und das Salz in einer Schüssel vermengen. Das flüssige Kokosfett einrühren. Dann den Agavendicksaft, die Schokolade und die Vanille hinzufügen. Mit einem Löffel kleine Häufchen formen und auf den Blechen mit ein paar Zentimetern Abstand platzieren. Im Ofen 13 – 16 Minuten goldbraun backen. Herausnehmen und abkühlen lassen.

Moringa-Chia-Gesundheitskekse

250 g Vollkornmehl · 250 g Chia, gemahlen · 500 g zarte Haferflocken · 1 – 2 TL Moringapulver · 4 EL eingeweichte Rosinen mit Einweichwasser · eine Prise Meersalz · 3 EL Flüssighonig · wer es schokoladig mag: optional 2 EL Guajava Cacao (von Amanprana, Reformhaus) · 3 EL Kokosöl zum Braten

Diese Kekse werden in der Pfanne goldbraun ausgebacken. Gesundheitlicher Vorteil: im Innern haben sie noch Rohkostqualität.

Alles bis auf das Kokosöl mit dem Handrührgerät oder Schneebesen zu einem Teig verarbeiten, der nicht an den Händen klebt. Evtl. noch etwas Wasser hinzufügen. Mit den Händen kleine flache „Frikadellen" formen. Fett in einer großen Pfanne heiß werden lassen und die Kekse bei mittlerer Temperatur von beiden Seiten goldbraun ausbacken. Heiß oder kühl sind sie lecker.

Diese Kekse lassen sich auch als Rohkost zubereiten. Statt Backen in der Pfanne ein Trockengerät (z. B. Dörrex) mit Backpapier auslegen und die Kekse bei maximal 40 °C trocknen. Wer kein Trockengerät hat, kann den Backofen nehmen. Niedrigste Temperatur einstellen und einen Holzlöffel in die Tür klemmen, damit die Feuchtigkeit entweichen kann.

Haferflockenkekse

2 reife Bananen, zerdrückt · 80 g Haferflocken · 20 g Datteln, gehackt · 1 EL Mandelmus · 2 EL Chiasamen · 50 ml Milch · Zimt nach Wunsch

Den Ofen auf 180 °C vorheizen und die Chiasamen mit der Milch in einer Schüssel etwa 10 Minuten andicken lassen. Das entstandene Gel mit den anderen Zutaten gut verrühren, so dass eine homogene Masse entsteht. Mit einem Esslöffel Teighäufchen auf ein mit Backpapier ausgelegtes Backblech setzen. Es sollten etwa zwölf Kekse werden. Das Blech in den Ofen schieben und 15 – 20 Minuten backen, bis der Rand der Kekse gebräunt ist. Herausnehmen und abkühlen lassen.

Chia-Hafer-Kekse

Der Teig reicht für etwa 16 Kekse. Ich benutze Quinoamehl, aber alle anderen Mehle wie Dinkelmehl, Kartoffelmehl, Weizenmehl, Hafermehl gehen auch.

8 TL Chiasamen, gemahlen · 4 TL Mehl · 2 TL Haferflocken (wenn möglich, frisch mit der Flockenmühle gequetscht) · 2 TL Zimtpulver · 2 TL zerkleinerte Trockenfrüchte wie Datteln oder Feigen · 4 TL Honig · 2 Eier

Chiasamen mahlen. Zimt, Mehl und Haferflocken dazu geben. Zutaten vorsichtig in einer Pfanne hellbraun rösten. Abkühlen lassen. Die Trockenfrüchte dazu geben. Eier und Honig vermischen und in die trockenen Zutaten einrühren – mit etwas Wasser, falls nötig. Mit einem Löffel ca. 16 Häufchen auf ein mit Backpapier ausgelegtes Backblech setzen und flach drücken. Bei mittlerer Hitze (ca. 150 °C) ungefähr 15 Minuten backen, bis die Kekse braun sind.

Jeder Keks hat ca. 50 Kalorien. 4 Kekse (ca. 200 Kalorien) können eine Mahlzeit ersetzen oder zwei Kekse (ca. 100 Kalorien) können als kalorienarme Zwischenmahlzeit gegessen werden.

Schoko-Kokos-Kekse

70 g Haferflocken · 2 reife Bananen, zerstampft · 30 g Zartbitter-schokolade, gehackt · 2 EL Rosinen · 3 EL Chiagel · 20 g Kokosraspeln

Den Backofen vorheizen. Alle Zutaten in einer Schüssel vermischen und in kleinen Häufchen auf ein mit Backpapier ausgelegtes Backblech setzen. Die Kekse etwa 18 Minuten backen, bis sich der Rand leicht bräunt. Aus dem Ofen nehmen und abkühlen lassen.

Prinzessinnenpralinen[*]

1 Tasse Kokosflocken · 5 Datteln · 2 EL Chiagel · 1 EL weiches Kokos-öl · 2 EL weiche Kakaobutter · 1 TL Vanillepulver · ½ TL Sonnenblumenlecithin · 1 Prise Salz · Mohn zum Wälzen

Alle Zutaten mixen und im Kühlschrank eine Stunde fest werden lassen. Dann kleine Pralinen formen und in Mohn wälzen. Lecker ist es auch, die Pralinen in gekeimten und getrockneten schwarzen Sesamsamen zu wälzen.

Für die leckere Kalziumzufuhr zwischendurch. Gibt es auch im Internet zu kaufen.

Im Kühlschrank halten diese Pralinen ca. 1 Woche.

[*] Rezept von Heike Hädicke mit freundlicher Genehmigung.

Omega-3-Leinsamen-Cracker[*]

1 Tasse schwarze Chiasamen · 2 Tassen gelbe Leinsamen · 2 Tassen braune Leinsamen · 3 Tassen Hanfsamen · 15 Tassen Wasser · 2½ TL Himalayasalz

Alle Samen gut abspülen und dann in einer großen Schüssel in Wasser einweichen. Nach etwa einer Stunde noch einmal umrühren. Versuchen Sie nicht, die Samen nach dem Einweichen noch einmal abzuspülen, sonst waschen Sie die gallertartigen Bestandteile weg. Nach 4 – 8 Stunden Einweichen gießen Sie das Wasser ab und lassen die Samen in einem Sieb abtropfen. Dann geben das Himalayasalz dazu und vermengen alles gut von Hand. Verteilen Sie 2½ Tassen der Teigmasse in einem Trocknungsgerät (z. B.

Dörrex), dessen Siebe mit Backpapier ausgelegt sind. Unterteilen Sie den Teig mit Hilfe eines Pizzarollers oder eines Pfannenhebers in 25 – 36 Cracker pro Platte.

2 Stunden bei 60 °C trocknen. Dann die Temperatur auf 40 °C senken und die Cracker weitertrocknen, bis sie richtig knusprig sind (insgesamt etwa 25 – 36 Stunden).

Nach dem Abkühlen in einem luftdicht verschließbaren Glasbehälter aufbewahren. Ungekühlt 3 Monate, im Kühlschrank oder in der Gefriertruhe 6 Monate haltbar.

* Mit freundlicher Genehmigung des Omega-Verlags aus Victoria Boutenko, „Rohkost & mehr".

Moringakekse

500 g Vollkornmehl · 3 TL Moringablattpulver · 1 Prise Meersalz · 3 EL Olivenöl · 3 EL Flüssighonig oder 1 EL GrooVia® (Steviaextrakt von Medherbs) · 2 EL Chiasamen · Kokosöl zum Braten · etwas Wasser

Alle Zutaten gut vermischen, per Hand oder mit einem Rührgerät, bis der Teig geschmeidig ist. Mit bemehlten Händen etwa 5 cm große runde Kekse formen und platt drücken. Kokosöl in einer Pfanne erhitzen und die Kekse darin goldbraun ausbacken. In der Mitte haben diese Kekse noch Rohkostqualität, daher den Teig nicht im Backofen backen.

Die Kekse halten sich abgekühlt in einer Blechdose einige Wochen, werden aber meist nicht so alt, weil sie einfach zu gut schmecken. Die Kekse sind der „Hit" in meinen Reikigruppen und -seminaren. Es gibt auch fertige Chiakekse mit Moringa (www. Moringagarden.eu im Versand oder im Moringaladen Hamburg).

Chiatrüffel*

20 g Chiasamen, gemahlen · 25 g Kokosflocken, gemahlen · 40 g Kakaopulver · einige Tropfen Orangenöl · ¼ TL Moringapulver · ¼ TL Vanillepulver · 1 EL weiches Kokosöl · etwas Salz

Alles zusammenmixen, kleine Kugeln formen und diese fest werden lassen.

* Mit freundlicher Genehmigung von Heike Hädicke.

Getränke

Mit Chiagel kann man fast aus allen Säften neue Getränke kreieren. Chiagel können Sie in alles Flüssige einrühren: in Fruchtsäfte, Kräutertees, Sportlergetränke, Smoothies, Schwarztee, Kakao. Die einzige Ausnahme sind kohlensäurehaltige Getränke die zuviel Schaumbildung bewirken. Lecker sind Kräutertees, die mit einem Teelöffel gefrorenem Fruchtsaftkonzentrat und Chiagel angereichert werden. Auch Kinder lieben diese aromatisierten Tees. Im Sommer schmecken sie sehr gut gekühlt.

Wer Tee gern süß trinkt, hat die Auswahl zwischen Stevia (ich liebe das nebengeschmacksfreie Produkt GrooVia® von Medherbs) oder Xylit, aus der Rinde von Buchen oder aus Mais gewonnen. Künstliche Süßstoffe wie Aspartam oder Saccharin sind für mich keine Alternative. Viele reagieren darauf empfindlich oder bekommen sogar eine Allergie. Natürliche Alternativen wären Honig oder Agavendicksaft. Solche Getränke bieten eine Möglichkeit, Kinder von Softdrinks weg zu bekommen, die viel Zucker enthalten und Phosphorsäure, die die Knochen entkalkt.

Man kann Tee jedes Mal frisch zubereiten oder im Voraus und in den Kühlschrank stellen. Dann hat man ihn immer griffbereit. Es gibt Konzentrate, die mit Wasser aufgefüllt werden müssen, um ein Getränk zu haben. Auch hier ist Chia eine wunderbare Möglichkeit, als Mehl, Samen oder Gel, ein Getränk aufzuwerten und in einer Wasserflasche bei sich zu haben, auf Reisen und bei Sport und Spiel. Bei Wasserflaschen sollte das Mundstück groß genug sein, sonst verstopft es durch das Chiagel.

Moringatee mit Chia

Für diese Zubereitung können natürlich auch andere Teesorten verwendet werden. Ich mag gern Moringatee aus den Blättern des Moringabaums, weil er viele Mineralstoffe und Catechine mit antioxidativer Wirkung enthält. Damit die Catechine vollständig ins Teewasser übergehen, muss der Tee mindestens zehn Minuten ziehen. Die Blätter können auch ein zweites Mal verwendet werden. Ich finde, dieser Tee hat eine leicht stimmungsaufhellende Wirkung.

1 EL Moringablättertee · 2 EL Chia, gemahlen

Tee mit einem Teestrumpf aus Stoff zubereiten. Nachdem der Tee gezogen hat, das Chiamehl dazu geben. Man kann auch Chiasamen nehmen, die finde ich aber in Getränken etwas groß. Man „kaut" dann den Tee. Ernährungswissenschaftler sagen, es sei gut, Flüssiges zu kauen und Festes zu verflüssigen. Probieren Sie das einfach aus!

Chia Fresca

250 ml Wasser · 2 EL Zitronen- oder Limettensaft · 2 TL Honig oder GrooVia® (Steviaextrakt von Medherbs) · 1 EL Chiagel

Alle Zutaten in einem Glas gut verrühren und genießen! Eiswürfel, Zitronenscheiben, oder Minze als Dekoration eignen sich besonders gut.

Dies ist ein altes mexikanisches Rezept, das schon die Azteken gekannt haben sollen.

Milchshake

250 g Beeren · 500 ml Milch · ½ Zitrone, Saft · 1 TL Chiaöl

Milch in den Mixer geben und mit den übrigen Zutaten durchmixen. Als Süßungsmittel eignen sich Honig und GrooVia®-Pulver (Steviaextrakt von Medherbs) ideal!

Omega-3-Samenmilch

4 Tassen Wasser · ¼ TL Meersalz · 1 Tasse Leinsamen oder Hanfsamen (4 Stunden zuvor einweichen) · 1 EL Chia · nach Geschmack mit GrooVia® (Steviaextrakt von Medherbs) süßen

Die Samen nach dem Einweichen auf ein Sieb geben und abtropfen lassen. Dann die eingeweichten Samen mit dem Wasser in den Mixer geben und pürieren, bis eine homogene Masse entstanden ist. Durch einen Nussmilchbeutel (z.B. aus dem Naturkostladen oder bei Internetversendern erhältlich) filtern. Mit Salz und GrooVia® abschmecken.

Smoothies

Smoothies sind der Hit unter Ernährungsbewussten und Menschen, die abnehmen möchten. Wie mehrfach in meinem Buch erwähnt, haben sich viele Vitalstoffe in unseren Lebensmitteln verflüchtigt. Smoothies sind eine gute Möglichkeit, sich konzentriert Nährstoffe zuzuführen ohne langen Kauprozess. Viktoria Boutenko landete mit ihrem Buch „Grüne Smoothies" einen weltweiten Bestseller. Die Idee: Wir essen zu wenig Grünes, im Gegensatz zu unseren engsten Verwandten, den Menschenaffen. Die sitzen allerdings auch stundenlang in den Bäumen, um das schwer verdauliche Grünfutter zu verarbeiten, wofür wir keine Zeit haben. Grüne Smoothies sind die Lösung. Man nimmt einfach zu gleichen Teilen Obst und grünes Gemüse wie Wildkräuter, Spinat, grünen Salat oder Grünkohl, und füllt mit Wasser auf. Dazu gibt man auf Wunsch Avocadofleisch und natürlich Chia.

Wer einen Powermixer wie Vitamix oder Thermomix hat, kann sogar die Avocadokerne, welche wertvolle Fettsäuren enthalten, mit verflüssigen. Einmal homogenisiert, wird der Smoothie in eine Thermosflasche gefüllt, um ihn frisch zu halten. Diese Flüssignahrung dient im Laufe des Tages als eigene Mahlzeit oder als Snack für zwischendurch. Grüne Smoothies sättigen, ohne den Körper mit zu viel Verdauungsarbeit zu belasten. Sie enthalten durch den Chlorophyllgehalt, welcher durch die Photosynthese entsteht, gespeichertes Sonnenlicht und geben dieses Licht an uns weiter als Information, damit auch wir „Lichtspender" werden. Ich gehe soweit und sage, dass grüne Lebensmittel den Zugang zu unserem Herzen oder zum inneren Meister in uns aktivieren und damit zur Quelle der Energie werden, die uns vor allem erhält. Grüne Lebensmittel, konzentriert in Moringa, Gerstengrassaft oder Afa-Algen oder auch in grünen Smoothies, fördern nach meiner Erfahrung nicht nur unsere Gesundheit, sondern auch unsere geistige Entwicklung.

Man kann sich abends einen Smoothie zubereiten, die Thermoskanne in den Kühlschrank stellen und am nächsten Morgen ins Büro mitnehmen. Lecker schmecken im Sommer gefrorene Erdbeeren im Smoothie. Wer bittere Wildkräuter nimmt, die besonders vitalstoffreich sind, sollte zur Geschmacksaufwertung eingeweichte Rosinen dazu geben. Für den Winter friere ich sogar Wildkräuter ein. Preiswert und lecker sind junge Lindenblätter im grünen Smoothie, die während der Vegetationsperiode immer wieder neu am Stamm sprießen.

Im Winter sind Smoothies nicht so beliebt wie im Sommer. Mein Trick, wenn ich Tiefgekühltes wie Spinat oder Erdbeeren verwende: Vor dem Mixen einen Schuss heißes Wasser in die Smoothiemischung geben, damit diese Körpertemperatur bekommt.

Es ist eine gute Idee für Smoothies, die Chiasamen für 10 Minuten oder länger im Saft oder Wasser einzuweichen, damit sie weicher werden. Dabei sollte man sie mehrere Male umrühren, damit die Samen nicht aneinander kleben und verklumpen, und damit sie aufquellen, was den Smoothie weicher macht. Man kann die Smoothies mit etwas Honig oder GrooVia® (Steviaextrakt von Medherbs) süßen. Chiasmoothies sollte man zügig trinken, weil sie immer dickflüssiger werden, je länger man sie stehen lässt.

Wassermelonensmoothie

200 g Wassermelone · 120 g Joghurt · ½ Limone, Saft und Schale · 2 TL Chiagel

Alles in einen Mixer geben, pürieren und fertig!

Piña-Colada-Chia-Smoothie

½ Banane · ½ Orange, geschält und in Stücke geschnitten · 125 ml frische Ananas, in Stücke geschnitten · 125 ml Kokosmilch · 125 ml Wasser · 1 TL Chiasamen · 2 TL Honig oder 1 TL GrooVia® (Steviaextrakt von Medherbs)

Chiasamen in der Mischung aus Wasser und Kokosmilch mindestens 10 Minuten einweichen, dabei gelegentlich umrühren, um das Zusammenklumpen der Samen zu verhindern. Dann zusammen mit den restlichen Zutaten im Mixer homogenisieren. Zwar hat dieser Smoothie wegen der Kokosmilch vergleichsweise viele Kalorien (450 ohne, 490 mit Honig), er wird Sie aber für eine lange Zeit satt und zufrieden machen.

Grüner Saftmix

¼ Bund Petersilie · 2 Tassen Spinat · 2 Äpfel, geschält und gewürfelt · 1 Gurke, grob gewürfelt · 4 Stangen Sellerie, gehackt · ¼ Zitrone, geschält · 1 TL Chiasamen

Das Obst und das Gemüse mit Hilfe eines Entsafters zu Saft verarbeiten. Chiasamen hinzufügen und frisch genießen.

Cremiger Orangen-Mango-Smoothie

(380 Kalorien ohne Honig, 410 Kalorien mit Honig)

400 ml Orangensaft (ohne Zucker) · ½ Mango · ½ Banane · 1 TL Naturjoghurt · 1 TL Chiasamen · 1 – 2 TL Honig (optional) oder Groo-Via® (Steviaextrakt von Medherbs)

Chiasamen in Orangensaft mindestens 10 Minuten einweichen und dabei öfter umrühren. Mango schälen und vom Kern lösen. Alle Zutaten im Mixer homogenisieren, bis der Smoothie cremig ist.

Chia-Energieshake

350 ml Orangensaft, frisch gepresst · 2 TL Chiasamen · 1 Banane, geschält, in Stücken · 1 Blatt Nori-Algen, in Stücken (Bioladen) · 1 Kiwi, geschält · 2 Datteln, in kleine Stücke geschnitten · Eiswürfel

Alle Zutaten in einem Hochleistungsmixer verflüssigen und auf zwei Gläser verteilen. Im Winter kann man statt Eis Wasser nehmen.

Wildkräutersmoothie

2 Handvoll Wildkräuter wie Brennnesseln, Löwenzahn oder junger Giersch · 2 Bananen, geschält · 1 große Birne · 2 EL über Nacht eingeweichte Rosinen samt Einweichwasser · nach Wunsch ein Stückchen Ingwer · 1 TL Moringablattpulver · 1 Hass-Avocado mit Kern · 2 TL Chiasamen · etwa 1 l Wasser

Alle Zutaten in einem Hochleistungsmixer homogenisieren. Wildkräuter lassen sich gut portionsweise einfrieren. Wer sich mit Wildkräutern nicht so gut auskennt, kann an Kräuterwanderungen, die z. B. die Volkshochschulen anbieten, teilnehmen oder statt Wildkräutern Babyspinat, Feldsalat, Kopfsalat oder Grünkohl nehmen. Spinat und Grünkohl können auch gefroren sein.

Beerensmoothie

400 ml Apfelsaft · 250 ml verschiedene Beeren, frisch oder tiefgekühlt · 1 TL Chiasamen · 2 TL Honig oder 1 TL GrooVia® (Steviaextrakt von Medherbs)

Die Chiasamen im Apfelsaft etwa 10 Minuten einweichen und ab und zu umrühren. Alle Zutaten im Mixer homogenisieren (290 Kalorien ohne Honig, 330 Kalorien mit Honig).

Ananassmoothie*

350 ml Wasser · 350 g frische Ananas in Stücken · 250 ml Apfelsaft · 180 g frischen Babyspinat oder Feldsalat · 180 g frische Pfefferminzblätter · 2 TL rohe Makademianüsse oder Pinienkerne, klein geschnitten (Bioladen) · 2 TL Chiasamen

Alle Zutaten in einem Mixer homogenisieren. Auf Wunsch Eiswürfel hinzufügen.

* Mit freundlicher Genehmigung von Heike Hädicke

Apfel-Bananen-Smoothie

½ Banane · 400 ml Apfelsaft · 1 TL Chiasamen · 1 – 2 TL Honig oder 1 TL GrooVia® nach Wunsch

Chiasamen mindestens 10 Minuten im Apfelsaft einweichen und dabei ab und zu umrühren. Die Banane in den Apfelsaft schneiden und alles im Mixer homogenisieren.

Walnuss-Chia-Milch

1 – 2 EL Walnussmus · 1 EL Chiasamen · 1 Banane · 1 Orange · 1 Apfel · grünes Gemüse wie Kräuter, Salat, Spinat · ½ l Wasser

Alles zusammen im Mixer homogenisieren.

Chia-Maca-Shake*

2 Tassen Hanf- oder Leinsamen (Samen 4 Stunden wässern, dann im Mixer mit 8 Tassen Wasser 30 Sekunden pürieren) · ¼ Tasse eingeweichte Chiasamen · 2 EL Leinsamen, gemahlen · 2–3 EL Macapulver · 1–2 EL Soja-Lecithinpulver · 4 Tropfen Vanillekonzentrat oder 1 Vanilleschote · 1 Maßlöffel probiotisches Pulver oder den Inhalt von 1–2 probiotischen Kapseln · Süßungsmittel nach Wahl: 6 Tropfen flüssiges Stevia (vorzugsweise) oder 2–4 EL Honig oder Ahornsirup · Tasse Eiswürfel, falls gewünscht

Alle Zutaten im Mixer zu einer glatten Masse pürieren. Die Zutatenmenge kann auch verdoppelt oder verdreifacht werden, um genug für die nächsten Tage zu haben.

Variation: Grüner Chiashake

Dazu das Macapulver um die Hälfte reduzieren und durch 1 EL Grünpulver nach eigener Wahl ersetzen. Der Vielfalt halber können Sie gern mit verschiedenen Zutaten experimentieren, z. B. Banane, Kokosnuss, Ahorn, Kaffee, Chai usw.

* Mit freundlicher Genehmigung des Omega-Verlages aus Victoria Boutenkos Buch „Rohkost & mehr".

Grüner Omega-3-Smoothie*

4 Tassen Portulak, Blätter und Stengel · 1 reife Mango, geschält und entkernt · 1 Tasse Erdbeeren · 4 Tassen Wasser ·1 EL Chiasamen

Gut durchmixen und servieren. Ergibt 5 Portionen.

* Mit freundlicher Genehmigung des Omega-Verlages aus Victoria Boutenkos Buch „Rohkost & mehr".

Buchweizen-Chia-Milch*

70 g Buchweizen · 40 g Chiasamen · 3–4 Datteln oder eine Handvoll Rosinen · Wasser

Buchweizen über Nacht einweichen und evtl. noch 1–2 Tage keimen lassen, dabei täglich zweimal durchspülen.

Die anderen Zutaten mit Wasser auf 1 l auffüllen, im Mixer homogenisieren und so genießen. Oder: verfeinern mit Obst, Banane, Moringapulver oder grünem Gemüse wie Kräutern, Wildkräutern, Spinat oder Salat.

Dies ist eine komplette Mahlzeit. Sie macht angenehm satt und nährt unsere Zellen.

* Mit freundlicher Genehmigung von Heike Hädicke

Chia Cha Cha zum Aufladen*

C. J. Hitz schwärmt in seinem Büchlein „Smoothies for Runners" für Chia. Er empfiehlt diesen Smoothie nach dem Langlauf als energetischen Kick. Ich genieße Chia in meinen Smoothies ebenfalls vor dem Laufen, weil diese einen unwahrscheinlichen Energieschub bewirken.

¼ l Kokoswasser · ⅛ l Wasser · 1 reife Banane · 250 g gefrorene Erdbeeren · 125 g gefrorene Blaubeeren · 1 Löffel Vega Sport Proteinmehl (alternativ: Lupinenmehl oder Lecithinpulver) · 1 EL Chia, gemahlen

Alles in einem Mixer homogenisieren.

* Mit freundlicher Genehmigung des Verlages Body and Soul Publishing aus C. J. Hitz' Buch „Smoothies for Runners".

Gersten-Chia-Milch*

70 g Gerste · 40 g Chiasamen · 3 – 4 Datteln oder eine Handvoll Rosinen · Wasser

Die Gerste über Nacht einweichen und evtl. noch 1 – 2 Tage keimen lassen, dabei täglich durchspülen. Eingeweichte Gerste und Chia mit ½ Liter Wasser und 3 – 4 Datteln oder einer Handvoll Rosinen im Mixer homogenisieren. Auf ca. 1 Liter mit Wasser auffüllen und so genießen. Oder: Verfeinern mit Banane oder anderem Obst, Moringa oder grünem Gemüse.

* Mit freundlicher Genehmigung von Heike Hädicke

Grüner Smoothie auf die Schnelle

1 Banane · 1 Birne · 2 EL frische Datteln · 1 EL Lupinenpulver (Bioladen) · 2 EL Gerstengrassaftpulver (z. B. Jade GreenZymes) · ca. ½ l Wasser

Datteln entkernen und alle Zutaten im Mixer pürieren. Schmeckt köstlich und schenkt Energie.

Elainas Smoothie (für nach dem Joggen)*

Victoria Boutenkos Co-Autorin Elaina Love schreibt: Wenn ich eine Stunde oder länger gejoggt bin, muss ich rasch wieder auftanken, um zu einer optimalen Erholung und Langzeitenergie zu gelangen. Hier der Smoothie, den ich nach dem Joggen am liebsten trinke:

1 reife Banane · 1 Tasse Erdbeeren (oder andere Beeren) · 2 gr. Handvoll Spinat, Grünkohl oder Petersilie · 2 gehäufte EL Hanf-Eiweiß-Pulver · 1 Maßlöffel L-Glutamin (Nahrungsergänzungsmittel zur Muskelregeneration) · 2 TL Soja-Lecithinpulver (dient der Gehirnleistung und macht den Smoothie cremiger) · 1 gehäufter EL eingeweichte Chiasamen · 1 EL grünes Vitamineral-Pulver · einige Tropfen flüssiges Stevia oder ¼ TL GrooVia°(Steviaextrakt von Medherbs)

Alle Zutaten in einem Mixer pürieren, in ein großes Glas geben und in der nächsten halben Stunde trinken.

* Mit freundlicher Genehmigung des Omega-Verlages aus Victoria Boutenkos Buch „Rohkost & mehr".

Mandel-Chia-Milch*

1 – 2 EL Mandelmus · 1 EL Chiasamen · ½ l Wasser · Früchte nach Belieben · 1 Banane · eingeweichte Gojibeeren · 1 Apfel · grünes Gemüse wie Spinat, Salat, Grünkohl

Alles zusammen im Mixer homogenisieren.

* Mit freundlicher Genehmigung von Heike Hädicke

Anhang

Literaturverzeichnis

Agin, Brent, „Superfoods for Dummies", Wiley Publishing, Indianapolis, 2009

Allen, Diana, „Chia Seed", Woodland Publishing, Salt Lake City, 2010

Allport, Susan, „The Queen of Fats – why Omega-3s were removed from the western Diet and what we can do to replace them", University of California Press, Los Angeles, 2006

Ayerza, Ricardo a. Coates, Wayne, „Chia: Rediscovering a Forgotten Crop of the Aztecs", University of Arizona Press, Tucson, 2005

Benson, Elizabeth P., „The Maya World", Crowell Company, New York, 1977

Berdan, Frances F., „The Aztecs – Indians of North America", Chelsea House Publishers, New York, 1989

Boutenko, Victoria, „Grüne Smoothies – lecker, gesund & schnell zubereitet", Hans-Nietsch-Verlag, Emmendingen, 2009

Boutenko, Victoria, „Rohkost & mehr – Wie Omega-3 Ihr Wohlbefinden steigert", Omega-Verlag, Aachen, 2013

Budwig, Dr. Johanna, „Öl-Eiweiss-Kost – Das wissenschaftlich fundierte Kochbuch der weltbekannten Krebsforscherin", Sensei-Verlag, Kernen, 9. Aufl. 2010

Budwig, Dr. Johanna, „Flax Oil as a True Aid against Arthritis, Heart Infarction, Cancer and other Diseases", Apple Tree Publishing, Vancouver, 1992

Budwig, Dr. Johanna, „Fette als wahre Hilfe gegen Arteriosklerose, Herzinfarkt und Krebs", Hyperion Verlag, Freiburg i. Br., 2. Aufl. 2001

Budwig, Dr. Johanna, „Krebs – Das Problem und die Lösung", Sensei-Verlag, Kernen, 5. Auflage 2003

Cho, Susan Sungsoo, „Handbook of Dietary Fiber", CRC Press, Boca Raton, 2001

Coates, Wayne, „Chia – The Complete Guide to the Ultimate Superfood", Sterling-Verlag, New York, 2012

Deimel, Claus, „Tarahumara. Indianer im Norden Mexikos", Syndikat-Verlag, Frankfurt, 1980

Deutsche Gesellschaft für Ernährung, „12. Ernährungsbericht 2012", DGE-Medien, Bonn, 2012

Dreyer, Danny, „ChiRunning – die sanfte Revolution der Laufschule", Covadonga-Verlag, Bielefeld, 2010

Eichinger, Uschi u. Hoffmann-Nachum, Kyra, „Der Burn-out Irrtum – ausgebrannt durch Vitalstoffmangel – Burn-out fängt in der Körperzelle an", Systemed-Verlag, Lünen, 2012

Erasmus, Udo, „Fats that Heal – Fats that Kill", Alive Books, Burnaby, 3. Aufl. 1986

Faye, Maggie, „The Chia Seed Weight Loss Diet – The natural and hunger free way to lose weight and feel good", Create Space, North Charleston, 2. Auflage, 2011

Felix, Clara, „All about omega-3 oils", Avery Publishing, New York, 1998

Fritsche, Dipl. oec. troph. Doris, „Gute Fette – schlechte Fette", Gräfe und Unzer-Verlag, München, 2. Auflage 2007

Galli, Claudio u. Simopoulos, Artemis P., „Dietary Omega-3 and Omega-6 Fatty Acids – Biological Effects and Nutritional Essentiality", Plenum Press, New York, 1989

Ganten, Detlev, Pahl, Thilo u. Deichmann, Thomas, „Die Steinzeit steckt uns in den Knochen – Gesundheit als Erbe der Evolution", Piper-Verlag, München, 2011

Gonder, Ulrike, „Das Beste aus der Kokosnuss – natives Bio-Kokosöl und Bio-Kokosmehl", Systemed-Verlag, Lünen, 2013

Grimm, Hans-Ulrich, „Leinöl macht glücklich – das blaue Ernährungswunder", Dr. Watson Books, Bad Cannstadt, 6. Aufl. 2006

Hamann, Brigitte, „Die 50 besten Superfoods – Gesundheit kann man essen", Kopp-Verlag, Rottenburg, 2. Aufl. 2013

Hamm, Prof. Dr. Michael u. Neuberger, Dirk, „Omega-3 aktiv - Gesundheit aus dem Meer", Schlütersche Verlagsanstalt, Hannover, 2. Aufl. 2008

Hitz, C. J., „Smoothies For Runners", Body and Soul Publishing, USA, 2012

Jurek, Scott, „Eat and Run – My Unlikely Journey to Ultramarathon Greatness", HMH Publishing Company, New York, 2012

Koerber, Karl von, Männler, Thomas u. Leitzmann, Claus, „Vollwert-Ernährung: Konzeption einer zeitgemäßen und nachhaltigen Ernährung", Haug, Stuttgart, 11. Aufl. 2012

Koula-Jenik, Heide u. a. (Hrsg.), „Leitfaden Ernährungsmedizin", Urban & Fischer Verlag/Elsevier, München, 2005

Lee, Deborah, „Essential Fatty Acids – The 'Good' Fats", Woodland Publishing, Salt Lake City, 1997

Lo Presti, Vilma, „Pastry making and baking with Chia – Easy and tasty recipes to reduce cholesterol", De los Cuatro Vientos Editorial, Buenos Aires, 2009

McDougall, Christopher, „Born tu run – ein vergessenes Volk und das Geheimnis der besten und glücklichsten Läufer der Welt", Karl Blessing-Verlag, München, 3. Aufl. 2009

Morris, Emily u. Carole, „The Chia Seed Cookbook – My Seeds Chia Test Kitchen – Eat well, feel great, lose weight", Skyhorse Publishing, New York, 2013

Niederer, Marianne, „Ernährung – das Software Prinzip", BoD, Noderstedt, 2012

Oberbeil, Klaus, „Fett macht fit – Welche Fette Sie brauchen, um gesund, schön und leistungsfähig zu sein", Goldmann-Verlag, München, 2010

Ostertag, Walter u. Heiss, Erich, „Lebende Makromoleküle als Lebenselixier. Zum Gesundbleiben und für Heilungssuchende aller Art", Humata Verlag, Bern, 1991

Parrado, Carmen u. Höping, Andree, „Sachia Chia Samen – Außergewöhnlich wertvoll! Seed for life!", Naturkost Übelhör, Leutkirch, 2013

Pohl, Sabine, „Das Ölbuch – Pflanzenöle kompakt erklärt", Selbstverlag, Kempten, 2. Aufl. 2001

Popp, Fritz-Albert, „Die Botschaft der Nahrung – Unsere Lebensmittel in neuer Sicht", Zweitausendeins, Frankfurt, 2011

Röbbelen, G., Downey, R. K. u. Ashri, A., „Oil Crops of the World", Mc Graw-Hill Publishing, New York, 1989

Scheer, James F., „The Magic of Chia – Revival of an ancient Wonder Food", Frog Books, Berkeley, 2001

Schmid, Reiner, „Ölwechsel für Ihren Körper – gesund, vital und schön mit naturbelassenen Ölen", Verlag Ernährung und Gesundheit, München, 18. Aufl. 2013

Schnitzer, Dr. Johann Georg, „Bluthochdruck heilen - Risikofaktor Hypertonie, lebensbedrohend aber heilbar!", Selbstverlag, Friedrichshafen, 2011

Servan-Schreiber, „Die neue Medizin der Emotionen", Goldmann-Verlag, München, 18. Aufl. 2006

Simonsohn, Barbara, „Das authentische Reiki – wirksame Hilfe bei den körperlichen und seelischen Problemen der heutigen Zeit", Goldmann-Verlag, München, 4. Aufl. 2001 und als E-Book

Simonsohn, Barbara, „Die sagenhafte Heilkraft der Ananas – gesund und fit mit der Königin der Früchte", Windpferd-Verlag, Oberstdorf, 4. Aufl. 2012

Simonsohn, Barbara, „Gerstengrassaft – Verjüngungselixier und naturgesunder Power-Drink", Windpferd-Verlag, Oberstdorf, 16. Aufl. 2013

Simonsohn, Barbara, „Heilkraft aus den Tropen – die süße Medizin exotischer Früchte", Integral-Verlag, München, 2008 und als E-Book

Simonsohn, Barbara, „Hyperaktivität – warum Ritalin keine Lösung ist – gesunde Strategien, die wirklich helfen", Goldmann-Verlag, München, als E-Book

Simonsohn, Barbara, „Moringa, der essbare Wunderbaum – verbessere Deine Gesundheit und Deine Lebensqualität", Andreas-Walter-Kraus-Verlag, Teneriffa, 2013 und als E-Book

Simonsohn, Barbara, „Papaya – Heilen mit der Wunderfrucht", Windpferd-Verlag, Oberstdorf, 5. Aufl. 2011

Simonsohn, Barbara, „Reiki – Die sieben Grade – Mit Reiki im Licht der Fülle leben", Hans-Nietsch-Verlag, Emmendingen, 2010

Simonsohn, Barbara, „Reiki – sich selbst und andere behandeln leicht gemacht", Heyne-Verlag, München, 2. Aufl. 2010 und als E-Book

Simonsohn, Barbara, „Reiki für Fortgeschrittene", Goldmann-Verlag, München als E-Book

Simonsohn, Barbara, „Stevia – sündhaft süß und urgesund", Windpferd-Verlag, Oberstdorf, 16. Aufl. 2010

Simopoulos, Artemis P., „Genetic Variation and Nutrition", Karger-Verlag, London/New York, 1990

Simopoulos, Artemis P., „The Omega Diet", Harper Collins Publishing, New York, 1999

Strunz, Ulrich u. Jopp, Andreas, „Fit mit Fett: Gute Fette von Killerfetten unterscheiden. Herzinfarktrisiko senken. Fette für ein fittes Gehirn", Heyne-Verlag, München, 2002

The Chia Company, „Request for Scientific Evaluation of Substantial Equivalence Application for the Approval of Chia seeds from The Chia Company for use in bread", (Antrag bei der EFSA/EU, www.food.gov.uk/multimedia/pdfs/thechiacompany.pdf)

Thompson, Alison, „132 Chia Seed Recipes Cookbook – Great Ideas and Recipes on How to add Chia Seeds to Your Diet", Create Space, North Charleston, 2012

Ulmer, Günter A., „Heilende Öle – Pflanzenöle als Nahrungs- und Heilmittel", Ulmer-Verlag, Tuningen, 1996

Veith, Walter, „Ernährung neu entdecken – der Einfluss der Ernährung auf unsere Gesundheit", Wissenschaftliche Verlagsgesellschaft, Stuttgart, 2. Aufl. 1996

Studien (nach Themen geordnet)

Es gibt mittlerweile zahlreiche wissenschaftliche Studien zu Chiasamen, welche die hohe Qualität ihrer Inhaltsstoffe und ihr erstaunliches Potenzial bei Entzündungen, Diabetes, Übergewicht, Krebs, bei den Cholesterinwerten und anderen Blutfettwerten belegen. Viele der Studien wurden allerdings mit Tieren durchgeführt und es ist nicht sicher, ob alle Ergebnisse dieser Studien auf den Menschen übertragbar sind. Auf der Internetplattform PubMed kann man die aktuellen Studien finden. Die Adresse ist: http://ncbi.nlm.nih.gov/pubmed/ (bei „for" „Chia" eingeben). Allerdings sind die meisten in englischer Sprache verfasst und wissenschaftlich geschrieben. Das Ausdrucken ist häufig gebührenpflichtig. Zahlreich sind die Studien über Omega-3-Fettsäuren und ihre Wirkung z. B. auf die Psyche, etwa bei Depressionen. Chia gehört zu den besten Quellen der Omega-3-Fettsäure Alpha-Linolensäure, aus der der Körper DHA und EPA-Fettsäuren herstellen kann. Um die Übersicht zu erleichtern, habe ich die Studien alphabetisch nach Themen sortiert.

Allgemein/Inhaltsstoffe

Amerman, Don, „Medicinal Healing Properties of Chia Seed", August 2011, www.livestrong.com/article/f13276-medicinal-healing-properties-of-chia-seed/ *(Auswertung von Studien über die cholesterinsenkende Wirkung von Chia, die therapeutische Wirkung beim Reizdarmsyndrom und bei Hautproblemen)*

Ayerza, Ricardo, „Fatty acid composition, protein and oil content of Chia *(Salvia hispanica L.)* grown from five Northwestern locations in

Argentina", *Journal of the American Oil Chemists' Society,* 72: S. 1079–1081 (1995)

Ayerza, Ricardo, „Protein and oil content, peroxide index and fatty acid composition of chia *(Salvia hispanica L.)* grown in six tropical and sub-tropical ecosystems of South America", *Tropical Science,* 44 (3): S. 131–135 (2005)

Ayerza, Ricardo, „The seeds Protein and Oil Content, Fatty Acid Composition, and Growing Cycle Length of a Single Genotype of Chia *(Salvia hispanica L.)* as Affected by Environmental Factors", *Journal of Oleo Science,* 58 (7): S. 347–354 (2009)

Bushway, A. A. et al., „Chia seed as source of oil, polysaccharide and protein", *Journal of Food Science,* 46: S. 1349–1356 (1981)

Gentry, H. S., Mittleman, M. a. McCrohan, P. R., „Introduction of Chia and Gum Tragacanth in the U.S.", in: J. Janick a. J. E. Simon (eds.), „Advances in new crops", Timber Press, Portland, Oregon, USA, 1990, S. 252–256, www.hort.purdue.edu/newcrop/proceedings1990/v1-252.html

Heuer, Bruria, Yaniv, Zohara a. Ravina, Israela, „Effect of late salinization of chia *(Salvia hispanica),* stock *(Matthiola tricuspidata)* and evening primrose *(Oenothera biennis)* on their oil content and quality", *Industrial Crops and Products,* 15: S. 163-167 (2002)

Ixtaina, V. Y, Nolasco, S. M. a. Tomàs, M. C., „Oxidative Stability of Chia *(Salvia hispanica L.)* Seed Oil: Effect of Antioxidants and Storage Conditions", *Journal of the American Oil Chemists' Society,* 89: S. 1077–1090 (2012)

Linus Pauling Institute (Oregon State University). Micronutrient Information Center, http://lpi.oregonstate.edu/infocenter/

Natural Standard. 2009. Monograph: „Chia *(Salvia hispanica)*", www.naturalstandard.com

Norlaily, Mohd Ali a. o., „The Promising Future of Chia, *Salvia hispanica L.*", *J. Biomed Biotechnol.* 21. November 2012, www.ncbi.nlm.nih.gov/pmc/aricles/PMC3518271/ *(guter Überblick über die Phytochemikalien in Chia, die Gesundheitsvorzüge in Tierstudien und Humanstudien sowie das Marktpotenzial)*

Palmer, E., „Chia", *Zoe,* 2 (1): S. 140–42 (1891)

Ulbricht, C. et al., „Chia: a systematic review by the natural standard research collaboration", *Reviews on Recent Clinical Trials,* 4 (3): S. 168–74 (Sept. 2009) *(Auswertung von zehn Datenbanken, 20 zusätzlichen Fachzeitschriften und Bibliographien von 50 weiteren Quellen ergaben, dass Chia günstig wirkt bei Allergien, zur Steigerung der Leistungskraft bei Sportlern, vorbeugend bei Krebs, Herz-Kreislauf-Erkrankungen, hormonellen Störungen, zu hohen Blutfettwerten, Bluthochdruck, Schlaganfall. Außerdem sind antioxidative und antivirale Wirkungen dokumentiert und die Verhinderung des Zusammenklumpens von Blutplättchen, Risikofaktor für Embolien und Thrombosen.)*

Ulbricht C. et al., „Chia (*Salvia hispanica*): a systematic review by the natural standard research collaboration", *Ev. Recent Clin Trails*, 4 (3): S. 168–74 (Sept. 2009)

United States Department of Agriculture National Resources Conservation Service, PLANTS database, „Chia (*Salvia columbariae Benth*)", http://plantsusda.gov/java/profile?symbol=SACO6

Botanik

Cahill, J. P., „Ethnobotany of chia, *Salvia hispanica L. (Lamiacea)*", *Economic Botany*, 57 (4): S. 604–618 (2003)

Ting, I. P. et al., „Chia: A potential oil crop for arid zones", Preeceedings 1st International Conference on New Industrial Crops and Products, S. 197–202 (1990)

Depressionen/Psyche

Freeman, Marlene P. et al., „Omega-3 Fatty Acids: Evidence Basis for Treatment and Future Research in Psychiatry", *Journal of Clinical Psychiatry*, 67: S. 1954–1967 (2006) *(Literaturauswertung: wird eine prophylaktische Wirkung bei Depressionen, Demenz, Borderline Syndrom, Schizophrenie und ADS/ADHS festgestellt).*

Lin, Pao-Yen a. Su, Kuan-Pin, „A Meta-Analytic Review of Double-Blind, Placebo-Controlled Trials of Antidepressant Efficacy of Omega-3 Fatty Acids", *Journal of Clinical Psychiatry*, 68: 7, S. 1056–1061 (Juli 2007)

Logan, C. Alan, „Neurobehavioral Aspects of Omega-3 Fatty Acids: Possible Mechanisms and Therapeutic Value in Major Depression", *Alternative Medicine Review*, 8 (4), (2003)

Ross, Brian M., Seguin, Jennifer a. Sieswerde, Lee E., „Omega-3 fatty acids as treatments for mental illness: which disorder and which fatty acid?", *Lipids in Health and Disease*, 6: 21 (2007)

Diabetes

Mc Intosh, M. a. Miller, C., „A diet containing food rich soluble and insoluble fiber improves glycemic control and reduces hyperlipidemia among patients with type 2 diabetes mellitus", *Nutrition Reviews*, 59 (2): S. 52–55 (2001)

Guevara-Cruz M. et al., „A dietary pattern including nopal, chia seed, soy protein, and oat reduces serum triglycerides and glucose intolerance in patients with metabolic syndrome", *Journal of Nutrition*, 142 (1): S. 64–69 (2012), www.naturalstandard.com/news201201031.asp *(Alle Patienten, welche ein Getränk mit den erwähnten Zutaten tranken, hatten nach zwei Monaten Gewicht abgenommen und ihre Blutzuckerwerte waren gesunken.)*

Vuksan, Vladimir et al., „Reduction in postprandial glucose excursion and prolongation of satiety: possible explanation of the long-term effects of whole grain Salba (*Salvia Hispanica L.*)", *European Journal of Clinical Nutrition*, 64 (4): S. 436–438 (April 2010), www.naturalstandard.com/news/news201202015.asp *(Die Studie wurde mit Diabetikern durchgeführt. Bei der Gruppe, die mit Chia – Produkt Salba – angereichertes Brot bekam, sanken die Blutzuckerwerte signifikant und sie waren viel länger satt als die Vergleichsgruppe.)*

Vuksan, Vladimir et al., „Supplementation of conventional therapy with the novel grain Salba *(Salvia hispanica L.)* improves major and emerging cardiovascular risk factors in type 2 diabetes: results of a randomized controlled trial", *Diabetes Care*, 30 (11): S. 2804–2810 (Nov. 2007), Epub 8. August 2007 *(Die Gruppe von Diabetikern, die ein Getränk mit drei Teelöffeln Chiasamen über zwölf Wochen trank, hatte durchschnittlich einen 6,3 Punkte niedrigeren Blutdruck. Prof. Vuksan: „Das ist eine bessere Wirkung als die meisten Medikamente erzielen." Der CRP-Wert, der Aussagen zulässt über das Risiko für Entzündungen und Herzkrankheiten, sank um 30 %. Das Risiko der Zusammenballung von Blutplättchen sank um 20 %. Die Konzentration von Alpha-Linolensäure und EPA-Säure war in der Chiagruppe doppelt so hoch.)*

Siehe auch: Chicco unter „Gewichtsmanagement und Vuksan unter „Herz"

Entzündungen, Immunsystem, Antioxidanzien

Alonso-Caderón A. et al., „Characterization of Black Chia Seed *(Salvia hispanica L.)* and Oil and Quantification of Beta-Sitosterol", *International Research Journal of Biological Sciences*, Vol. 2 (1): S. 70–72 (Jan. 2013)

Fernandez I. et al., „Impact of chia *(Salvia hispanica L.)* on the immune system: preliminary study", *Proceedings of the Nutrition Society*, 67: article E12 (2008)

Howarth, N. C., Saltzman, E. a. Roberts, S. B., „Dietary fiber and weight regulation", *Nutrition Reviews*, 59 (5): S. 129–139 (2001)

Simopoulos, Artemis P., „Omega-3 fatty acids in inflammation and auto-immune diseases", *Journal of the American College of Nutrition*, 21 (6): S. 495–505 (2002), www.ncbi.nlm.nih.gov/pubmed/12480795

Taga, M. Silvia, Miller, E. E. a. Pratt, D. E., „Chia Seeds as a Source of Natural Lipid Antioxidants", *Journal of the American Oil Chemists' Society*, 61 (5): S. 928–931 (1984)

Ersatz für Öl oder Eier in Kuchenrezepten

Borneo, R., Aguirre, A., León, A. E., „Chia *(Salvia hispanica L.)* gel can be used as egg or oil replacer in cake formulations", *Journal of the American Dietetic Association*, 110 (6): S. 946–949 (2010), www.ncbi.nlm.nih.gov/pubmed/20497788

Fettsäuren

Deutsche Gesellschaft für Ernährung e.V., Bonn, „Fettkonsum und Prävention ausgewählter ernährungsmitbedingter Krankheiten", Evidenzbasierte Leitlinie, Version 2006 *(Omega-3-Fettsäuren sind mit überzeugender Evidenz bei Darmkrebs, Schlaganfall, Bluthochdruck und Herz-Kreislauf-Erkrankungen präventiv wirksam, ebenso bei zu hohen Blutfettwerten)*

Jin, F., Nieman, D. C., Cayea, E.J. et al., „Supplementation of milled chia seeds increases plasma ALA and EPA in postmenopausal women", *Plant Foods For Human Nutrition*, 67: S. 105–110 (2010), www.ncbi.nlm.nih.gov/pubmed/22538527

Nieman, David, „Whole Chia Seed versus Mila Bioavailability Study", The Human Performance Labs for Appalachian State University, North Carolina Research Campus, USA, 2012, http://milajill.lifemax.net/product/why-mila *(Ergebnis: hohe Umwandlung von Alpha-Linolensäure im Chiaprodukt Mila in EPA- und DHA-Fettsäuren)*

Simopoulos, Artemis P., „The importance of the ratio of omega-6/omega-3 essential fatty acids", *Biomedicine & Pharmacotherapy*, 56 (8): S. 365–379 (2002), www.ncbi.nlm.nih.gov/pubmed/12442909

Simopoulos, Artemis P., „The importance of the omega-6/omega-3 fatty acid ratio in cardiovascular disease and other chronic disease", *Experimental Biology and Medicine*, 233 (6): S. 674–688 (Juni 2008), www.ncbi.nlm.nih.gov/pubmed/18408140

Simopoulos, Artemis P., „Evolutionary aspects of diet, the omega-6/omega-3 ratio and genetic variation: nutritional implications for chronic diseases", *Biomedicine & Pharmacotherapy*, 60 (9): S. 502–507 (2006), www.ncbi.nlm.nih.gov/pubmed/17045449

Gewichtsmanagement

Chicco, A. G. et al., „Dietary chia seed (*Salvia hispanica L.*) rich in alphalinolenic acid improves adiposity and normalizes hypertriacylglycerolaemia and insulin resistance in dyslipidaemic rats", *British Journal of Nutrition*, 101 (1): S. 41–50 (2009)

Choleva, Lauryn, „The Effect of *Salvia hispanica L.* (Salba) on Weight Loss in Overweight and Obese Individuals with Type 2 Diabetes Mellitus", Arbeit für den Master of Science, Nutritional Science, University of Toronto, Kanada, 2011 *(gute Erklärung, wie die verschiedenen Inhaltsstoffe von Chia auf den Appetit und Sättigungsreflex wirken)*

Lee, Amy Sanda, „The Effects of *Salvia hispanica L.* (Salba) on Postprandial Glycemia and Subjective Appetite", Arbeit für den Master of Science, Nutritional Sciences, University of Toronto, Kanada, 2009 *(u. a. ausführliche Darstellung der verschiedenen Faserstoffe von Chia und ihre Wirkung zur Appetitminderung)*

Nieman, D. C., Cayea, E. J., Austrin, M. D. et al., „Chia seed does not promote weight loss or alter disease risk factors in overweight adults", *Nutrition Research*, 29: S. 414–418 (2009) *(Dies ist die einzige Studie, die ich gefunden habe, die keinen Gewichtsverlust durch Chia herausgefunden hat. Die 76 Versuchspersonen waren extrem übergewichtig, sonst aber nicht krank. Fettforscher wie Dr. Erasmus oder Dr. Simopoulos sagen, bei extrem Übergewichtigen würde der Fettabbau und der Gewichtsverlust durch Zufuhr von Omega-3-Fettsäuren langsam verlaufen und sich über Jahre erstrecken. Diese Studie ging über zwölf Wochen.)*

O'Connor, Anahad, „The Claim: Chia Seeds Can Help You lose Weight", *The New York Times* (24. Jan. 2011)

Vertommen J. Vande, Sompel A., Van der Velpen, C. et al., „Pilot Study of the effect of supplementation of Salba in healthy adults", *The 24th International Symposium on Diabetes and Nutrition of the European Association for the Study of Diabetes*, Abstract # 4, Salerno, Italien, Juni 2004

Vuksan, Vladimir et al., „Reduction in postprandial glucose excursion and prolongation of satiety: possible explanation of the long-term effects of whole grain Salba (*Salvia Hispanica L.*)", *European Journal of Clinical Nutrition*, 64 (4): S. 436–438 (April 2010), www.natural standard.com/news/news201202015.asp *(Diese Studie ergab nicht nur eine Senkung des Blutzuckerspiegels durch Chia, sondern auch einen signifikanten Rückgang des Appetits. Der Sättigungseffekt wird zurück-*

geführt auf den langsameren Transport der Nahrung vom Magen in den Dünndarm und damit mehr Sättigungssignale ans Gehirn durch ein hohes Niveau an Ballaststoffen, Kalzium, Magnesium und Antioxidanzien.)

Haut

Jeong, S. K., Park, H. J., Park, B. D., Kim, I. C. H., „Effectiveness of topical chia seed oil on ruritus of end-stage renal disease (ESRD) patients and healthy volunteers", *Annals of Dermatology*, 22 (2): S. 143–148 (2010), PMC free article, www.ncbi.nlm.nih.gov/pubmed/20548903

Herz

Balk, E. M,. Lichtersten, A. H., Chung, M. et al., „Effects of omega-3-fatty acids on serum markers of cardiovascular disease risk: a systematic review", *Artherosclerosis*, 189: S. 13–30 (2006)

Bucher, Heiner C. et. al., „N-3 polyunsaturated fatty acids in coronary heart disease: a meta-analysis of randomized controlled trials", *The American Journal of Medicine*, 112 (4): S. 298–304 (March 2002), www.amjmed.com/article/S0002-9343(01)01114-7/abstract

Burr, M. L., „Reflections on the Diet and Reinfarction Trial (DART)", *European Heart Journal Supplements*, 3 (D): S. D75–D78 (2001)

Hu, F. et al., „Dietary fat intake and the risk of coronary heart disease in women", *New England Journal of Medicine*, 337: S. 1491–1499 (1997)

Mink, Pamela J. et al., „Flavonoid intake and cardiovascular disease mortality: a prospective study in postmenopausal women", *The American Journal of Clinical Nutrition*, 85: S. 95–909 (2007)

Poudyal, H., Panchal, S. K., Waanders, J. et al., „Lipid redistribution by Alpha-linolenic acid-rich chia seed inhibits stearoyl-CoA desaturase-1 and induces cardiac and hepatic protection in diet-induced obese rats", *Journal of Nutritional Biochemistry*, 23 (2): S. 495–505 (2012), www.ncbi.nlm.nih.gov/pubmed/21429727

Simopoulos, Artemis P., „The omega-6/omega-3 fatty acid ratio, genetic variation, and cardiovascular disease", *Asia Pacific Journal of Clinical Nutrition*, 17 (1): S. 131–134 (2008), www.ncbi.nlm.nih.gov/pubmed/18296320

Vuksan, Vladimir et al., „Supplementation of conventional therapy with the novel grain Salba (*Salvia hispanica L.*) improves major and emerging cardiovascular risk factors in type 2 diabetes: results of a randomized controlled trail", *Diabetes Care*, 30 (11): S. 2804-2810 (2007) *(Resultate unter dem Stichwort „Diabetes". Professor Vuksan zum Ergebnis der Studie: „Die Resultate waren niedrigerer Blutdruck, verringerte Entzündungsgrade, und Chia machte das Blut dünner. Es gibt nicht viele Studien in der Literatur, welche solche Resultate von einem natürlichen Getreide aufweisen. Es war ziemlich spektakulär.")*

Siehe auch: Deutsche Gesellschaft für Ernährung unter „Fettsäuren"

Krebs

Espada, C. E. et al., „Effect of Chia oil (*Salvia hispanica*) rich in omega-3 fatty acids on the eicosanoid release, apoptosis and T-lymphocyte tumor infiltration in a murine mammary gland adenocarcinoma", *Prostaglandins, Leukotrienes and Essential Fatty Acids,* 77 (1): S. 21–28 (2007), www.ncbi.nlm.nih.gov/pubmed/17618100

Zusatz für Tierfutter

Ayerza, Ricardo a. Coates, Wayne, „Omega-3 enriched eggs: the influence of dietary Alpha-linolenic fatty acid source on egg production and composition", *Canadian Journal of Animal Science,* 81 (3): S. 355–362 (2000)

Ayerza, Ricardo, „Chia as a new source of Omega-3 fatty acids: advantage over other raw materials to produce Omega-3 enriched eggs", *Proceedings of the Symposium on Omega-3-Fatty Acids, Evolution and Human Health,* Washington, DC, USA, Sept. 2002

Ayerza, Ricardo a. Coates, Wayne, „Influence of Chia on total fat, cholesterol, and fatty acid profile of Holstein cow's milk", *Revista Científica de la Universidad de Ciencias Empresariales y Sociales (Buenos Aires, Argentinien),* Vol. X (2): S. 40–49 (Frühjahr 2006) *(Fettgehalt blieb gleich, aber die Fettzusammensetzung der Kuhmilch verbesserte sich, der Anteil an Omega-3-Fettsäuren stieg beträchtlich und das Verhältnis von Omega-6- zu Omega-3-Fettsäuren verbesserte sich. Der Geschmack der Milch blieb gleich.)*

Coates, Wayne a. Ayerza, Ricardo, „Chia *(Salvia hispanica L.)* seed as an Omega-3-fatty acid source for finishing pigs: effects on fatty acid composition and fat stability of the meat and internal fat, growth performance, and meat sensory characteristics", *Journal of Animal Science.,* 87 (11): S. 3798–3804 (2009), www.ncbi.nlm.nih.gov/pub med/19648503

Meineri, G., Cornale, P., Tassone, S. et al., „Effects of chia *(Salvia hispanica L.)* seed supplementation on rabbit meat quality, oxidative stability and sensory traits", *Italian Journal of Animal Science,* 9 (10): S. 45–49 (2009)

Wichtige Internetadressen (alphabetisch aufgeführt)

www.azchia.com *(Umfangreiche Übersicht über Chia, den Stand der Forschung, Bücher usw., auch Vertrieb preiswerter Chiaprodukte. Inhaber ist der emeritierte Professor an der University of Arizona, Office of Arid Land Studies, Dr. Wayne Coates. Coates ist der Autor von „Chia – The Complete Guide to the Ultimate Superfood".)*

www.Barbara-Simonsohn.de *(Infos über meine Gesundheitsbücher und – Seminare. Ich stelle auch neue Chiarezepte ins Internet)*

www.chiabia.com *(Europäischer Importeur von Produkten von „Azchia", siehe oben. Diese sind in Deutschland auch über die Firma „Chiamind" erhältlich, siehe unten.)*

www.chiamind.de *(Chiaprodukte wie Riegel, zudem Plattform zum Austausch zwischen Ausdauersportlern: Radsport, Marathon, Ultramarathon, Triathlon, Ironman.)*

www.cookingchia.com/en *(Dies ist die Website von Vilma Lo Presti, Autorin von „Pastrymaking and Baking with Chia", mit vielen Informationen über Chia.)*

www.dr-johanna-budwig.de *(Infos der Dr. Johanna Budwig GmbH)*

www.dr-schnitzer.de *(gute Gesundheitsinformationen und Newsletter)*

www.facebook.com/sachia.de *(Austausch mit Chiakonsumenten, Tipps und Rezepte)*

www.home.lifemax.nat/mila *(Internetadresse der Firma Lifemax, welche das Chiamehl Mila vertreibt, viele Erfahrungsberichte und Videos)*

www.keimling-naturkost.de *(Chiasamen aus Bioanbau)*

www.lifemax.net/mila *(Vertrieb vom Chiaprodukt Mila auf Multilevelbasis)*

www.medherbs.de *(Pionier für Steviaprodukte, u. a. das geschmacksneutrale GrooVia® mit nur der vierfachen Süße von Zucker)*

www.moringaeuropa.com *(Moringaprodukte wie z. B. der ,Ausdauerkeks' mit Moringa und Chia, Moringatee, Moringablattpulver. Einziges Moringaanbaugebiet Europas liegt auf Teneriffa.)*

www.moringagarden.eu/Onlineshop-Europa/Moringa-Buecher-u.m. *(Mein Buch „Moringa – der essbare Wunderbaum" kostenlos als E-Book zum Runterladen oder als Printausgabe)*

www.puravita.de *(Anbieter von Chiasamen in Bioqualität)*

www.rawfoodrecipes.com/recipes/category/chia.html *(Rohkost-Website mit gesunden Chiarezepten. Mein Favorit: „The Orange Chia Seed Breakfast Pudding")* www.sachia.de *(Infos und Rezepte vom zurzeit größten Importeur von Chiasamen in Bioqualität in Deutschland)*

www.youtube.com/chiasamen *(Clips mit Tipps und Rezepten von Sachia)*

www.salbasmart.com *(Infos und Rezepte von Salba CHIA, USA)*

www.thechiaco.com.au/discover/chia-health *(Infos der Chiacompany auf Englisch)*

Artikel zu Chia und verwandten Themen

Friebe, Richard, „Das Omega-Mirakel", *Frankfurter Allgemeine Sonntagszeitung* (18. Aug. 2013) *(Der Autor macht aufmerksam auf die unterschiedlichen Ergebnisse von Studien mit Fischölkapseln. Zu diesem Thema lesen Sie bitte auch das Kapitel über Fische als Quelle von Omega-3-Fettsäuren in diesem Buch.)*

Gorney, Cynthia, „Tarahumara – ein Volk im Abseits", *National Geographic* (1. Nov. 2008)

Kern, Esther, „Wie man den Koch zum Gärtner macht. Kann man das Gemüse noch neu erfinden? Aber sicher, wie ein Besuch beim Spitzenkoch Heinz Reitbauer in Wien zeigt", *Tages Anzeiger*, Wien (aktualisiert 23. Feb. 2013)

Koch, Susanne, „Omega-3-Fettsäuren aktuell, Konsequenzen und Perspektiven für die Ernährungsberatung", *Ernährungsumschau* 8 (2007)

Schuh, Karin, „Chia: Die Wunderpflanze der Azteken", *Die Presse* (29. Sept. 2012) http://diepresse.com/home/leben/mode/1295761/Chia_Die-Wunderpflanze-der-Azteken *(Danach preisen bereits Stars wie Gwyneth Paltrow, Orlando Bloom oder Miranda Kerr Chia als Geheimnis ihrer schlanken Figur.)*

Windmann, Antje, „Krank wie Opa. Bluthochdruck und verkalkte Gefäße gelten als Probleme alter Menschen. Doch inzwischen leiden bundesweit auch 700.000 Kinder daran", *Der Spiegel* 17 (2013) (Video über die Ursachen http://spiegel.de/app152013kinder)

Englisch

Eine Übersicht über englischsprachige Artikel über Chia findet sich auf der Website der Firma Salba Chia: www.salbasmart.com/press

Brody, Jane E., „To Preserve Their Health and Heritage, Arizona Indians Reclaim Ancient Foods", *New York Times* (21. Mai 1991)

Dahl, Kevin, „Ancient Seeds for Modern Needs: The Native Seeds/SEARCH Story", *Seedhead News* (Frühling 1991)

Gorney, Cynthia, „The Tarahumara of Mexico evaded Spanish conquerors in the sixteenth century. But can they survive the onslaught of modernity?", *National Geographic* Nr. 11 (2008), http://ngm.natio nalgeographic.com/2008/11/tarahumara-people/gorney-text

Held, Lisa Elaine, „Mila Chia Seeds: Superfood or a scam?", *Good Food* (29. Febr. 2012), www.wellandgoodnyc.com/2012/02/29/mila-chia-seeds-superfood-or-a-scam/

Nabhan, Gary, „Native Foods of Desert Peoples Found to Control Diabetes", *The Seedhead News* (Herbst 1987)

PRLog (Press Release, 5. Okt. 2009), „Chia Seed May Help Prevent Diabetes and Cardiovascular Disease", *(Hinweis auf Artikel in US-Zeitschrift „Diabetes Care" über eine dreimonatige Diabetikerstudie der Universität von Toronto. Durchschnittlich 40 % Rückgang von Entzündungsmarkern und signifikanter Rückgang von zu hohem Blutdruck. Von Bluthochdruck sind viele Diabetiker betroffen.)* www.prlog. org/10364576-chia-seed-may-help-prevent-diabetes-and-cardiovasc

Raoloff, Janet, „Chia for Your Pet – If It Clucks", *Science News* (4. April 1998)

Tucker, Keith A., „Chia – The Space Age Food", *Let's Live* (Mai 1965)

Varey, Ray a. Qaadri, Dr. Shafiq, „University of Toronto Study Finds a Cousin of The Chia Pet Seed, the Selba Seed, has Big Health Benefits For Hypertension Patients", www.doctorq.ca/Chia-pet-selba-seed-hypertension.html

Vuksan, Vladimir, „Salba, the Seed of Wellness: An Ancient Grain that is chasing Diabetes", *The Diabetes Communicator*, Ed. Canadian Diabetes Association (März/April 2009)

Kreiter, Ted, „Seeds of Wellness: Return of a Supergrain", The Saturday Evening Post, Australien (Nov. 2005)

Die Autorin

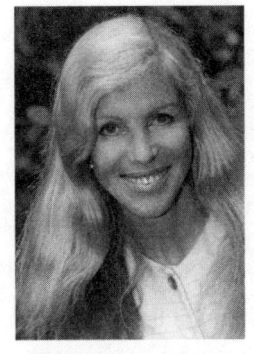

Barbara Simonsohn wurde 1954 in Hamburg geboren. Sie studierte Sozialwissenschaften und schloss ihr Studium mit 24 Jahren als Diplom-Politologin ab. Barbara Simonsohn beschäftigte sich sehr früh mit Gesundheitsthemen. Schon mit Anfang 20 gab sie Umweltkurse an der Hamburger Volkshochschule – die allerersten überhaupt! – und ließ sich mit 24 Jahren von der Mayr-Ärztin Dr. Renate Collier zur Azidose-Seminarleiterin ausbilden. Sie lernte ein Jahr lang auf Hof Springe bei Lübeck biologisch-dynamischen Gartenbau und Landwirtschaft und setzte ihre Studien im Schulungszentrum für naturgemäßen Land- und Gartenbau in Hamburg-Poppenbüttel fort. Auf Hof Springe war Barbara Simonsohn für die Herstellung und Anwendung der biologisch-dynamischen Präparate nach Rudolf Steiner verantwortlich.

Mit Mitte 20 war sie das erste Mal in der Findhorn-Gemeinschaft in Schottland, die unter anderem durch ihre spektakulären Gartenbauerfolge weltberühmt wurde. Dort beschäftigte sie sich mit Gartenbau und natürlichen Heilmethoden wie dem authentischen Reiki. Im Rahmen ihrer Entwickelungsarbeit auf Haiti unterrichtete Barbara Simonsohn 65 Frauen in gesunder Ernährung und biologischem Gartenbau und pflanzte mit ihnen mehr als 250 Fruchtbäume wie Kokospalmen, Brotfrüchte und Mangos.

Seit Beginn der 1980er-Jahre ist Barbara Simonsohn auch als Journalistin und Buchautorin mit dem Schwerpunkt ganzheitliche Gesundheit tätig. Sie schreibt für mehr als 40 Zeitschriften im In- und Ausland und hat bisher 14 Bücher geschrieben, wovon etliche Bestseller wurden, wie z. B. alle ihre Reikibücher, die Titel zu Stevia, Gerstengrassaft und AFA-Algen, das Buch über die wahren Ursachen von Hyperaktivität sowie das über den

„Wunderbaum" Moringa. Sie hat auch ein Buch „Warum Bio? Gesunde Pflanzen, gesunder Mensch" geschrieben und eins über Tropenfrüchte „Heilkraft aus den Tropen", welche es noch antiquarisch oder letzteres als E-Book gibt. Auf den Gebieten authentisches Reiki, Ananas, Papaya, Stevia, Gerstengras, AFA-Algen, Moringa und Heilkraft von Tropenfrüchten gilt Barbara Simonsohn als Expertin und wurde schon in zahlreiche Fernseh- und Rundfunksendungen im In- und Ausland und zu Vorträgen eingeladen. Ihre Website mit zahlreichen Artikeln über verschiedenste Gesundheitsthemen wird von mehr als 350.000 Besuchern jährlich frequentiert.

Barbara Simonsohn gehört zu den erfolgreichsten Reikilehrern Deutschlands mit bisher mehr als 10.000 Seminarabsolventen. Das authentische Reiki ist eine Methode für Stressabbau, Stärkung des Immunsystems, für mehr heitere Gelassenheit, Lebensfreude und Persönlichkeitsentwicklung. Ihre Lehrerin ist Dr. Barbara Ray, welche direkt von der Großmeisterin Hawayo Takata in dieses uralte Einweihungssystem eingeweiht wurde. Barbara Simonsohn gibt bundesweit jährlich etwa 30 Reikiseminare und weiht in alle sieben Grade ein, entsprechend unserem Chakrensystem. Mittlerweile hat sie mehr als 90 Lehrer des authentischen Reiki in Deutschland, Österreich, Frankreich, Holland und Spanien ausgebildet.

Mit ihrer Katze lebt Barbara Simonsohn in einem grünen Vorort von Hamburg. Demnächst studiert Freya Umweltnaturwissenschaften in Freiburg. Sie hat auch einen Sohn (geboren 1988), der bei den Themen alternativer Gartenbau und Begeisterung für Chia und Moringa in die Fußstapfen seiner Mutter tritt. Barbara Simonsohn hat einen Hausgarten, einen Schrebergarten und ein Beet im Permakulturprojekt am Hamburger Volkspark, wo sie sich auch im riesigen Gemeinschaftsbeet engagiert. Im Rahmen des Permakulturprojekts setzt sie sich für den Anbau von alten und winterharten Gemüsesorten, Urgetreide und vitalstoffreichem Urobst ein. Ihre weiteren Hobbys sind Chorsingen, die Fünf „Tibeter", Joggen, Bergwandern und Reisen.

Sie können die Autorin erreichen unter:

Barbara Simonsohn
Holbeinstr. 26
22607 Hamburg
Tel. 040-895338
Fax 040-893497
info@barbara-simonsohn.de

Ihre Website ist www.Barbara-Simonsohn.de, hier finden Sie Informationen zu ihren Büchern und aktuellen Seminaren. Seminare „Das authentische Reiki" alle sieben Grade plus Lehrerausbildungen bundesweit, z. Zt. in Hamburg, Berlin, Hannover, Köln, Stuttgart, Dresden und Landshut bei München.

Barbara Simonsohn gibt auch Ernährungsberatungen (1 Stunde 65 €) und Reiki-Direkt- und Fernbehandlungen.

Sie freut sich über Erfahrungsberichte mit Chia, die in einer weiteren Auflage dieses Buches veröffentlicht werden können, und bedankt sich herzlich dafür im Voraus.

Rezeptverzeichnis

Weitere Bücher von Barbara Simonsohn

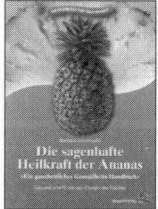

Die sagenhafte Heilkraft der Ananas
Ein ganzheitliches Gesundheits-Handbuch. Gesund und fit mit der Königin der Früchte.

Ein fundiertes und ganzheitliches Gesundheitsbuch über die Anwendungsmöglichkeiten der Ananas von A – Z. Barbara Simonson versteht es hervorragend, ihre Leser auch mit aktuellen Informationen „aus erster Hand" zu begeistern. In dem Buch werden die positiven gesundheitlichen Auswirkungen der Ananas beschrieben.
192 Seiten · 978-3-89385-268-0 · www.windpferd.de

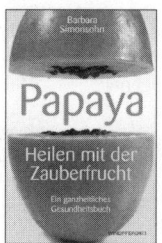

Papaya – Heilen mit der Zauberfrucht
Ein ganzheitliches Gesundheitshandbuch

Gesund und fit mit der sagenhaften Heilkraft der »Zauberfrucht«. Die Papaya wird im Volksmund auch Allheilmittel genannt: mit großem entzündungshemmendem Wirkspektrum und hervorragender Verträglichkeit. Wissenschaftliche Forschungen bestätigen heute die Erfahrungsheilkunde in allen Punkten. Und weil diese kostbare Frucht auch köstlich schmeckt, stellt die Autorin ihre besten Rezepte vor. Ein ganzheitliches Gesundheitsbuch mit vielen wertvollen Tipps.
256 Seiten · 978-3-89385-654-1 · www.windpferd.de.

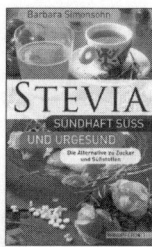

Stevia – sündhaft süß und urgesund
Die Alternative zu Zucker und Süßstoffen

Aktualisierte Neuausgabe mit noch mehr Rezepten und Erfahrungsberichten.
Stevia ist eine echte Alternative für Zucker und Süßstoffe. Stevia süßt ohne Kalorien, hat keine Nebenwirkungen und liefert wichtige Mineralstoffe und Vitamine zur Stärkung des Immunsystems.
160 Seiten · 978-3-89385-611-4 · www.windpferd.de

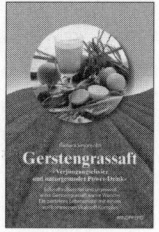

Gerstengrassaft
Verjüngungselixier und naturgesunder Power-Drink

Schnell zubereitet und urgesund wirkt Gerstensaft wahre Wunder. Ein perfektes Lebensmittel mit einem vollkommenen Vitalstoff-Komplex. Rezepte und Wissenswertes über die optimale Nahrungsergänzung. Endlich gibt es das urgesunde «Fast-Food», wie Gerstengrassaft von Dr. Hagiwara, dem japanischen Gerstengrassaft-Papst, bezeichnet wird.
222 Seiten · 978-3-89385-432-5 · www.windpferd.de